人体病理生理学研究

◎ 王 阳 著

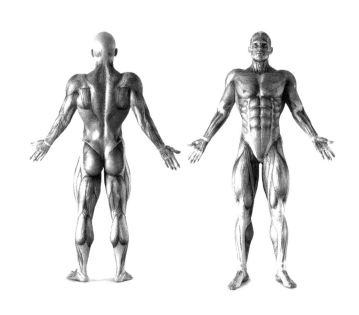

中国纺织出版社

内容提要

病理生理学是一门理论性、实践性很强的医学界基础理论课程，也是一门实验性学科，是基础医学与临床医学的"桥梁"，是一门综合性的交叉学科。病理生理学运用各种研究方法与手段，从综合分析群体水平、个体水平、器官系统水平、细胞水平和分子水平上获得的研究结果，为探讨人类疾病的发生和发展规律与机制提供理论依据。病理生理学综合运用基础医学各学科的知识，为预判病程，将治疗点前移，在治疗即期显性病变的同时采取预防措施，阻断后续病程提供理论基础，在医学教育体系中占有特殊而重要的地位。

图书在版编目（CIP）数据

人体病理生理学研究 / 王阳著 . -- 北京：中国纺织出版社，2018.5

ISBN 978-7-5180-5183-0

Ⅰ．①人… Ⅱ．①王… Ⅲ．①病理生理学－研究 Ⅳ．① R363

中国版本图书馆 CIP 数据核字（2018）第 140926 号

策划编辑：王慧　　责任编辑：吕倩　　责任印刷：储志伟

中国纺织出版社出版发行
地址：北京市朝阳区百子湾东里 A407 号楼　邮政编码：100124
销售电话：010 － 67004422　传真：010 － 87155801
http://www.c-textilep.com
E-mail: faxing@c-textilep.com
中国纺织出版社天猫旗舰店
官方微博 http://weibo.com/2119887771
北京虎彩文化传播有限公司印刷
2018 年 5 月第 1 版第 1 次印刷
开本：787×1092　1/16　印张：16.50
字数：302 千字　定价：68.00 元

前　言

　　病理生理学是一门以患病机体的功能和代谢变化为重点，研究疾病发生、发展及转归的规律和机制的科学。病理生理学不仅是一门理论性、实践性很强的医学基础理论课程，是一门沟通基础医学和临床医学的桥梁学科，是预判病程，将治疗点前移，在治疗即期显性病变的同时采取预防措施，阻断后续病程的理论基础，而且与其他基础医学学科相互渗透，成为一门综合性的交叉学科，在医学教育体系中占有特殊而重要的地位。

　　本书共分十七章，即绪论，疾病概论，水、电解质代谢紊乱，酸碱平衡紊乱，糖、脂代谢紊乱，缺氧，发热，应激，细胞信号转导异常与疾病，细胞增殖异常、凋亡异常与疾病，缺血—再灌注损伤，休克，弥散性血管内凝血，心功能不全，呼吸功能不全，肾功能不全，肝功能不全。

　　本书的主要特点是突出实用性、知识性、新颖性和通俗性。本书在编写过程中得到了多位同道的支持和关怀，他们在繁忙的教学和科研工作之余参与撰写，在此表示衷心的感谢。

　　由于时间仓促，专业水平有限，书中存在的不妥之处和纰漏，敬请读者和同道批评指正。

王　阳

2017 年 10 月

目录 / contents

第一章

绪　论

第一节　病理生理学的发展简史和展望

一、病理生理学的发展简史

病理生理学是一门年轻的学科，它的发展历史同人类对疾病本质的认识过程密切相关，是随着整个医学实践的需要逐渐发展起来的，因此病理生理学能够成为一门独立的学科是有其历史前提和条件的。

人们对疾病的研究，开始时是用临床观察和尸体解剖的方法，但用这种方法无法全面、深刻地认识疾病的本质。于是，在19世纪中叶，法国生理学家歌贝纳（Claude Bernard）开始在动物身上复制人类疾病的模型，用实验方法来研究疾病发生的原因和条件以及疾病过程中功能、代谢的动态变化，这就是病理生理学的前身——实验病理学（Experimental Pathology）。进入20世纪以后，自然科学和临床各学科在诊治、研究技术等方面的不断开发、改进和应用，积累了大量资料，病理生理学的内容也在不断扩大与更新。病理生理学作为一门新兴的学科，表现出了旺盛的生命力，它揭示了患者患病时各种临床表现和体内变化的内在联系，阐明了许多疾病发生的原因、条件、机制和规律。近年来，由于分子生物学技术的发展，特别是人类基因组计划（Human Genome Project，HGP）和功能基因组学（Functional Genomics）的完成，使人类对疾病的认识已经深入到基因水平，对疾病本质的看法达到更深的理性认识阶段。

病理生理学在医学教育中作为一门独立的课程，首先在19世纪70年代诞生于俄国的喀山大学，后来德国、苏联等一些国家都纷纷讲授病理生理学或设立病理生理学教研室。在我国，病理生理学于1955年开始作为一门独立学科，并成立独立的教研室始，全国省以上的医学院校相继成立了病理生理学教研室，并开始讲授病理生理学和进行病理生理学的科学研究。1961年，上海召开了第一次全国病理生理学学术讨论会，并成立了中国生理科学会病理生理专业委员会筹委会。1980年成立了中国生理科学会病理生理学会。1985年经中国科学技术协会批准正式成立国家一级学会——中国病理生理学会（Chinese Association of Pathophysiology，CAP），并先后成立了肿瘤、心血管疾病、动脉粥样硬化、缺氧和呼吸、炎症发热和感染、微循环、休克、实验血液学、受体、免疫、消化、中医、动物病理生理及危重病医学等专业委员会。1986年《病理生理学报》改为《中国病理生理杂志》，这些都在推动病理生理学学术交流方面做出了重要贡献。1993 年，我国病理生理学已被国家教育、卫生主管部门列为医学教学中的主干课程之一。

二、病理生理学的展望

随着医学模式（Medical Model）从单纯的"生物医学模式"（Biomedical Model）向"生物—心理—社会医学模式"（Biopsychosocial Model）的转变，21 世纪的医学更加重视"环境—社会—心理—工程—生物医学模式"，加上医学知识爆炸式的产生，对生命现象的本质、心理社会因素和环境因素对疾病的影响、疾病时的身心变化等问题的认识日趋受到关注，病理生理学教学内容要与时俱进，更多体现新医学模式对医务工作者知识、能力、素质和职业胜任能力方面的新要求，注重心理、社会、生态环境等因素在疾病发生、发展、转归及防治中的作用。近年来，临床医学模式也发生了巨大改变，不再是只从传统的经验医学出发，而是更注重循证医学（Evidence Based Medicine）。因此，任何医疗决策都应建立在最佳科学研究证据基础上，病理生理学也要引用循证医学的基本原则及方法。此外，全科医学（General Medicine）、个体化医疗（Individualized Drug Therapy）、精准医学（Precision Medicine）以及大数据（Mega Data）时代的来临对病理生理学的教学也提出了新的挑战。

现代医学发展历史表明，未来医学的突破性进展有赖于与其他学科的交叉与结合，应更加重视整体医学观和有关复杂系统的研究。随着转化医学（Translational Medicine）的兴起及各种交叉学科的建立，病理生理学作为基础医学与临床医学的"桥梁"，在教学和科研中要进一步与临床结合，掌握临床对相关疾病诊治的最新进展情况，促进基础研究成果的临床应用。加强病理生理学与医学其他学科、生命科学、社会科学及其他相关学科的融合，不断提高对疾病的诊治和预防水平，注重转化医学和对交叉人才的培养。

科技的发展，社会的进步，人类生存环境的改变及人口的老龄化，导致疾病谱（Spectrum of Disease）发生了明显的改变。

中华人民共和国成立前，由于医疗卫生条件差，传染病引起的病死率占总病死率的 50% 以上。中华人民共和国成立后，随着人民生活水平的提高及医疗卫生条件的改善，传染病的发病率及病死率大大降低。肿瘤、心血管疾病、内分泌疾病是发病率和病死率都非常高的病种。目前，我国城市地区导致死亡的前五位疾病的排序为癌症、心脏病、脑血管疾病、呼吸系统疾病以及损伤和中毒。据美国疾病预防与控制中心报道，1900 年美国导致死亡的前五位疾病排序是肺炎、结核、腹泻、肠炎、心脏病。然而，随着环境污染、高度工业化和社会竞争日趋激烈，恶性肿瘤、心脑血管疾病等慢性非传染性疾病的发病率及病死率明显上升。2014 年，美国导致死亡的前五疾病的排序为心脏病、癌症、慢性下呼吸道疾病、非故意伤害（Unintentional Injuries）和脑卒中（中风）。另外，由于人均寿命的显著延长，人口老龄化已成为举世瞩目的全球性社会问题，一些与老龄相关的疾病，如阿尔茨海默病、骨关节病等疾病的发病率急剧上升。所以，国家对于疾病谱的改变要予以充分重视。

"21 世纪的医学"有多种不同的提法，为人熟知的 4P（Predictive，Preventive，Participatory，Personalized）和 TIDEST（Targeted，Integrated，Data-based，Evidence-based，Systems medicine，Translational medicine）都力图反映新特点，引领新方向，但都有不妥之处。2015 年提出的精准医学具有四大特点，即精确、准时、共享和个体化。因此，病理生理学要与时俱进，把握时代的脉搏。

第二节　病理生理学的内容

病理生理学的内容非常广泛，从常见的感冒到复杂的肿瘤，再到临床各科的任何疾病，都有病理生理学的问题。尽管疾病种类繁多，但是所有的疾病，或者是定位于不同器官的许多疾病，都可发生一些共同的变化，都具有一些共同规律。而同一器官的疾病以至每一种具体的疾病，又各有其特殊的变化和特殊的规律。因此，作为一门医学基础课程，病理生理学主要包括三方面的内容：疾病概论、基本病理过程和系统器官病理生理学。

一、疾病概论

疾病概论又称病理生理学总论，分为病因学和发病学两部分，主要论述的是疾病的概念、疾病发生和发展的一般规律。病因学是研究疾病产生的原因及条件的科学，即疾病是因何发生的；发病学是研究疾病发展及转归机制的科学，即研究在病因作用于机体后疾病是如何发展的，两者相互衔接又相互影响。

二、基本病理过程

基本病理过程简称病理过程（Pathological Process），是指在多种疾病过程中可能出现的共同的成套的功能、代谢和形态结构的病理变化。例如，水、电解质及酸碱平衡紊乱，缺氧，发热，应激，休克，弥散性血管内凝血和炎症等。病理过程不是一个独立的疾病，但它与疾病密不可分。

三、各系统器官病理生理学

各系统器官病理生理学又称病理生理学各论，主要讲述体内几个主要系统的某些疾病在发生发展过程中可能出现的一些常见而共同的病理过程，临床上称其为综合征（Syndrome）。例如，心血管系统疾病发病时的心力衰竭、呼吸系统疾病发病时的呼吸衰竭、严重肝脏疾病发病时的肝功能衰竭、泌尿系统疾病发病时的肾功能衰竭等。

第三节　病理生理学的任务和学习方法

一、病理生理学的任务

病理生理学的任务是从功能与代谢的角度探讨疾病发生发展过程中的一般规律和基本病理机制，科学地揭示疾病的本质和基本原理，为疾病的防治提供理论和实验依据。人体患病是一个复杂的过程，愈能明了其规律，便愈能准确地诊断和治疗疾病，同时也能运用对疾病这个客观事物的认识去预防疾病。

二、学习方法

医学和生命科学的飞速发展给病理生理学的教学和研究带来新机遇的同时也提出了新挑战。对于这样一门理论性和实践性都很强又紧密结合临床的课程，学习中应该注重以下几点。

（一）理论实验并重，做到"会学""能用"

病理生理学重点内容包括相关概念、病因和发病机制、机体功能和代谢改变及防治的病理生理学基础。教学上除理论课以外，还安排了相应的实验课程，其目的是通过课题设计、实验操作、观察及对结果的分析，提高学生的实践技能及独立思考、分析和解决问题的能力。目前病理生理学实验课中的验证性实验的比例已大幅减少。利用多学科融合的功能实验平台，通过设置综合性实验和设计性实验，可有效激发学生的学习兴趣和主动性，培养科研思维和综合分析能力，培养团队合作精神。虚拟实验同样是实验教学的发展方向之一。

病理生理学的学习内容逻辑性强、范围宽泛，如矛盾的对立与统一（损伤与抗损伤）、矛盾的转化（因果交替）、局部与整体等。因此，要充分运用辩证的思维和方法，在理解的基础上加强记忆；要善于追根求源，融会贯通；对于有些矛盾的病理现象，目前还无法得到明确的解释，希望能激发师生的探索热情。此外，学生在学习中要敢于挑战权威，培养质疑精神和批判性思维（Critical Thinking），更要善于提出自己的观点并加以验证。要"会学""能用"，而不仅仅是"学会"，唯有如此，才能通过课程学习，培养能力和提高岗位胜任能力。

（二）追踪最新进展，汲取前沿知识

自20世纪末以来，生命科学的快速发展大大促进了人类对疾病的认识。例如，随着人类基因组计划（Human Genome Project，HGP）的完成，表观遗传学（Epigenetic）、功能基因组学（Functional Genomics）、蛋白质组学（Proteomics）、代谢组学（Metabolomics）的研究成果已经极大地促进了人类对生命奥秘及各种疾病发生机制和诊治效果的认识。如何将这些研究成果用于改善对疾病的诊断、治疗和预防效果，值得人们关注和努力。

由于脑的高度复杂性以及解剖结构的特殊性，人类对脑功能和脑疾病的研究大大滞后于外周器官。近年来，各种影像学技术的快速发展给脑研究带来了机遇。继20世纪末的"脑十年"或"脑二十年"后，2013—2014年，世界各国又相继启动新的"脑计划"；2015年以认识脑、保护脑和模拟脑为主要内容的"中国脑计划"全面启动，旨在推进创新脑科学研究技术、探索人类大脑工作机制、绘制脑活动全图，并最终开发出针对大脑疾病的疗法。此外，2012年荣膺诺贝尔生理学或医学奖的成体细胞重编程技术，将为包括脑在内的终末分化器官疾病的治疗带来新的机遇。

（三）早期接触临床，培养临床思维

病理生理学以患者为主要对象，研究的是患病机体的功能代谢变化。因此，早期接触临床（Early Clinical Exposure），培养临床思维，对相关疾病有一个感性认识，可提高学习兴趣和效率。作为医学生，要有高度的责任感和妙手仁心，以解除人类疾苦为己任，牢记使命，服务社会，服务大众。

第四节　病理生理学在医学中的地位

　　病理生理学主要探讨疾病发生发展的规律与机制，因此，它与医学其他学科有密切的内在联系。学习病理生理学必须以解剖学、生理学、生物化学、病理学、药理学、生物学、遗传学、微生物学、免疫学和寄生虫学等为基础，需要应用正常人体形态、功能和代谢方面的有关知识，才能理解患病机体的各种功能、代谢变化。同时病理生理学又是学习临床医学的基础，为临床中正确认识疾病提供科学的理论和实验依据，它是基础医学和临床医学之间的桥梁课程，起着承前启后的作用。

　　在临床工作中，要掌握各种疾病的临床表现和防治原则，必须要有扎实的病理生理基础，才能知其然，又知其所以然。如果只了解某种疾病有哪些临床表现和实验室检查结果，而不理解导致这些现象的机制，不掌握该疾病发生发展的一般规律和特殊规律，那么，就难以理解疾病在发展过程中的特殊变化，就难以制订出正确有效的防治方案。在临床医疗工作中，还有大量的临床病理生理学问题需要解决。例如，寻找某一疾病的致病原因和条件，防治其发展过程中可能出现的水、电解质、酸碱平衡紊乱，纠正可能出现的缺氧／休克、器官功能衰竭等病理生理学问题。因此，病理生理学不仅是理论性很强的学科，也是实践性很强的学科，是医学生的必修课程。

第二章

疾病概论

第一节　健康、疾病与亚健康

一、健康

健康是维持人类生存、生活和工作的基础。世界卫生组织（WHO）对健康的定义是："健康不仅是没有疾病和病痛，而且是在躯体上、精神上和社会适应上的完好状态。"躯体上的完好状态是指躯体结构、功能和代谢的正常。精神上的完好状态是指人的情绪、心理、学习、记忆及思维等处于正常状态，表现为精神饱满、乐观向上、愉快地从事工作和学习，能应对紧急的情况，处理复杂的问题。社会适应上的完好状态是指人的行为与社会道德规范相吻合，能保持良好的人际关系，能在社会中承担合适的角色。同时，这个定义也隐含了医学模式的转变，就是从单纯"生物医学模式"向"生物—心理—社会医学模式"的转变。它强调健康不单是躯体上没有疾病，而且在精神上、社会功能上必须完好。

二、疾病

疾病（Disease）是机体在一定病因的损害性作用下，因自稳调节紊乱而发生的异常生命活动过程。在多数疾病中，机体应对病因所引起的损害会产生一系列抗损害反应。自稳调节的紊乱，损害和抗损害反应，表现为疾病过程中各种复杂的机能、代谢和形态结构的异常变化，而这些变化又可使机体各器官系统之间以及机体与外界环境之间的协调关系发生障碍，从而出现各种症状、体征和行为异常，特别是环境适应能力和劳动能力减弱甚至丧失。

从上述疾病的概念中可以认识到：①疾病的发生都是有原因和条件的，没有原因和条件的疾病是不存在的，虽然有些疾病的原因目前还不清楚，但随着医学科学的发展，迟早会被阐明的；②自稳态紊乱是疾病发生的基础，在病因作用下，机体内环境的自身稳态被破坏，体内各器官系统之间的平衡关系以及机体与外界环境之间的平衡关系发生障碍；③患病时，体内会发生一系列的功能、代谢和形态结构的变化，并由此而产生各种症状和体征，这是认识疾病的基础。

三、亚健康

亚健康（Sub-health）是指介于健康与疾病之间的状态（包括躯体性、心理性、人际交往性亚健康状态）。亚健康发生率很高。根据 WHO 统计，人群中处于亚健康的人约占 5%。

亚健康可由多种原因引起。如工作、学习负荷过重导致人身心疲惫；家庭、社会及个人的事务过多导致人烦躁、忧虑；环境污染导致体质下降；生活及工作方式不科学，破坏人体正常的"生物钟"等。某些遗传因素亦会导致亚健康的发生。

亚健康并不是一成不变的，它可以向健康或疾病转化。减轻工作负荷，化解心理矛盾，积极开展体育锻炼，改变不良的工作生活习惯，可促使亚健康向健康转化；长期忽视亚健康的存在，不处理，则亚健康向疾病转化。因此，应充分重视亚健康的危险性，促使亚健康向健康转化。

第二节　病因学和发病学

一、病因学

病因学（Etiology）主要研究疾病发生的原因、条件和诱因。

疾病发生的原因（简称病因）是指引起疾病必不可少的、赋予疾病特征或决定疾病特异性的因素。病因种类繁多，一般可分成以下几类。

（一）生物因素（Biological Factors）

生物因素主要包括病原微生物（如细菌、病毒、真菌、立克次体等）和寄生虫。这类病因会引起各种感染性疾病，其致病性取决于病原体侵入的数量、毒性（Toxicity）及侵袭力（Invasiveness），亦与机体本身的防御及抵抗力强弱有关。生物因素的作用特点如下。

（1）病原体有一定的入侵门户和定位。例如，甲型肝炎（简称甲肝）病毒从消化道入血，经门静脉到肝，在肝细胞内寄生和繁殖并致病。

（2）病原体必须与机体相互作用才能引起疾病。例如，人对鸡瘟病毒一般无感受性，因此一般不致病。

（3）病原体作用于机体后，致病微生物常可引起机体的免疫反应；有些致病微生物自身也可发生变异，产生抗药性。

（二）理化因素（Physical and Chemical Factors）

理化因素主要包括机械力、高温（或寒冷）、高压（或突然减压）、电流、辐射、噪声、强酸、强碱及毒物等，其致病性主要取决于理化因素本身的作用强度、部位及持续时间，而与机体的反应性关系不大。

1. 物理因素的致病特点

（1）大多数仅引发疾病，但不影响疾病的发展。

（2）一般潜伏期较短或无潜伏期，紫外线和电离辐射例外。

（3）对组织损伤无明显选择性。

2. 化学因素的致病特点

（1）多数对组织、器官的损伤有一定选择性，如 CCl4 主要引起肝细胞中毒、汞主要损伤肾脏等。

（2）在疾病发生、发展中都起作用，它可被体液稀释、中和或被机体解毒。

（3）其致病作用除了与毒物本身的性质、剂量有关外，还与其作用部位和整体的功能状态有关。

（4）除慢性中毒外，潜伏期一般较短。

（三）遗传因素（Genetic Factors）

遗传因素是指染色体或基因等遗传物质畸变或变异引起的疾病。染色体畸变按发生的原因可分为自发畸变和诱发畸变。按畸变的性质可分为数目畸变和结构畸变。常染色体畸变常见的有先天愚型（21—三体综合征）、Patau 综合征（13—三体综合征）等。性染色体畸变有少一条 X 染色体、XXX 症、XXY 症和 XYY 症等。基因异常包括基因点突变、缺失、插入、倒位、易位等突变类型。这些异常通过改变 DNA 碱基顺序或碱基类型，致使蛋白质结构、功能发生变化而致病。如甲型血友病是由于位于 X 染色体上的相关基因缺失或插入突变或点突变，导致凝血因子Ⅷ缺失、凝血障碍，有出血倾向。

遗传易感性（Genetic Susceptibility）是指由遗传因素所决定的个体患病风险（即在相同环境下不同个体患病的风险）。例如，高血压病、乳腺癌的发生及发展与遗传易感性密切相关。个体对疾病的易感性并不完全由基因型决定，环境致病因子导致的基因异常表达和修饰在疾病的发生、发展中起重要作用。可见，遗传易感性受环境因素影响。近年来，表观遗传与疾病以及衰老受到关注，如肿瘤、抑郁症、心血管疾病、代谢综合征。

（四）先天因素（Congenital Factors）

先天因素是指那些损害胎儿发育的因素，由先天因素引起的疾病称为先天性疾病。例如，先天性心脏病与妇女怀孕早期患风疹、荨麻疹或其他病毒感染性疾病有关，通常婴儿出生时就已患病。有的先天性疾病是可以遗传的，如先天愚型、唇裂等；有的先天性疾病不遗传，如先天性心脏病等。

（五）营养因素（Nutritional Factors）

各种营养素（如糖、脂肪、蛋白质、维生素、无机盐等），某些微量元素（如铁、锌、铜、锰、铬、硒、钼、钴、氟等）及纤维素是维持生命活动必需的物质，摄入不足或过多时都可引起疾病。如脂肪、糖、蛋白质等摄入不足可致营养不良，而摄取过量又可导致肥胖或高脂血症等；维生素D缺乏可致佝偻病，而摄取过量又可导致中毒。

（六）免疫因素（Immunological Factors）

免疫反应过强、免疫缺陷或自身免疫反应等免疫因素均可对机体造成影响。如机体对异种血清蛋白（破伤风抗毒素）、青霉素等过敏可导致过敏性休克；螨虫、真菌、花粉或某些食物过敏原可引起过敏性鼻炎、支气管哮喘、荨麻疹等变态反应性疾病。人类免疫缺陷病毒（Human Immunodeficiency Virus，缩写为HIV）感染可破坏T细胞，导致获得性免疫缺陷综合征（Acquired Immuno Deficiency Syndrome，缩写为AIDS）。当机体对自身抗原发生免疫反应时，可导致自身组织损伤或自身免疫性疾病（Autoimmune Disease），如强直性脊柱炎、系统性红斑狼疮等。

（七）生态环境因素（Ecological Environment Factors）

生态环境是人类赖以生存发展的前提和基础，是人类及其周围各种自然因素的总和。水、土地、生物及气候资源在利用和改造自然的过程中，对自然环境破坏和污染所产生的危害人类生存和健康的各种负反馈效应已经显现。人类疾病的流行与生态环境关系异常紧密，像克山病和大骨节病、地方性甲状腺肿、地方性氟中毒、地方性砷中毒、高山病等。近年来，因自然资源的过度开发，"三废"（废水、废气、废渣）处理不当而造成的生态平衡破坏，空气、水和土壤的污染，已成为危害人类健康、导致疾病发生的重要因素。近年提出了表观遗传修饰的环境因子敏感性，环境因素可以通过改变基因的甲基化而改变表观遗传型。

（八）心理社会因素（Psychological and Social Factors）和生活方式

随着生物医学模式向"生物—心理—社会医学模式"转换，心理、社会因素和生活方式在疾病发生发展中的作用日益受到重视。如长期的工作生活压力、不良的人际关系、突发事件的打击、心理脆弱，以及焦虑、愤怒、悲伤等情绪反应都可引起精神障碍性疾病，如抑郁症等；神经、精神、心理等方面的问题也会使机体功能、代谢及形态结构发生变化而导致疾病。不良的生活方式，如高脂、高糖、高盐饮食，吸烟嗜酒，长期熬夜等都与疾病的发生有关。目前认为高血压病、糖尿病、冠心病、溃疡病，甚至某些肿瘤的发生、发展都与精神心理和社会因素密切相关。

总之，没有病因就不可能发生疾病，虽然病因有很多，但目前人类对很多疾病的病因尚不完全明确。相信随着医学科学的发展，更多疾病的病因将会得到阐明。

二、发病学

发病学（Pathogenesis）是研究疾病发生发展及转归的普遍规律和机制的科学。

（一）疾病发生发展的一般规律

正常机体在不断变动的内外环境中能够维持各器官系统功能和代谢的正常进行，维持内环境的相对稳定性，即自稳态（Homeostasis）。例如，正常机体的血压、心率、体温、代谢强度、腺体分泌、神经系统和免疫功能状态以及内环境中各种有机物质和无机盐类的含量、体液的 pH 等，都会保持在一定的波动范围内。机体的这种自稳态主要是在神经和体液因子的调节下，两者通过相互拮抗而又相互协调的作用来维持的。

疾病发生时，稳态调节的某一方面首先发生紊乱，原有的平衡被打破，机体通过反馈调节（特别是负反馈调节），在病理状态下建立新的平衡。各种新平衡的建立对疾病的发生发展发挥某些代偿作用，同时也形成了各种疾病不同的病理特点。病因作用于机体后，疾病的发生发展并不是杂乱无章地进行的，而是遵循一定的规律变化。

1. 损伤与抗损伤

病因作用于机体，使机体的自稳调节发生紊乱，引起一系列功能、代谢与结构的变化。这些变化可分为两类：一类是病因引起的损伤性反应，另一类是机体调动各种防御和适应功能而产生的抗损伤性代偿反应。两者既相互对立斗争，又相互依存联系，贯穿疾病的全过程。例如，机械暴力引起的组织损伤和失血，失血可引起有效循环血量减少、心输出量减少及动脉血压降低等损伤性变化；而动脉血压下降和疼痛刺激引起的反射性交感神经—肾上腺髓质系统兴奋，儿茶酚胺分泌增多，会导致心率加快、心肌收缩力增强、外周血管阻力增高等抗损伤反应的出现。如果损伤较轻，则通过机体的抗损伤反应和适当的及时治疗，可以使疾病沿着良性循环的方向发展，机体可恢复健康；如果损伤的力量占优势，机体的抗损伤措施不足以对抗损伤变化，又无适当的治疗，则疾病会沿着恶性循环的方向发展，患者可因创伤性及失血性休克而死亡。在患病过程中，损伤与抗损伤斗争是推动疾病发展的基本动力，两者的强弱决定疾病的发展方向和结果。损伤与抗损伤也是疾病发生发展的普遍规律，它贯穿疾病始终，其双方力量的对比决定了疾病的发展方向和预后。

对各种损伤做出抗损伤反应是生物机体的重要特征，也是生物机体维持生存的必要条件。抗损伤反应对损伤因素具有一定的针对性，但有时也有交叉或非特异性抗损伤反应的存在。如毒物作用时，机体可同时激活解毒、应激、抗氧化酶等反应。

2．因果交替

在疾病发生发展的过程中，人体内出现的一系列变化并不都是原始病因直接作用的结果，也可能是由于机体的自稳调节紊乱而出现的连锁反应。在原始病因作用下，机体发生某些变化，前者为因，后者为果。而这些变化又作为新的发病学原因，引起新的变化，如此因果不断交替、相互转化，推动疾病的发生与发展。例如，外界创伤作为原始病因造成失血，创伤为原始病因，失血是其作用的结果；但失血又可作为新的发病学原因，引起心输出量的降低，心输出量降低又与血压下降、组织灌注量不足等变化互为因果，不断循环交替，推动疾病不断发展。

因果交替规律是疾病发生发展的普遍规律。在疾病的发生发展过程中，正确认识因果的交替与转化，有利于正确认识和分析疾病的发展和推移，对疾病的发展趋势做到了然于胸，从而把握病情的发展方向。对于可能出现的恶性循环，采用正确的治疗措施，防止疾病的恶化，促进疾病向有利于康复的良性循环方向发展。

3．局部与整体关系

生物机体是一个相互联系的整体。疾病可表现为局部变化、全身变化，或两者兼有。一方面，局部的病变可引起全身性反应，如肺结核除表现咳嗽、咯血等局部症状外，还可引起发热、盗汗、消瘦、乏力、血沉加快等全身性反应，甚至可扩散至身体其他部位形成新的结核病灶。再例如，危险三角区长疖子（局部感染）→挤压→扩散至颅内→颅内感染→败血症，这是局部病变引起全身性变化的典型例子。

另一方面，全身性疾病亦可表现为局部变化。如糖尿病患者可出现局部疖肿，尿毒症患者可表现为病理性骨折等。所以，机体局部病变和全身反应是密切相关和互相影响的，正确认识疾病过程中局部与整体的关系，对于指导临床治疗具有重要意义。

（二）疾病发生的基本机制

疾病发生的基本机制是指参与很多疾病发病的共同机制。

1. 神经机制

神经系统在调控人体生命活动中起重要作用。致病因素可以直接或间接影响神经系统的功能，进而影响疾病的发生和发展。例如，侵犯神经系统的病毒或细菌可以直接破坏神经组织。更多的是致病因素通过改变机体的神经反射或影响神经递质的分泌，影响组织器官的功能状态。例如，失血引起的反射性交感神经兴奋，可以调节心血管系统的功能。

2. 体液机制

体液因子通过内分泌、旁分泌和自分泌的方式作用于局部或全身，影响细胞的代谢与功能。疾病中的体液机制是指致病因素引起体液因子数量和活性的变化，因体液调节紊乱导致疾病发生。

实际上，神经和体液机制是密不可分的。例如，某些人受精神或心理的刺激可引起大脑皮质和皮质下中枢（主要是下丘脑）的功能紊乱，使调节血压的血管运动中枢的反应性增强，此时交感神经兴奋，末梢释放去甲肾上腺素增多，导致小动脉紧张性收缩。同时，交感神经活动亢进，刺激肾上腺髓质兴奋而释放肾上腺素，使心率加快，心输出量增加，并且因肾小动脉收缩，肾素释放，血管紧张素—醛固酮系统激活，共同构成血压升高的神经体液机制。

3. 细胞机制

致病因素作用于机体后可以直接或间接作用于组织、细胞，造成某些细胞的功能代谢障碍，从而引起细胞的自稳调节紊乱。致病因素除直接破坏细胞外，主要引起细胞膜和细胞器功能障碍，如细胞膜的各种离子泵功能失调，可造成细胞内外离子失衡、细胞内 Na^+、Ca^{2+} 积聚、细胞水肿，甚至死亡。细胞器功能异常主要表现为线粒体功能障碍，能量生成不足。

4. 分子机制

即从分子水平来研究生命现象和解释疾病的发生机制。各种致病原因无论通过何种途径引起疾病，都会以各种形式在分子水平上表现出异常。反之，分子水平的异常变化又会在不同程度上影响正常的生命活动。例如，由于低密度脂蛋白受体减少引起家族性高胆固醇血症；因肾小管上皮细胞转运氨基酸的载体蛋白发生遗传性缺陷，靠其转运的胱氨酸等不能被肾小管重吸收，随尿排出，形成胱氨酸尿症。

从分子水平研究生命现象和疾病的发生机制越来越受到人们的高度重视，它使人们对疾病发病时形态、功能、代谢变化的认识以及对疾病本质的认识进入了一个新阶段。这就是分子病理学（Molecular Pathology）或分子医学（Molecular Medicine）。

第三节　疾病的经过

疾病的发生发展是一个连续的过程，有其开始与终结。部分疾病，特别是一些急性传染病，在发病的过程中往往表现出一定的特性，将发病的过程划分成一定阶段有利于对疾病的认识和治疗。有些疾病的阶段性表现则不明显。

一、潜伏期

潜伏期是指从病因侵入机体到该病最初症状出现之前的一段时期。潜伏期患者没有症状和体征。传染病的潜伏期比较明显，数小时、数天、数月不等，与病因的特异性、疾病的类型和机体自身的特征有关。

二、前驱期

前驱期是指在潜伏期后到出现明显的症状之前的一段时期。这段时期主要表现出一些一般的症状，如全身不适、食欲减退、头痛、乏力等，缺乏特异性。

三、症状明显期

症状明显期是出现该疾病特征性临床表现的时期。患者所表现出的特殊的症状和体征是疾病诊断的重要依据。例如，急性大叶性肺炎患者，往往在出现头痛、乏力、发热等一般症状后，又会有咳嗽、肺部啰音、X线显示肺部阴影等特征性表现。

第四节　疾病的转归

疾病的转归有康复和死亡两种，其走向取决于病因、损伤程度、抗损伤反应的能力与合理及时的治疗等因素。

一、康复

根据康复（Rehabilitation）的程度，可分为完全康复（complete Rehabilitation）和不完全康复（Incomplete Rehabilitation）。完全康复是指疾病所致的损伤完全消失，机体的功能、代谢及形态完全恢复正常。有些感染性疾病，康复后还可使机体获得特异性免疫力，如天花康复后机体可获得终身免疫能力。不完全康复是指疾病所致的损伤得到控制，主要症状消失，机体通过代偿机制维持相对正常的生命活动。但是，此时疾病基本病理改变，机体并未完全恢复，有时可留有后遗症（Sequelae）。如烧伤后留有瘢痕，影响关节的活动。

二、死亡

死亡（Death）是生命活动过程的必然结局。传统观点认为，死亡过程包括濒死期（Agonal Stage）、临床死亡期（Stage of Clinical Death）和生物学死亡期（Stage of Biological Death）。临床上，一直把心跳和呼吸的永久性停止作为死亡的标志（即心肺死亡模式）。然而，随着复苏技术的不断进步，以及器官移植的广泛开展，使上述"心肺死亡"时间的确定面临挑战，亟须确定一个从医学、法律和伦理方面均可被接受的死亡标准。

1968 年，美国哈佛大学医学院死亡定义审查特别委员会正式提出将脑死亡（Brain Death）作为人类个体死亡的判断标准。脑死亡是指全脑功能（包括大脑、间脑和脑干）不可逆的永久性丧失及机体作为一个整体功能的永久性停止。脑死亡概念提出以后，多个国家相继制定了脑死亡标准，其基本内容均与"哈佛标准"相同或相似，表现为下面五点：①自主呼吸停止。脑干是呼吸和心跳的中枢，脑干死亡以呼吸和心跳停止为标准。然而，由于心肌具有自发收缩特性，在脑干死亡后的一定时间内还可能有微弱的心跳，因此，自主呼吸停止被认为是临床脑死亡的首要指标。②不可逆性深度昏迷。③脑干神经反射消失（如瞳孔散大或固定，瞳孔对光反射、角膜反射、咳嗽反射、吞咽反射等均消失）。④脑电波消失。⑤脑血液循环完全停止。

确定脑死亡的重要意义为：可协助医务人员判定患者的死亡时间，适时终止复苏抢救，这不但可节省医疗资源，还可减轻社会和家庭的经济及情感负担；有利于器官移植，由于借助呼吸、循坏辅助装置，可使脑死亡者在一定时间内维持器官组织的低水平血液灌注，有利于局部器官移植后的功能复苏，为更多人提供生存和康复的机会。目前，美国、英国、法国、荷兰、日本等30多个国家已制定脑死亡法并在临床将脑死亡作为宣布死亡的依据。在我国，脑死亡立法正在稳步推进。

脑死亡须与"植物状态"（Vegetative State）或"植物人"（Vegetative Patient）相区别，后者是指大脑皮质功能严重受损导致主观意识丧失，但患者仍保留皮质下中枢功能的一种状态。植物状态与脑死亡最根本的区别是植物状态患者仍保持自主呼吸功能，而脑死亡患者无法保持此功能，有时"植物人"可获得新生。

缓和医疗（Palliative Care）起源于20世纪60年代，是基督教人士发起的临终关怀运动的医学分支学科，不以治愈疾病为目的，而是专注于提高患有威胁生命疾病的患者的生活质量，减轻痛苦，为患者和家属提供身体上和精神上的抚慰和支持。

与缓和医疗紧密相连的是临终关怀（Hospice Care），指对于那些预期生命不超过6个月的患者，通过医学、护理、心理、营养、宗教、社会支持等方式让他们在生命的最后时光生活尽量舒适，有尊严、有准备、平静地离世。我国最近也出现了一些临终关怀医院。美国老年病学会制订了临终关怀八要素。

减轻患者肉体和精神症状，以减少痛苦；

采取能让患者表现自己愿望的治疗手段，以维护患者的尊严；

避免不适当的、有创伤的治疗；

在患者还能与人交流时，提供充足的时间让患者与家人相聚；

给予患者尽可能好的生命质量；

将家属的经济负担减少到最低程度；

所花医疗费用要告知患者；

给死者家庭提供治丧方面的帮助。

安乐死（Euthanasia）是指对患有不治之症的患者在濒死状态时，为了免除其精神和躯体上的极端痛苦，用医学方法结束生命的一种措施。由于安乐死涉及复杂的医学、社会学和伦理学问题，大多数国家（包括我国）尚未通过立法施行。

第三章

水、电解质代谢紊乱

第一节　水、钠的正常代谢

一、正常体液的容量、组成和分布

正常成年男性的体液总量约占体重的 60%，以细胞膜为界，体液分为细胞内液（Intracellular Fluid，ICF）和细胞外液（Extracellular Fluid，ECF），其中细胞内液占体重的 40%，细胞外液占体重的 20%。细胞外液又被毛细血管管壁分隔成组织间液和血浆，血浆约占体重的 5%，组织间液占体重的 15%。细胞外液中有极少一部分分布在密闭的腔隙中，称第三间隙液，因其由上皮细胞分泌，又称分泌液或跨细胞液（Transcellular Fluid），约占 2%，这部分液体包括消化液、尿液、脑脊液、汗液、腹膜腔液、关节囊液等。

二、体液的渗透压

溶液的渗透压是指溶液所具有的吸引和保留水分子的能力，取决于溶质的分子或离子的数目。体液内起渗透作用的溶质主要是电解质。血浆和组织间液的渗透压有 90%～95% 来源于单价离子氯、钠和碳酸氢根离子，剩余的 5%～10% 由其他离子、葡萄糖、氨基酸、尿素和蛋白质等构成。血浆渗透压约 708.9kPa（5330mmHg），虽然血浆中含有许多蛋白质，但蛋白质分子量大，所产生的渗透压极小，约为 3.3kPa（25mmHg），与血浆晶体渗透压相比微不足道。蛋白质不能自由透过毛细血管壁，因此对于维持血管内外液体的交换和血容量的恒定具有十分重要的意义。通常血浆中可产生渗透压的物质，总浓度在 280～310mmol/L，在此范围内为等渗，低于此范围为低渗，高于此范围为高渗。渗透压由溶液中可产生渗透压的物质的总摩尔浓度决定，所以常用摩尔浓度代替压力作为体液渗透压的单位。

有研究表明，心房钠尿肽（Atrial Natriuretic Peptide，ANP）和水通道蛋白（Aquaporin，AQP）是影响体液容量和渗透压调节的重要体液因素。

ANP 是心房肌细胞生成和分泌的钠尿肽家族中的第一个成员，由 28 个氨基酸残基组成，主要作用是使血管平滑肌舒张和促进肾脏排钠、排水。当心房壁受牵拉时（如血量过多、头低足高位、中心静脉压升高和身体浸入水中），可刺激心房肌细胞释放 ANP。ANP 主要从 4 个方面影响水、钠代谢：抑制醛固酮的分泌；抑制肾素的分泌；拮抗血管紧张素的缩血管效应；拮抗醛固酮的保 Na^+ 作用。由此，可认为 ANP 系统与肾素—血管紧张素—

醛固酮系统共同调节水钠代谢平衡。

水通道蛋白是一种位于细胞膜上的蛋白质，在细胞膜上组成"孔道"，可控制水进出细胞。目前已知哺乳类动物体内的水通道蛋白有13种，大量存仁于肾脏、眼睛等器官和血细胞中，其中有6种位于肾脏对体液渗透、泌尿等生理过程非常重要。不同的 AQP 在肾脏和其他器官的水吸收和分泌过程中具有不同的调节机制。例如：AQP 1 主要位于近曲小管髓襻降支管腔膜和基膜，调控水的运输和通透；AQP 2 和 AQP 3 位于肾集合管，在浓缩尿液中起重要作用；AQP 4 主要位于集合管，为水提供流出通道；AQP 5 分布在肺泡Ⅰ型上皮细胞，参与肺水肿的发生。

三、水的平衡和生理功能

（一）水的平衡

正常人每天摄入和排出的水量保持动态平衡（如表 3-1 所示）。一般情况下，正常成人每天进出水量为 2～2.5L。为将体内代谢终末产物完全排出体外，成人每天最少需排出 400～500ml 尿液。成人即使不进水，皮肤、呼吸道和泌尿道依旧需要排出水分，每天由此丢失水分占体重 2% 左右。

表 3-1 正常成人每天水的摄入和排出量

摄入（ml）	排出（ml）
饮水 1000～1500	尿量 1000～1500
食物水 700～1000	皮肤蒸发 500
代谢水 300	呼吸蒸发 400
	粪便水 100
合计 2000～2800	合计 2000～2500

（二）水的主要生理功能

1．代谢功能

水是良好的溶剂，是生物化学反应的理想场所；水的黏度小，利于营养物质和代谢产物的运输。

2．调节体温

水的比热大，可吸收大量热能，也能通过蒸发带走大量热能，因此水有重要的调节体温作用。

3．润滑作用

如唾液帮助食物吞咽，泪液有助于眼球的转动，关节滑液满足关节活动需要等。

4. 结合水

结合水是指在机体内与其他物质结合在一起的水。作为极性分子，水以氢键的形式与蛋白质、多糖、磷脂等结合，从而失去了流动性和溶解性，是大分子化合物形成和维持特定的空间结构的重要介质。水是生物体的构成物，结合水的含量与组织的硬度、柔韧性和分子变形能力密切相关。

四、钠的平衡和生理功能

（一）钠的平衡

正常成人体内含钠总量为 40 ～ 50mmol/kg。其中约 50% 存在于细胞外液，10% 存在于细胞内液，40% 存在于骨骼中。正常人血清钠浓度为 130 ～ 150mmol/L。

（二）钠的生理功能

（1）钠离子是细胞外液中最主要的电解质，对维持细胞外液的渗透压及容量具有重要作用。

（2）钠离子影响细胞内、外体液的分布。

（3）钠离子参与维持机体的酸碱平衡。

（4）钠离子参与细胞动作电位的形成，维持神经—肌肉的兴奋性。

第二节　水、钠代谢紊乱

一、水、钠平衡及调节

（一）水、钠的摄入与排出

正常人水的来源有饮水、食物水和代谢水，代谢水为糖、脂肪、蛋白质等营养物质在体内氧化生成的水（每 100g 糖氧化可产生 60ml 水，每 100g 脂肪氧化可产生 107ml 水，每 100g 蛋白质氧化可产生 41ml 水）。机体排出水分的途径有四个，即通过消化道、皮肤、肺和肾。因为成年人每天尿液中的固体物质（主要是蛋白质代谢终产物以及电解质）一般不少于 35g，尿液最大含量为 6% ～ 8%，所以每天排出 35g 固体溶质的最低尿量为

500ml，再加上每天皮肤非显性蒸发 500ml 和呼吸蒸发 350ml 以及泪便排水量约 150ml，则每天最低排水量约为 1500ml。

正常成人每天所需的钠为 4 ～ 6g。天然食物中含钠甚少，因此人们摄入的钠主要来自食盐，摄入的钠几乎全部由小肠吸收。肾是主要的排钠器官，汗液也可以排出少量钠，日排出量一般为 100 ～ 140mmol/kg。肾脏排钠具有多吃多排、少吃少排、不吃不排的特点。

（二）水、钠平衡的调节

水、钠代谢是通过神经—内分泌系统来调节的。水平衡主要由渴感和抗利尿激素（Antidiuretic Hormone，ADH）调节，钠平衡主要受醛固酮和心房利钠肽调节。

1. 渴感的调节作用

渴感中枢位于下丘脑视上核侧面，与渗透压感受器邻近。血浆渗透压升高或血容量减少都可以刺激渴感中枢，促使机体主动饮水而补充水的不足。

2. 抗利尿激素的调节作用

ADH 由下丘脑视上核和室旁核的神经元合成，并沿着这些神经元的轴突运至神经垂体贮存。血浆渗透压升高可以使下丘脑神经核或其周围的渗透压感受器细胞发生渗透性脱水，从而导致 ADH 分泌。血容量减少和血压下降可通过左心房和胸腔大静脉处的容量感受器和颈动脉窦、主动脉弓的压力感受器来促进 ADH 的分泌。

ADH 的主要作用是通过水通道蛋白（Aquaporin，AQP）调节，增加集合管对水的重吸收。当 ADH 与位于集合管主细胞的受体结合后，激活腺苷酸环化酶，使 cAMP 生成增加，后者经蛋白激酶 A 使水通道蛋白磷酸化。磷酸化的水通道蛋白从细胞内移位至细胞膜，使集合管对水的通透性增高。

3. 醛固酮的调节作用

醛固酮是由肾上腺皮质球状带分泌的盐皮质激素，主要作用是促进肾远曲小管和集合管对 Na^+ 的主动重吸收，并通过 Na^+-K^+ 和 Na^+-H^+ 交换促进 K^+ 和 H^+ 的排出。醛固酮的分泌主要受肾素—血管紧张素系统和血浆 Na^+、K^+ 浓度调节。当血容量减少、动脉血压降低时，与肾小球相连的入球小动脉的动脉壁牵张感受器受到刺激，使近球细胞分泌肾素增加，通过肾素—血管紧张素产生血管紧张素，后者可使醛固酮分泌增多。血浆高 K^+ 或低 Na^+ 可直接刺激肾上腺皮质球状带分泌醛固酮。

4．心房利钠肽的调节作用

心房利钠肽（ANP）是由心房肌细胞合成的肽类激素。ANP 具有强烈而短暂的利尿、排钠和松弛血管平滑肌的作用。当心房扩张、血容量增加、血 Na^+ 增高或血管紧张素增多时，可刺激心房利钠肽细胞合成和释放 ANP。

二、水、钠代谢紊乱的表现

水、钠代谢紊乱是临床上最常见的水、电解质紊乱。由于水、钠代谢密切相关，因此，临床上常将水、钠代谢紊乱放在一起讨论。根据血钠浓度的异常变化可分为：低钠血症和高钠血症。结合体液容量的变化，低钠血症又可分为低容量性低钠血症（低渗性脱水）和高容量性低钠血症（水中毒）；高钠血症则可分为低容量性高钠血症（高渗性脱水）和高容量性高钠血症；当血钠正常时，体液容量可以下降，此时，称之为等渗性脱水。

（一）低钠血症

低钠血症（Hyponatremia）的特点是血清 Na^+ 浓度 < 135mmol/L。

1．低容量性低钠血症

低容量性低钠血症（Hypovolemic Hyponatremia）也称为低渗性脱水（hypotonic dehydration），在大量丢失体液的同时，血清 Na^+ 浓度 < 130mmol/L，血浆渗透压 < 280mmol/L，相对而言，此时失钠多于失水。

（1）低容量性低钠血症的原因。往往是由于在机体大量丢失等渗或者低渗性液体时，只补水而不补钠造成的。

体液丢失常见途径有：

①经消化道丢失。如呕吐、腹泻时丢失大量含 Na^+ 消化液。

②经皮肤丢失。大面积烧伤、大量出汗。

③经肾丢失。可见于以下情况：长期使用排钠利尿剂（如速尿、利尿酸等），使髓襻升支对 Na^+ 的重吸收减少；肾上腺皮质功能不全时，由于醛固酮分泌不足，肾小管对 Na^+ 的重吸收减少；某些慢性肾脏疾病如失盐性肾病可累及肾小管，导致肾小管对醛固酮的反应性降低，Na^+ 重吸收减少；肾小管性酸中毒时，由于集合管分泌 H^+ 功能降低，H^+-Na^+ 交换减少，使 Na^+ 随尿排出的量增加。

（2）低容量性低钠血症对机体的影响表现有如下四点。

①细胞外液减少，易发生休克。低渗性脱水，由于细胞外液呈低渗状态，水分从细胞外向渗透压相对较高的细胞内转移，使细胞外液明显减少，因此，

外周循环衰竭症状出现较早，容易发生低血容量性休克。

②有明显的失水体征。由于细胞外液减少，血浆容量随之减少，血液浓缩，血浆胶体渗透压升高，使组织间液向血管内转移，因而组织间液减少最为明显。患者可出现明显的脱水体征，如皮肤弹性减退，眼窝凹陷，婴幼儿表现为囟门凹陷。

③渴感不明显。由于血浆渗透压降低，无口渴感。严重脱水时，血容量大幅下降也可产生口渴感。

④尿的变化。由于细胞外液渗透压降低，抑制渗透压感受器，使 ADH 分泌减少，远曲小管和集合管对水的重吸收也相应减少，因此早期患者尿量减少不明显。但在晚期血容量严重降低时，ADH 释放增多，肾小管对水的重吸收增加，会出现少尿情况。经肾失钠患者，尿钠含量增多。如果是由肾外因素引起，会因血容量降低导致肾血流量减少，激活肾—血管紧张素—醛固酮系统，使肾小管对 Na^+ 的重吸收增加，尿钠含量减少。

（3）低容量性低钠血症的防治原则依据如下两点。

①去除病因，防治原发病。

②适当的补液，原则上应给予等渗液以恢复细胞外液容量，如有休克，则按休克的处理方式积极抢救。

2. 高容量性低钠血症

高容量性低钠血症（Hypervolemic Hyponatremia）又称水中毒（Water Intoxication），特点是体液容量增多，血钠浓度下降，血清 Na^+ 浓度 < 130mmol/L，血浆渗透压 < 280mmol/L。

（1）高容量性低钠血症的原因和机制有如下两点。

①水摄入过多。急、慢性肾功能衰竭少尿期患者被输入过多液体时，水分在体内潴留易引起水中毒。

② ADH 异常分泌增多，肾脏排水减少。常见于以下几种情况：在急性应激状态（手术、创伤）下，交感神经兴奋而副交感神经受抑制，从而解除了副交感神经对 ADH 分泌的抑制，使 ADH 分泌增多；肾上腺皮质功能低下时，肾上腺皮质激素分泌不足，对下丘脑分泌 ADH 的抑制作用减弱，因而 ADH 分泌增多；某些药物（异丙肾上腺素、吗啡）可促进 ADH 释放和增强 ADH 对远曲小管和集合管的作用；某些恶性肿瘤可合成并释放 ADH 样物质，或某些病变直接刺激下丘脑使 ADH 分泌增多。

（2）高容量性低钠血症对机体的影响表现有如下两点。

①细胞水肿。细胞外液水分增多导致细胞外渗透压降低，水自细胞外向细胞内转移，造成细胞水肿。

②中枢神经系统症状。急性水中毒对中枢神经系统会有很大影响。由于颅骨的限制，脑细胞的肿胀和脑组织水肿使颅内压增高，可引起头痛、恶心、呕吐、视神经盘水肿、记忆力减退、意识障碍等各种中枢神经系统功能障碍，严重者可因枕骨大孔疝或小脑幕裂孔疝而导致呼吸心跳停止。

（3）高容量性低钠血症的防治原则依据如下两点。

①防治原发病，限制水分摄入。

②对于重症或急症患者，除限制进水外，应给予高渗盐水，以迅速减轻脑细胞水肿，或给静脉输入甘露醇、山梨醇等渗透性利尿剂，或给予速尿等强利尿剂以促进体内水分的排出，减轻脑细胞水肿。

（二）高钠血症

高钠血症（Hypernatremia）的特点是血清 Na^+ 浓度＞ 145mmol/L。

1. 低容量性高钠血症（Hypovolemic Hypernatremia）

低容量性高钠血症又称高渗性脱水（Hypertonic Dehydration），在大量丢失体液的同时，血清 Na^+ 浓度＞ 150mmol/L，血浆渗透压＞ 310mmol/L。相对而言，此时失水多于失钠。

（1）低容量性高钠血症的原因和机制为如下两点。

①饮水不足。见于水源断绝、饮水困难等情况。

②水丢失过多。经肾丢失，如中枢性或肾性尿崩症，因 ADH 产生和释放不足或肾远曲小管和集合管对 ADH 反应缺乏，肾排出大量低渗性尿液。静脉输入大量甘露醇、高渗葡萄糖等渗透性利尿剂而导致失水；经消化道丢失，如严重呕吐、腹泻可经胃肠道丢失低渗性消化液；经皮肤、呼吸道丢失，如高热、大量出汗（汗液为低渗液，大汗时每小时可丢失水分 800ml）、甲状腺功能亢进和过度通气时，通过皮肤和呼吸道不显性蒸发丢失大量低渗液体。

（2）低容量性高钠血症对机体的影响表现为如下五点。

①口渴。由于细胞外液渗透压增高，下丘脑渴感中枢受到刺激而引起口渴感。

②细胞内液向细胞外转移。由于细胞外液渗透压增高，使水分从细胞内向渗透压相对较高的细胞外转移，这有助于循环血量的恢复，但同时也可引起细胞脱水致使细胞皱缩。

③尿液变化。细胞外液渗透压增高使 ADH 分泌增加，肾小管对水的重吸收也增加，因而出现少尿、尿比重增高的情况。轻症患者血钠升高会抑制醛固酮分泌，尿中仍有钠排出；而重症患者因血容量减少，醛固酮分泌

增加，会导致尿钠排出量减少。

④脱水热。脱水严重的患者由于从皮肤蒸发的水分减少，散热会受到影响，特别是婴幼儿因体温调节功能不完善，易出现体温升高的情况，被称为脱水热。

⑤中枢神经系统功能障碍。严重的患者由于细胞外液渗透压的显著升高可导致脑细胞脱水和脑体积缩小，使颅骨与脑皮质之间的血管张力增大，因而可引起脑出血，在蛛网膜下腔较为多见。

（3）低容量性高钠血症的防治原则依据如下三点。

①防治原发病。

②补充水分。不能口服者应从静脉滴入 5% ～ 10% 的葡萄糖溶液。

③适当补钠。患者血钠浓度虽高，但仍有钠的丢失，体内钠总量是减少的，因此，在治疗过程中，如果患者缺水情况得到一定程度缓解，应适当补充含钠溶液。

2. 高容量性高钠血症（Hypervolemic Hypernatremia）

高容量性高钠血症的特点是血容量和血钠均增高。

（1）高容量性高钠血症的原因和机制为如下两点。

①医源性盐摄入过多。在治疗低渗性脱水或等渗性脱水患者时，未严格控制高渗溶液的输入，有可能导致高容量性高钠血症。在抢救心跳呼吸骤停的患者时，为纠正酸中毒，常常给予患者高浓度的碳酸氢钠，也可造成高容量性高钠血症。

②原发性钠潴留。原发性醛固酮增多症患者，由于醛固酮分泌增多，导致远曲小管对 Na^+、水的重吸收增加，会使细胞外液和血钠含量增加。

（2）高容量性高钠血症对机体的影响如下。

高钠血症患者的细胞外液高渗，液体自细胞内向细胞外转移，导致细胞脱水，严重时会引起中枢神经系统功能障碍。

（3）高容量性高钠血症的防治原则依据如下三点。

①防治原发病。

②肾功能正常者可适当使用排钠利尿剂。

③肾透析治疗，适用于肾衰患者。

（三）血钠正常，体液容量减少

等渗液大量丢失或者水、钠按等渗液的浓度成比例丢失，可引起等渗性脱水（Isotonic Dehydration）。此时血清钠浓度维持在 130 ～ 150mmol/L 之间，血浆渗透压维持在 280 ～ 310mmol/L 之间。

（1）等渗性脱水的原因和机制为如下三点。

①大量抽放胸水、腹水，大面积烧伤，严重呕吐、腹泻或胃肠引流后。

②麻痹性肠梗阻时，大量体液潴留于肠腔内。

③大失血时，也可发生等渗性脱水。

（2）等渗性脱水对机体的影响主要有两方面。

①细胞外液减少。等渗性脱水时主要丢失细胞外液，血浆容量及组织间液均减少，但细胞内液量变化不大。

②尿液变化。细胞外液的大量丢失造成细胞外液容量减少，血容量下降，可促进 ADH 和醛固酮分泌，尿量减少，尿钠减少。

（3）等渗性脱水防治原则依据如下两点。

①防治原发病。

②补充液体，以适量补充低渗液体为宜。

等渗性脱水如果未得到及时治疗，经皮肤的不感性蒸发和通过呼吸道丢失低渗性液体，可转变为高渗性脱水。等渗性脱水如果处理不当，只补充水分而不补充钠盐，则可转变为低渗性脱水。

第三节　钾代谢紊乱

一、正常钾代谢及功能

钾是机体中的重要阳离子，其总量的 98% 存在于细胞内，细胞外含钾量仅占总钾量的 2%，为 70mmol 左右。红细胞内钾的含量为 80 ～ 100mmol/L，血清钾浓度仅 3.5 ～ 5.5mmol/L，正常健康成人的体内钾含量为 45 ～ 50mmol/kg，细胞膜上有 Na^+、K^+-ATP 酶，用于维持细胞内外各自的浓度和浓度差。

钾代谢平衡包括机体平衡和细胞平衡两方面。

机体平衡：机体摄入与排出钾之间的平衡。正常人每天从尿排钾40 ～ 100mmol，必须从食物中摄取 3 ～ 4g 钾补充。

细胞平衡：细胞内钾的浓度是细胞外的 40 倍。通过细胞膜上的 Na^+、K^+-ATP 酶等维持着这种浓度梯度。由于细胞内、外钾交换的速度比水慢，因此在纠正低钾血症时，如果通过静脉补钾，在补钾后大约需 15 小时才能使细胞内、外钾达到正常的平衡状态。

钾的主要生理功能如下：

（1）维持细胞新陈代谢：钾与蛋白质、糖代谢及酶的活动密切相关。细胞内多种酶的活动必须有钾参与，糖原在细胞内积累时，伴有一定量的 K^+ 沉积在细胞内。

（2）调节渗透压和酸碱平衡：细胞内钾是维持细胞内渗透压的主要基础。

（3）维持神经肌肉的兴奋性。

（4）维持心肌收缩的协调性。

二、钾代谢紊乱的表现

（一）低钾血症

低钾血症（Hypokalemia）的特点是血清钾浓度＜ 3.5mmol/L。

1. 低钾血症的发病原因和机制

（1）钾的摄入量不足。

在正常饮食条件下，人一般不会出现低钾血症。较长时间不能进食或禁食的患者，如果在静脉补液时未同时补钾或补钾不够，钾的摄入减少，而肾脏仍在持续排钾，才可能发生低钾血症。

（2）钾的丢失过多。

①经胃肠道失钾。一般肠液含钾量为 $20 \sim 40mmol/L$。严重的呕吐、腹泻、持续胃肠引流、肠瘘等会使钾随着消化液大量丢失。

②经皮肤失钾。汗液和血浆中的钾浓度相近，机体大量出汗后如只补充水分不补充钾，加上肾脏持续排钾，可造成钾丢失过多。

③经肾脏失钾。经肾脏失钾是低钾血症最常见原因。

代谢性酸中毒：代谢性酸中毒抑制 NaCl 在近端肾小管重吸收。远端（Ⅰ型）肾小管酸中毒泌 H^+ 功能障碍或者 H^+ 反漏，引起体内 H^+ 堆积。H^+-Na^+ 交换减少，Na^+-K^+ 交换增强，使钾排出减少，引起低钾血症。近端（Ⅱ型）肾小管性酸中毒者为近曲小管重吸收 HCO_3^- 功能障碍，使 HCO_3^- 丢失过多，Na^+-H^+ 交换减少，而 K^+ 排出增多。

各种盐皮质激素过多的疾病：见于肾动脉狭窄、原发性醛固酮增多症、恶性高血压等所致的继发性醛固酮增多症、库欣综合征等盐类皮质激素（非醛固酮）增多症，引起潴钠排钾。

药物作用：髓襻利尿剂或噻嗪类利尿剂的应用是引发低钾血症的重要原因。临床常用的利尿剂多数都具有排钾的作用，如依他尼酸、呋塞米、噻嗪类等。通过抑制肾小管髓襻升支粗段主动重吸收 Cl^- 和 Na^+，使肾小管腔中及到达远曲小管的 Na^+ 量增多，Na^+-K^+ 交换加强，K^+ 排出增多。此外，

肾小管中 Na^+、水的重吸收减少，致使小管中原尿流量增加，促使远曲小管钾分泌。

难以重吸收的阴离子排泄过多：某些酸根离子（如 HPO_4^{2-}、HCO_3^-、NO_3^-、青霉素族药物、酮体等）不易被远曲小管吸收，当其浓度在肾小管液中增多时，可使小管腔中的负电荷增高，促进钾的排泄。

（3）细胞外钾转移到细胞内。

细胞外钾向细胞内转移，使血清钾降低，但体内总钾量并未减少，属于分布异常。

①碱中毒。机体碱中毒时，细胞内的 H^+ 转移到细胞外，而细胞外的 K^+、Na^+ 转移到细胞内。需强调的是，单纯碱中毒本身难以导致低钾血症，一般是在合并应用利尿药等情况下发生。

②胰岛素增多。胰岛素通过增加 Na^+、K^+-ATP 酶的活性，促进钾离子进入细胞内。

③β 肾上腺素活性增加。β 肾上腺素可以增加 Na^+、K^+-ATP 酶的活性，促使钾离子进入细胞内。机体在应激的情况下，肾上腺素大量释放，可导致低钾血症。

④低温。低体温可诱使钾离子进入细胞内，使血钾浓度降低。

2. 低钾血症对机体的影响

低钾血症发生的速度、降低的程度及持续时间是决定其对机体影响程度的三大主要因素。血钾降低速度越快，血钾浓度越低，对机体的影响越大。在慢性失钾时，即使血钾降低较明显，也不一定出现明显症状。

（1）对神经肌肉的影响。

低钾血症患者的神经肌肉组织表现为兴奋性和传导性降低。血清钾降低时，细胞内外钾浓度差增大，促使细胞内 K^+ 外流量增加，细胞内电位负值增大，静息电位负值增加，与阈电位的距离增加，因此细胞的兴奋性也会降低。一般在同一低血钾水平上，急性者比慢性者表现更为严重。

神经—肌肉的兴奋性和传导性下降，表现为肌无力，一般血清钾浓度小于 3mmol/L 时可导致肌无力，小于 2.5mmol/L 时，可导致瘫痪。肌无力发生时一般从下肢开始，特别是股四头肌，表现为站立不稳、行走困难。随着低钾血症的加重，肌无力也加重，逐渐累及躯干和上肢肌肉，如影响呼吸肌，可发生呼吸衰竭。肺功能不全的患者，低钾血症常导致呼吸衰竭，但临床上容易被忽视。平滑肌的无力和麻痹在临床上表现为腹胀、便秘，严重时发生麻痹性肠梗阻和尿潴留。

中枢神经系统症状伴有精神抑郁、嗜睡、表情淡漠等。有时可出现急性脑病综合征，并伴有记忆力、定向力丧失或精神错乱等症状。

（2）对心脏的影响。

①对心肌细胞电生理的影响如下。

心肌兴奋性增高：低钾血症患者的心肌细胞膜对 K^+ 通透性降低，使钾外流减少，静息电位绝对值减小，其与阈电位的距离缩短，故心肌细胞的兴奋性增高。

传导性降低：在血清钾浓度降低时，由于心肌细胞膜静息电位负值减小，与阈电位距离缩短，促使 Na^+ 内流的电位差减小，故 Na^+ 内流减慢，表现为动作电位 0 期的上升速度和幅度均降低，造成兴奋的可扩布性减弱，因而传导性降低。

自律性增高：在血清钾浓度降低时，心肌细胞膜的钾电导降低，对 K^+ 的通透性降低，K^+ 外流减少。因此，快反应自律细胞的 4 期自动除极时间缩短，自律性增高。

收缩性异常：细胞外液的钾抑制心肌细胞膜对 Ca^{2+} 的通透性。当血清钾浓度降低时，这种抑制作用减弱，使心肌细胞膜对 Ca^{2+} 的通透性增高，细胞内 Ca^{2+} 浓度增加，促进了兴奋—收缩耦联作用，故心肌收缩力加强。当血清钾浓度严重降低时，患者可因细胞内失钾而导致心肌细胞的代谢障碍，甚至变性和坏死，使心肌收缩性丧失。

②心电图改变和心律失常。由于心肌的传导性降低，可使去极化波从心房传到心室的时间延长，心电图上表现为 P—R 间期延长；心房内的传导障碍可使 P 波延长；因心室内的传导阻滞，心电图上可出现 QRS 综合波增宽情况；由于复极化 3 期钾外流减少，可使复极化时间延长，动作电位时限延长，心电图表现为 Q—T 间期延长；动作电位 2 期平台期可因 Ca^{2+} 内流加速而缩短，心电图表现为 S—T 段压低；复极化 3 期的延长可使 T 波呈现低平和增宽；复极化 4 期延长在心电图上表现为 U 波出现。U 波是低血钾的特征性表现。低钾血症易引起期外收缩，出现室性心动过速、心室纤颤等心律失常症状。

（3）横纹肌裂解症。

当血清钾浓度 <2.5mmol/L 时，就有出现肌溶解的可能。在正常情况下，当肌肉收缩时，横纹肌中的 K^+ 释放，血管扩张，以适应能量代谢增加的需要。对于严重低钾血症的患者，上述作用减弱，肌肉组织相对缺血、缺氧，会出现横纹肌溶解，肌球蛋白大量进入肾小管，可诱发急性肾衰竭。

（4）对肾脏的影响。

低钾血症患者肾脏的主要病理变化为肾小管功能减退，上皮细胞变性，肾间质淋巴细胞浸润，严重者有纤维样变。临床表现如下。

①肾小管上皮细胞钠泵活性减弱，细胞内 K^+ 降低，氢—钠交换增多，尿液呈酸性。细胞内 Na^+ 增多，肾小管液 Na^+ 回吸收减少，出现低钠血症。

②浓缩功能减退，患者夜尿增多，尿比重降低，低渗尿，对抗利尿激素反应差。

③产生氨的能力加强，HCO_3^- 重吸收增加。

④慢性、长期低钾血症患者常伴有慢性肾功能减退。

（5）对酸碱平衡的影响。

低钾血症常诱发代谢性碱中毒及反常性酸性尿。细胞外液血清钾浓度降低时，细胞内钾向细胞外弥散，并与细胞外液 H^+ 进行交换引起碱中毒。另一方面，细胞外液 K^+ 减少时，肾脏排 H^+ 增多。此时机体为代谢性碱中毒，但是尿液中因 H^+ 增多而偏酸性，故将这种碱中毒时排出酸性尿的现象，称为反常性酸性尿。

K^+ 影响机体与否与缺钠有一定关系。伴有缺钠的低血钾，症状较轻，但在缺钾而钠的摄入量正常时，缺钾的症状明显，这与钠／钾的比例改变影响静息电位和动作单位有关。在缺钾而机体钠含量正常时，K^+ 向细胞外转移，Na^+ 向细胞内转移，导致细胞内离子紊乱，直接影响机体代谢；Na^+ 向细胞内转移，可引起细胞内水肿；K^+、Na^+ 大量转移会导致细胞内外 K^+ 和细胞内外 Na^+ 比值的严重失衡，直接影响静息电位和动作电位，从而出现明显的临床症状。但在 Na^+、K^+ 同时缺乏时，细胞内外离子交换不明显，对细胞电生理和代谢的影响反而不大。因此，严重低钾血症患者应严格控制钠的摄入。

3. 低钾血症的防治原则

急性低钾血症多有明确的基础病或诱发因素，以医源性因素较多，因此应以预防为主。设法去除致病因素，尽早恢复正常饮食。食物中含丰富的钾盐，只要患者恢复正常饮食，并设法减少钾丢失，就能预防和治疗低钾血症。在暂时不能减少钾大量丢失的情况下，需要适当补钾。

（1）补钾原则为口服优先，严重者可考虑静脉补钾，一般选择 10% 氯化钾溶液。静脉补钾需要满足的条件是每天尿量不少于 500ml，补钾速度不宜过多、过快。慢性低钾血症者由于细胞内外钾的交换需 15 小时左右才能达到平衡，因此一般第 1 天补充总需求量的 2/3，次日补充 1/3，且应控制补液速度，开始较快，然后减慢速度，使液体在 24 小时内均匀地输入。

（2）纠正水、电解质和酸碱平衡紊乱。水、电解质和酸碱平衡紊乱可以导致低钾，也可干扰补钾的疗效。因此，纠正水、电解质和酸碱平衡紊乱对防治低钾血症有重要意义。

（二）高钾血症

高钾血症（Hyperkalemia）的特点是血清钾浓度 > 5.5mmol/L。高钾血症患者机体 K^+ 的总含量不一定高于正常值。

1. 高钾血症的原因和机制

（1）钾摄入或输入过多。

在机体调节功能（细胞内外转移和肾脏的排泄功能）正常的情况下，消化道摄入钾过多一般不会导致血清钾浓度明显升高，但短时间内摄入过多，则会导致高钾血症。多见于静脉输入钾过多过快、口服钾盐或大量输入库存血时，如果伴有肾功能不全的情况，则更容易引发高钾血症。

（2）肾脏钾排出减少。

肾脏调节 K^+ 的能力强，肾功能正常时不易出现高钾血症，但肾脏的器质性或功能性损害容易引发高钾血症。

①急性肾功能不全。表现为少尿或无尿。通过以下机制导致高钾血症：肾小球滤过率下降，进入远曲小管的 Na^+ 减少，Na^+-K^+ 交换减少，K^+ 排泄减少；肾小管和间质损伤，分泌 K^+ 减少；酸中毒导致 K^+ 向细胞外转移。

②慢性肾功能不全。残存的有功能的肾小球和肾小管具有一定的调节功能，一般无明显酸中毒和机体高分解代谢情况。血钾升高时醛固酮仍可分泌增多，通过有功能的肾小管排泄 K^+，因此患者在饮食适当的情况下可不发生高钾血症。但肾脏的调节能力有限，当摄入或输入钾盐过多时，机体容易出现急性高钾血症。

③盐皮质激素缺乏。如艾迪森（Addison）病，可因醛固酮缺乏导致远曲小管 Na^+ 重吸收减少和 K^+ 排出量减少。

④使用保钾利尿药。螺内酯和氨苯蝶啶（三氨蝶呤）等通过对抗醛固酮保钠排钾的作用，引起高钾血症。

（3）细胞内钾转移至细胞外。

①酸中毒。此时细胞外液 H^+ 与细胞内 K^+ 交换，使细胞外液 K^+ 浓度增高。酸中毒时还可因肾远曲小管泌 H^+ 增多，Na^+-H^+ 交换增加而使 Na^+-K^+ 交换减少，故也可使血钾增高。

②缺氧。缺氧时，因 ATP 生成不足，Na^+-K^+ 泵功能降低导致细胞内 Na^+ 增多而细胞外 K^+ 增多。

③组织损伤和溶血。挤压伤综合征患者因肌肉组织广泛损伤，大量细胞内钾释放至细胞外。在输血时如果血型不合，大量红细胞会遭到破坏，亦可使细胞内 K^+ 大量释放至细胞外，导致血清钾浓度升高。如果患者同时患有肾功能不全，肾排钾减少，则可因血清钾浓度急剧升高而危及生命。

2. 高钾血症对机体的影响

高钾血症容易发生多种损害，主要涉及心脏和神经—肌肉系统。

（1）对神经—肌肉系统的影响。

当血清钾浓度轻度增高（5.5～7mmol/L）时，细胞内外 K^+ 浓度差变小，会使静息电位负值减小，神经肌肉的兴奋性增高。当血清钾浓度增高至 7～9mmol/L 时，细胞呈去极化阻滞状态，使 Na^+ 通道失活，神经肌肉的兴奋性反而消失。同低钾血症类似，高钾血症的肌无力一般也从下肢开始，逐渐往上发展，在极个别情况下可累及呼吸肌，导致呼吸衰竭。

（2）对心脏的影响。

高钾血症可影响心肌细胞静息膜电位和复极化过程，并间接影响动作电位的形成和传导速度。主要表现在以下五个方面。

①心肌兴奋性异常。当血清钾浓度轻度升高时，细胞内外 K^+ 浓度差变小，使静息电位负值减小，静息电位与阈电位之间的距离缩短，心肌兴奋性就会增高。当血清钾浓度显著升高时，心肌兴奋性会降低甚至消失。

②自律性降低。细胞外 K^+ 浓度增高，心肌细胞膜对 K^+ 通透性增加，复极期 K+ 外流加快，使心肌快反应自律细胞舒张期自动除极化速度减慢，自律性降低。

③收缩性降低。由于细胞外 K^+ 增高，抑制心肌细胞膜对 Ca^{2+} 的通透性，使 Ca^{2+} 内流减少，出现兴奋—收缩耦联障碍，使心肌收缩性降低。

④传导性降低。静息电位与阈电位之间的距离缩短，0 期除极的速度和幅度均降低，使传导性降低。

⑤心电图改变和心律失常。高钾血症患者心电图的特征性变化是 T 波高尖，这是由 3 期复极化加速所致；复极化的加速可使动作电位时程缩短，心电图上表现为 Q—T 间期缩短；由于心房内、房室和心室内的传导阻滞可表现为 P 波压低，增宽或消失，P—R 间期延长，QRS 综合波增宽。高钾血症可以引起各种心律失常症状，主要表现为窦性心动过缓、传导阻滞和异位心律失常，如心室期前收缩和心室颤动。

（3）对酸碱平衡的影响。

高钾血症可导致代谢性酸中毒同时合并反常性碱性尿。血清钾浓度增高时，K^+ 进入细胞内，而 H^+ 转移到细胞外，从而使细胞外 H^+ 增高，导致代谢性酸中毒。另一方面因肾远曲小管排泌 K^+ 增加，使 H^+ 排量减少，导致 H^+ 在体内潴留而引起代谢性酸中毒。此时尿液中 H^+ 降低而呈偏碱性，但体内却出现酸中毒，故将这种酸中毒时排出碱性尿的现象称为反常性碱性尿。

3. 防治高钾血症的病理生理基础

多数高钾血症有明确的诱发因素，应以预防为主。

（1）对抗 K^+ 对心肌的毒性作用。

①钙盐的应用。高钾血症使心肌细胞静息电位负值缩小，与阈电位距离缩短，兴奋性提高。Ca^{2+} 可抑制 Na^+ 内流，使阈电位上移，通过拉开静息电位与阈电位之间的差距，恢复心肌细胞正常的兴奋性，拮抗高钾血症对心肌细胞的毒性作用。

②钠盐的应用。高钾血症使细胞膜上开放的 Na^+ 通道减少，传导速度减慢，故输入钠盐有一定的效果，对合并低钠血症的患者来说，效果更好。

（2）应用高渗碳酸氢钠或乳酸钠促进细胞外的 K^+ 转移到细胞内。原因如下。

①促进 K^+ 向细胞内转移，在酸中毒情况下，效果更显著。

②通过高渗作用，使细胞外液容量迅速增加，稀释细胞外液钾的浓度。

③血清和细胞内液 Na^+ 浓度升高：激活钠钾泵，使 K^+ 向细胞内转移。

④ Na^+ 直接对抗高血钾的毒性作用。

（3）促进钾排出体外。

治疗高钾血症最有效的措施是促进钾排出体外。肾脏是排出钾的主要器官，应尽可能加强肾脏的排钾功能。一般情况下，由于休克、脱水等引起的肾功能不全，在采取适当的治疗措施，如输液、输血等后，肾功能可逐渐恢复，尿量增加，高钾血症逐渐缓解。对于由肾功能本身损害导致的高钾血症，应适当使用利尿剂或口服钾离子交换树脂，严重肾功能损害的患者应进行透析治疗。

（4）纠正其他电解质代谢紊乱。

患者在患有高钾血症时很可能伴有其他电解质代谢紊乱，应及时检查处理。

第四节　镁代谢紊乱

镁是机体内具有重要生理作用的阳离子。正常镁的代谢对于维持细胞正常代谢和遗传稳定性、维持神经肌肉和心脏的功能是十分必要的。镁代谢紊乱主要是指细胞外液中镁浓度的变化，包括低镁血症和高镁血症。

一、低镁血症

血清镁浓度低于 0.75mmol/L 时，称为低镁血症（Hypomagnesemia）。

（一）低镁血症的原因和机制

1. 镁摄入不足

一般的饮食含镁量很高，故只要能正常进食，机体就不会缺镁。营养不良、长期禁食、厌食、长期接受静脉营养未注意镁的补充均可导致镁摄入量不足，而少量的镁仍会继续随尿排出，故可产生低镁血症。

2. 镁排出过多

（1）经胃肠道排出过多。

正常饮食中镁的 40%～70% 随粪便排出体外。严重的腹泻和持续的胃肠吸引可使镁经消化道吸收减少而排出过多。

（2）经肾排镁过多。

正常肾小球滤过的镁约有 25% 在近曲小管被重吸收，60%～70% 在髓襻升支和远曲小管被重吸收。随尿排出的镁，相当于摄入镁量的 30%～60%。在下列情况下，肾排镁增多。

①利尿药。特别是髓襻利尿药如呋塞米、依他尼酸等可抑制髓襻对镁的重吸收而致镁丧失，长期使用可引起低镁血症。由甘露醇、尿素或葡萄糖所致的渗透性利尿亦可使镁随尿排出过多。

②高钙血症。钙与镁在肾小管中被重吸收时会相互竞争，因而任何原因引起的高钙血症（如甲状旁腺功能亢进、维生素 D 中毒）均可使肾小管重吸收镁减少。甲状旁腺激素本身有促进肾小管重吸收镁的作用，甲状旁腺功能亢进时，过多的 PTH 本应使更多的镁在肾小管内重吸收，但这种作用被高钙血症完全抵消。

③严重的甲状旁腺功能减退。由于甲状旁腺激素减少，使肾小管中镁的重吸收减少。

④醛固酮增多。醛固酮也能抑制肾小管重吸收镁，故原发性醛固酮增多症和各种原因引起的继发性醛固酮增多症均可能引发低镁血症。

⑤肾疾患。急性肾小管坏死多尿期、慢性肾盂肾炎、肾小管酸中毒等都会因渗透性利尿和肾小管功能受损而导致镁随尿排出增多。

3．细胞外液镁转入细胞过多

用胰岛素治疗糖尿病酮症酸中毒时，因糖原合成需要镁，故细胞外液中的镁过多地转向细胞内液，可引起低镁血症。

（二）低镁血症对机体的影响

1．对神经—肌肉的影响

在正常情况下，Mg^{2+}抑制神经—肌肉接头处的兴奋传递。当低镁血症发生时，这种抑制作用减弱，使神经—肌肉接头处兴奋传递加强，神经纤维和骨骼肌的应激性就增高，故在临床上可出现一系列神经—肌肉应激性增高的表现，如小束肌纤维收缩、震颤等；中枢神经系统的兴奋可出现反射亢进，对声、光反应过强、焦虑、易激动等症状；平滑肌的兴奋可导致呕吐或腹泻。

2．对代谢的影响

会出现以下症状：

（1）低钙血症。

中度至重度低镁血症常可引起低钙血症。低镁使腺苷酸环化酶活性下降，导致甲状旁腺机能出现障碍，甲状旁腺激素分泌减少，同时靶器官对甲状旁腺激素的反应性也减弱，肠道吸收钙、肾小管重吸收钙和骨钙的动员均会出现障碍。

（2）低钾血症。

镁缺乏时，Na^+-K^+-ATP酶活性降低，肾保钾功能减退，常可出现低钾血症。此类低钾血症如只补钾而不及时补镁，则血钾亦难以恢复。

3．对心脏的影响

人体缺镁时，心肌的兴奋性和自律性均会升高，故易导致心律失常。除了直接作用外，缺镁也可通过引起低钾血症而导致心律失常，因为低钾血症也可使心肌的兴奋性和自律性增高，而且还能使有效不应期缩短、超常期延长。低镁血症心律失常严重时也可导致心室纤维颤动。

除此以外，缺镁也可以引起心肌形态结构的变化。例如，因为镁是许多酶系所必需的辅因子，故严重缺镁可使心肌细胞的代谢出现障碍，从而导致心肌坏死。在动物实验中，缺镁饮食引起的心肌坏死可能与低镁血症使冠状血管痉挛有关。

（三）低镁血症的防治原则

1．防治原发疾病

防止出现能够引发低镁血症的因素。

2．补镁

对于低镁血症较轻的患者，可通过肌肉内注射的途径来补镁。患有严重低镁血症，特别是伴有各种类型的心律失常的患者必须及时补镁。对于缺镁引起的严重心律失常，其他疗法往往都无效果。只有静脉内缓慢注射或滴注镁盐（一般是用硫酸镁）才能奏效。

3．纠正水和其他电解质代谢紊乱

需要补水，特别是补钾和补钙，因为低镁血症常伴有失水、低钾血症和低钙血症。

二、高镁血症

血清镁浓度高于 1.25mmol/L 时为高镁血症（Hypermagnesemia）。

（一）高镁血症原因和机制

1．镁摄入过多

见于静脉内补镁过快过多时。这种情况在肾功能受损的患者中更易出现。

2．肾排镁过少

在正常情况下，肾有很大的排镁能力，故口服或注射较多的镁盐对于肾功能正常的人来说，不会引发高镁血症。肾排镁减少是高镁血症出现的最重要的原因。

（1）肾功能衰竭。

急性或慢性肾功能衰竭伴有少尿或无尿时，由于肾小球滤过功能减弱等原因，肾排镁减少，故易出现高镁血症。此时如果不适当地给患者应用含镁药物，将加重高镁血症。

（2）严重脱水伴有少尿。

随着尿量减少，镁的排出量也减少，故易出现高镁血症。

糖尿病酮症酸中毒昏迷患者在治疗前，往往因为多尿、呕吐、入水减少而导致严重的脱水和少尿，使血清镁浓度升高。此外，在用胰岛素治疗前，细胞内分解代谢占优势，故细胞内镁向细胞外释出，这也是引起高镁血症的一个原因。

（3）甲状腺功能减退。

甲状腺素有抑制肾小管重吸收镁、促进尿镁排出的作用，故某些黏液水肿的患者可能出现高镁血症。

（4）醛固酮减少。

醛固酮也有抑制肾小管重吸收镁、促进尿镁排出的作用，故某些阿狄森氏病（Addison）病患者可出现高镁血症。

（二）高镁血症对机体的影响

在血清镁浓度不超过 2mmol/L 时，临床上很难觉察高镁血症对机体的影响。只有当血清镁浓度升至 3mmol/L 或更高时，才可看到高镁血症所引起的临床症状。

1. 对神经—肌肉接头处的影响

镁能抑制神经—肌肉接头处的兴奋传递，高浓度的镁有箭毒样的作用。故高镁血症患者可出现显著的肌无力，甚至弛缓性麻痹等症状，四肢、吞咽和呼吸肌都可以被波及，导致弛缓性面瘫，使吞咽和说话困难，严重者可因呼吸肌麻痹而死亡。

2. 对中枢神经系统的影响

镁能抑制中枢神经系统的突触传递，抑制中枢神经系统的功能活动。因而高镁血症也可以使深腱反射减弱或消失，有的患者还可出现嗜睡或昏迷等情况。

3. 对心脏的影响

高浓度的镁能抑制房室和心室内传导，并降低心肌兴奋性，故可引起传导阻滞和心动过缓。心电图上可见 P-R 间期延长和 QRS 综合波增宽。

4. 对平滑肌的影响

镁对平滑肌亦有抑制作用。当高镁血症发生时，血管平滑肌的抑制可使小动脉、微动脉等扩张，从而导致外周阻力降低和动脉血压下降。镁对内脏平滑肌的抑制可引起嗳气、呕吐、便秘、尿潴留等症状。

（三）高镁血症的防治原则

防治方法有以下几种。

（1）防治原发疾病，尽可能改善肾功能，包括减少脱水。

（2）静脉内注射葡萄糖酸钙，因为 Ca^{2+} 在某些方面能与 Mg^{2+} 相拮抗。

（3）使镁排出体外，可用透析疗法去除体内过多的镁。如肾功能尚好，也可以适当使用利尿药使肾排镁增多。

（4）人工呼吸，用于抢救呼吸肌麻痹患者。

（5）治疗其他电解质紊乱。

引起高镁血症的原因往往也会引起高钾血症，因此应当及时检查血清钾，发现高钾血症后应积极治疗。

第五节　钙、磷代谢紊乱

一、正常钙、磷代谢、调节和功能

（一）体内钙、磷的含量和分布

成人体内含钙总量为 1000 ～ 1300g，其中 99% 以骨盐的形式存在于骨骼中。绝大部分钙存在于细胞内液，有三种存在形式。

1. 贮存钙

细胞内大部分钙贮存在内质网、肌浆网等细胞器内。

2. 结合钙

10% ～ 20% 的钙分布在胞浆中，主要与可溶性胞浆蛋白和细胞膜结合。

3. 游离钙

仅占 0.1% 或更低，作为细胞内主要的第二信使参与细胞的增生、肌肉收缩、激素分泌等生命活动过程。存在于细胞外液中的钙仅占总钙量的 0.1%，约 1g。正常成人血清钙浓度为 2.25 ～ 2.75mmol/L，血钙分为非扩散钙和可扩散钙。非扩散钙是指与血浆蛋白结合的钙（约占血浆总钙的 40%），不易透过毛细血管。可扩散钙主要为游离钙（45%）及与有机酸结合的钙，如柠檬酸钙、磷酸钙等，可通过毛细血管，但只有游离钙发挥直接的生理作用。

成人体内含磷 700 ～ 800g，其中 86% 以骨盐的形式存在于骨骼中。细胞外液中的磷仅约 2g，血液中的磷以有机磷和无机磷两种形式存在。血磷通常是指血浆中的无机磷，正常成人血磷浓度为 0.97～1.61mmol/L。

（二）钙、磷的吸收和排泄

在日常饮食中，成人每天摄入的钙约 1g、磷约 0.8g。钙、磷的吸收部位在小肠，钙的吸收率为 30%，而磷为 70%。人体钙有 80% 随粪便排出，20% 经肾排出，95% 滤过的钙被肾小管重吸收。70% 的磷经肾排出，剩余的 30% 由粪便排出。肾小球滤过的磷有 85%～95% 被肾小管重吸收。

（三）钙、磷的生理功能

1. 钙、磷共同参与的生理功能

主要包括以下两个方面。

（1）成骨作用。

钙、磷是构成骨骼和牙齿的主要成分，钙在骨中与磷形成羟磷灰石结晶，起支持和保护作用。

（2）凝血作用。

钙是凝血过程必不可少的因子，称第Ⅳ凝血因子。血小板因子 3 和凝血因子Ⅲ的主要成分是磷脂，它们为凝血过程提供充分的磷脂表面。

2. 钙的其他生理功能

主要包括以下两个方面。

（1）钙可调节细胞功能的信使作用。

Ca^{2+} 在调节细胞运动、分泌、代谢、生长、增生等过程中发挥信使作用。当细胞受到刺激时，细胞膜对 Ca^{2+} 的通透性发生微小的变化都会使胞浆 Ca^{2+} 产生明显的波动，从而引起相应的生理效应，如肌肉的兴奋—收缩耦联、激素的分泌释放、神经元的兴奋和细胞的增生。

（2）钙可调节酶的活性。

参与细胞代谢的许多酶，如腺苷酸环化酶、鸟苷酸环化酶、磷酸化酶激酶、磷酸二酯酶、酪氨酸羟化酶、色氨酸羟化酶等，其活性都受 Ca^{2+} 的调节或需 Ca^{2+} 激活。

3. 磷的其他生理功能

主要包括以下两个方面。

（1）磷是生命重要物质的组分。

核酸、磷酸、磷蛋白是机体遗传物质、膜结构和重要功能蛋白的基本组分，而磷是这些基本组分的必需元素。

（2）磷可调节生物大分子活性。

蛋白质的磷酸化与脱磷酸化是机体调控机制中最普遍、最重要的调节方式，如细胞膜蛋白的磷酸化可改变膜的通透性，酶蛋白的磷酸化可改变酶的活性，组蛋白的磷酸化可使基因去阻抑而加速转录作用，核糖体的蛋白磷酸化可加速翻译作用等。

二、钙、磷代谢紊乱

（一）低钙血症

当血清蛋白浓度正常时，血钙浓度低于 2.2mmol/L 或血清 Ca^{2+} 低于 1mmol/L，称为低钙血症（Hypocalcemia）。

1．低钙血症的原因和机制

低钙血症的机制主要有以下三个方面。

（1）维生素 D 代谢障碍。

维生素 D 可促进小肠对钙的吸收及肾小管上皮细胞重吸收钙，当维生素 D 不足时，肠吸收钙减少，尿丢失钙增加，导致低钙血症。

（2）甲状旁腺功能减退。

PTH 具有动员骨钙、增高血钙的作用，各种原因引起的原发性或继发性甲状旁腺功能减退，均可导致低钙血症。

（3）肾功能衰竭。

慢性肾功能衰竭常导致低钙血症出现，其主要发生机制如下。

①由于肾小球滤过率降低，磷酸盐排出受阻，导致血磷浓度升高，因血液钙磷乘积为一常数，故血钙浓度降低。

②肾实质损伤使维生素 D 出现羟化障碍，导致肠道吸收钙减少。

③慢性肾功能衰竭时，毒性物质在体内蓄积，损伤肠道，影响肠道钙吸收。

2．低钙血症对机体的影响

对机体主要有三个方面的影响。

（1）对神经肌肉的影响。

由于 Ca^{2+} 可降低神经肌肉的兴奋性，因而低血钙时神经肌肉的兴奋性增高，可出现手足搐搦、肌肉痉挛等症状，严重者可致癫痫发作。

（2）对骨骼的影响。

可引起骨质钙化障碍，婴幼儿表现为佝偻病、囟门闭合迟晚；成人则表现为骨质软化、骨质疏松等。

（3）对心肌的影响。

细胞外 Ca^{2+} 有竞争性抑制 Na^+、K^+ 内流的作用。当细胞外液 Ca^{2+} 浓度降低时，Na^+ 内流增加，心肌的兴奋性升高，兴奋的传导加速。低钙血症由于细胞膜内外的 Ca^{2+} 浓度差减少，Ca^{2+} 内流减慢，使动作电位平台期延长。心电图表现为 Q-T 间期和 ST 段延长，T 波低平或倒置。

3. 低钙血症的防治原则

病因治疗，补充钙剂和维生素 D。

（二）高钙血症

当血清蛋白浓度正常时，血钙浓度高于 2.75mmol/L 或血清 Ca^{2+} 高于 1.25mmol/L，称为高钙血症（Hypercalcemia）。

1. 高钙血症的原因和机制

高钙血症发生的原因如下。

（1）甲状旁腺功能亢进。

PTH 可增强破骨细胞活性，使骨钙释放增多，血钙浓度升高。原发性甲状旁腺功能亢进是高钙血症最常见的原因，主要见于甲状旁腺腺瘤和甲状旁腺增生。

（2）恶性肿瘤。

恶性肿瘤引起高血钙的发生率仅次于原发性甲状旁腺功能亢进。肿瘤细胞可分泌破骨细胞激活因子，导致骨质破坏，骨钙释放，血钙浓度升高。

（3）维生素 D 中毒。

治疗甲状旁腺功能低下或预防佝偻病而长期服用维生素 D 可造成维生素 D 中毒，过量的维生素 D 可促使肠对钙的吸收增加，使血钙浓度升高。

2. 高钙血症对机体的影响

主要有三方面的影响。

（1）对神经肌肉的影响。

由于 Ca^{2+} 可降低神经肌肉的兴奋性，所以当出现高钙血症时，神经肌肉兴奋性降低，患者常表现为乏力、表情淡漠、腱反射减弱、精神障碍甚至精神分裂、昏迷等。

（2）对心肌的影响。

Ca^{2+} 对心肌细胞 Na^+ 内流有竞争抑制作用，称为膜屏障作用。高血钙症患者的膜屏障作用增强，Na^+ 内流受抑制，心肌兴奋性和传导性降低。同

时动作电位平台期 Ca^{2+} 内流加速，平台期缩短，复极化加快。心电图可显示为 Q-T 间期缩短、房室传导阻滞。

（3）对肾的损害。

高钙血症可致肾血流减少，严重时可导致肾衰。肾对高钙血症敏感，肾功能损害以肾小管受损为主，包括肾小管水肿、坏死、肾小管基底膜钙化等。早期表现为浓缩功能障碍，晚期会发展成肾功能衰竭。

3. 高钙血症的防治原则

病因治疗和降钙治疗等。

（三）低磷血症

血清磷浓度低于 0.8mmol/L，称为低磷血症（Hypophosphatemia）。

1. 低磷血症原因和机制

主要有以下原因。

（1）摄入减少。

天然食物中磷含量丰富，因饮食摄入不足引起低磷血症的情况较为少见。但剧烈呕吐、腹泻、吸收不良综合征及应用可与磷结合的抗酸药，如氧化铝、碳酸铝等可影响磷的吸收而出现低磷血症。

（2）排泄增多。

甲状旁腺功能亢进症、肾小管酸中毒可减少肾小管对磷的重吸收，导致尿磷排出增多，引起低磷血症。

（3）磷向细胞内转移。

输入的葡萄糖、胰岛素使糖原合成增加时伴有磷酸盐进入细胞；呼吸性碱中毒时，磷酸果糖激酶激活，糖酵解增强，大量葡萄糖和果糖磷酸化使磷酸盐进入细胞。

2. 低磷血症对机体的影响

通常无特异症状。低磷血症主要导致ATP合成不足和红细胞内2,3-DPG减少。轻者无症状，重者可有肌无力、感觉异常、鸭步态、骨痛、佝偻病、病理性骨折、易激惹、精神错乱、搐搦及昏迷等症状。

3. 低磷血症防治原则

治疗原发病，适当补磷。

（四）高磷血症

当成人血清磷高于 1.61mmol/L，儿童高于 1.90mmol/L 时，称为高磷血症（Hyperphosphatemia）。

1. 高磷血症的原因和机制

（1）排泄减少。

急、慢性肾功能衰竭使肾小球滤过率降至 20～30ml/min，肾排磷减少，血磷升高。同时肾功能衰竭继发甲状旁腺功能亢进，导致骨盐释放增加，使血磷升高。

（2）磷向细胞外移出。

在急性酸中毒时，磷可从细胞内释出，使血磷增加。

2. 高磷血症对机体的影响

严重的高磷血症可导致低钙血症，导致骨质疏松和骨质软化。

3. 高磷血症的防治原则

治疗原发病，降低肠道磷的吸收，必要时进行透析治疗。

第四章

酸碱平衡紊乱

第一节 酸碱的定义和酸碱物质的
来源与调节

一、酸碱的概念

凡是能接受电子对的物质都是酸，凡是能给出电子对的物质都是碱。酸给出质子后剩下的物质是它的共轭碱；碱接受质子后生成的物质是它的共轭酸。人体体液中的酸总是与相应的碱形成一个共轭体系，例如，H_2CO_3/HCO_3^-，NH_4^+/NH_3，$H_2PO_4^-/HPO_4^{2-}$，蛋白酸（HPr）/蛋白质（Pr^-）等。

二、体液中酸碱物质的来源

（一）酸的来源

机体的酸性物质主要来源于体内物质代谢，可以分为挥发酸和固定酸两类。

1. 挥发酸（Volatile Acid）

挥发酸又称呼吸酸，即碳酸。CO_2 是糖、脂肪和蛋白质完全氧化的最终产物，CO_2 和水结合生成碳酸，碳酸可以释出 H^+，同时产生 CO_2 气体，可从肺排出体外，称为挥发酸，后者是机体在代谢过程中产生的最多的酸性物质。正常成人静息状态下每分钟消耗 250ml O_2，同时每分钟产生 200ml CO_2，即每天生成 12～13mol CO_2，如果全部与 H_2O 生成 H_2CO_3，可释放 12～13mol H^+，成为体内酸性物质的主要来源。活动和代谢率增加时，机体氧耗和 CO_2 生成显著增加。

2. 固定酸（Fixed Acid）

这类酸性物质不能变成气体由肺呼出，而只能通过体液（主要是尿）排出，所以又称非挥发酸（Unvolatile Acid）。成人每天由固定酸释放出的 H^+ 可达 50～100mmol，与每天产生的挥发酸相比要少得多。固定酸可以通过肾进行调节，称为酸碱平衡的肾性调节。蛋白分解代谢产生大量固定酸，如尿酸，含硫氨基酸（如蛋氨酸和半胱氨酸）氧化生成的硫酸，精氨酸和赖氨酸代谢产生的盐酸，磷酸化的蛋白代谢产生的磷酸；糖酵解生成的甘油酸、丙酮酸和乳酸，糖氧化过程生成的三羧酸；脂肪代谢产生的 β- 羟丁酸和乙酰乙酸等；含磷的核酸代谢产生的磷酸。机体有时还会摄入一些酸性食物，或服用酸性药物氯化铵、水杨酸等，成为酸性物质的另一来源。一般情况下，固定酸的主要来源是蛋白质的分解代谢。

（二）碱的来源

体内碱性物质主要来自食物，特别是蔬菜、瓜果中所含的有机酸盐，如柠檬酸盐、苹果酸盐和草酸盐，均可与 H^+ 起反应，分别转化为柠檬酸、苹果酸和草酸，Na^+ 或 K^+ 则可与 HCO_3^- 结合生成碱性盐。体内代谢过程中也可产生碱性物质，如氨基酸脱氨基所产生的氨，这种氨经肝代谢后生成尿素，故对体液的酸碱度影响不大。

三、酸碱平衡的调节

正常情况下，机体每天不断产生和摄入酸碱性物质，但血液 pH 并不发生显著变化，这是因为机体内存在完善的酸碱平衡调节体系。该体系包括缓冲对缓冲系统和组织器官缓冲系统，这些缓冲系统协同调控酸碱平衡。

（一）缓冲对缓冲系统

缓冲对缓冲系统是指由一种弱酸（缓冲酸）和其对应的共轭碱（缓冲碱）所构成的具有缓冲酸或碱能力的混合液。当体液中酸或碱性物质含量改变时，缓冲对缓冲系统通过接受或释放 H^+，减小体液 pH 的变化。进入机体的强酸与缓冲碱发生反应，生成弱酸（H_2CO_3），再由肺脏排出；强碱进入机体后，与缓冲酸发生反应，生成水和弱碱（$NaHCO_3$），再经肾脏排出。机体主要有以下 4 种缓冲对缓冲系统。

1. 碳酸氢盐缓冲系统

由 H_2CO_3/HCO_3^- 构成，其缓冲反应如下：

$$CO_2+H_2O \underset{肺调节}{\rightleftharpoons} H_2CO_3 \underset{肾调节}{\rightleftharpoons} HCO_3^-+H^+$$

CO_2 和 H_2O 结合为 H_2CO_3 的可逆反应虽可自发地进行，但非常缓慢，但在碳酸酐酶的催化下该反应速度可加速约 5000 倍。碳酸酐酶主要存在于肾小管上皮细胞、红细胞、肺泡上皮细胞及胃黏膜上皮细胞等细胞中。碳酸氢盐缓冲系统具有以下特点。

（1）可以缓冲所有的固定酸，但不能缓冲挥发酸。

（2）缓冲能力强，是细胞外液含量最多的缓冲系统，含量占血液缓冲总量的 1/2 以上。

（3）该系统可进行开放性调节，能通过肺和肾对 H_2CO_3 和 HCO_3^- 的调节使缓冲物质易于排出和补充。

2. 磷酸盐缓冲系统

由 $H_2PO_4^-/HPO_4^{2-}$ 构成，存在于细胞内外液中，主要在细胞内液中发挥缓冲作用。

3. 蛋白缓冲系统

由 HPr/Pr^- 构成，存在于细胞内外液中。由于大部分蛋白位于细胞内，因此蛋白质缓冲系统主要是细胞内缓冲系统。

4. 血红蛋白和氧和血红蛋白缓冲系统

血红蛋白缓冲系统在缓冲挥发酸中发挥重要作用。血红蛋白可以结合 H^+ 形成 HHb，结合 CO_2 形成 $HHbCO_2$。静脉血中的脱氧血红蛋白（HHb）较动脉血中的氧合血红蛋白（$HHbO_2$）的缓冲能力强。

（二）组织器官缓冲系统

1. 肺的调节作用

肺通过改变 CO_2 排出量来调节血浆碳酸浓度，使血浆中 HCO_3^- 与 H_2CO_3 比值接近 20∶1，以保持 pH 相对恒定。肺的调节发生迅速，数分钟即可起效，12～24 小时可达高峰。肺泡通气量受到延髓呼吸中枢的控制，而呼吸中枢接受来自中枢和外周化学感受器的刺激。

（1）呼吸运动的外周调节。

PaO_2 降低、pH 下降或 $PaCO_2$ 升高时，可刺激主动脉体和颈动脉体的外周化学感受器，反射性地兴奋呼吸中枢，使呼吸加深加快，CO_2 排出增加。上述 3 种因素对化学感受器的刺激作用可相互增强，因此，引起酸碱平衡紊乱的病因如 $PaCO_2$ 升高和 PaO_2 降低往往同时存在，它们协同刺激外周化学感受器，共同促进代偿性呼吸运动增强。

（2）呼吸运动的中枢调节。

与外周化学感受器不同，位于延髓腹外侧区的中枢化学感受器不感受低氧刺激，只感受脑脊液和局部细胞外液中的 H^+。血液中的 CO_2 能迅速通过血—脑屏障，使中枢化学感受器周围细胞外液中的 H^+ 浓度升高，而血液中的 H^+ 不易透过血—脑屏障，其对中枢化学感受器的刺激作用较弱。由于脑脊液中碳酸酐酶较少，所以 CO_2 的反应有一定延迟。$PaCO_2$ 只需增加 2mmHg，就可刺激中枢化学感受器，出现肺通气增强的反应，从而降低血

中 H_2CO_3 浓度，实现反馈调节。但当 $PaCO_2 > 80mmHg$ 时，呼吸中枢反而会受到抑制，产生 CO_2 麻醉（Carbon Dioxide Narcosis）。

2. 细胞内外离子交换

组织细胞内液是酸碱平衡的重要缓冲池。机体主要通过离子交换以维持电中性的方式，发挥细胞的缓冲作用。一个最好的例子是，当细胞外液 H^+ 过多时，H^+ 弥散入细胞内，而 K^+ 从细胞内移出；反之，当细胞外液 H+ 过少时，H^+ 由细胞内移出，所以在酸中毒时，往往可伴有高血钾，在碱中毒时，可伴有低血钾。Cl^-/HCO_3^- 的交换也很重要，尤其是在红细胞中，因为 Cl^- 是可以自由交换的阴离子，当 HCO_3^- 升高时，它的排出可由 Cl^-/HCO_3^- 交换来完成。

3. 肾的调节作用

肾脏通过以下 3 个主要机制调控酸碱平衡。尿液排泌 H^+；重吸收肾小球滤过的 HCO_3^-；产生新的 HCO_3^-。通过这 3 种机制，尿液 pH 最低可达到 4.4。尿液排泌的 H^+ 需要被两种重要的小管内缓冲体系，即磷酸盐缓冲体系和 NH_3 缓冲体系缓冲后才能排出，以防极酸的小管液损伤泌尿道。

（1）近曲肾小管对 $NaHCO_3$ 的重吸收。

近曲肾小管刷状缘和肾小管上皮细胞内均富含碳酸酐酶（Carbonic Anhydrase，CA），能催化 H_2O 和 CO_2 结合生成 H_2CO_3，H_2CO_3 进一步解离出 H^+ 和 HCO_3^-。细胞内 H+ 经管腔膜 H^+-Na^+ 交换体与滤液中 Na^+ 交换，该过程称为 H^+-Na^+ 交换。Na^+ 再经基侧膜 Na^+、K^+-ATP 酶主动转运入血，使细胞内 Na^+ 浓度维持在 $10 \sim 30mmol/L$ 的低水平，有利于管腔内 Na^+ 弥散入肾小管上皮细胞，并促进 H^+ 的分泌。为维持电中性，HCO_3^- 大部分可经位于基侧膜的 Na^+-HCO_3^- 转运体进入血液循环。肾小管分泌的 H^+ 和肾小球滤过的 HCO_3^- 结合成 H_2CO_3，后者在刷状缘碳酸酐酶（CA）的作用下生成 CO_2 和水，CO_2 弥散进入肾小管上皮细胞内，又开始一个新的循环。可见，在上述过程中，HCO_3^- 得到了重吸收，而 H^+ 并未得到排泌。

（2）远曲小管及集合管泌 H^+。

远曲小管和集合管的闰细胞也可分泌 H^+，此细胞又称泌氢细胞，它并不能转运 Na^+，是一种对 Na^+ 没有依赖性的泌氢细胞，可借助于 H^+-ATP 酶或 H^+、K^+-ATP 酶的作用向管腔泌氢，同时基侧膜以 Cl-HCO_3^- 交换的方式重吸收 HCO_3^-，这种作用称为远端酸化作用（Distal Acidification）。HPO_4^{2-} 是小管液中存在的一种重要的缓冲碱，可以结合肾小管上皮细胞排泌 H^+。血液中 HPO_4^{2-} 在肾小球完全滤过，约 75% 被肾小管重吸收，剩余的 HPCT

可以用来结合 H^+，形成 $H_2PO_4^-$，从尿液中排出。这种缓冲是有限的，当尿液 pH 降至 4.8 左右时，两者比值由原来的 4：1 变为 1：99，几乎尿液中所有磷酸盐都已转变为 HPO_4^{2-}，已不能进一步发挥缓冲作用了。

（3）NH_4^+ 的排出。

NH_3 是小管液中存在的另一种重要的缓冲碱。近曲小管上皮细胞是产生 NH_3 的主要场所，主要由谷氨酰胺酶水解谷氨酰胺产生。酸中毒越严重，谷氨酰胺酶的活性就越高，产生氨越多。NH_3 与细胞内碳酸解离的 H^+ 结合成 NH_4^+，通过 NH_4^+-Na^+ 交换进入管腔，并以 NH_4Cl 的形式由尿排出，而 Na^+ 又与 HCO_3^- 同向转运进入血循环。由于 NH_3 是脂溶性分子，可通过细胞膜自由扩散进入小管腔，也可通过基侧膜进入细胞间隙；这些 NH_3 也可以结合远曲肾小管和集合管上皮细胞 H^+-ATP 酶泵出的 H^+，形成 NH_4^+ 从尿中排泄。酸中毒严重时，如果磷酸盐缓冲系统不能缓冲，不仅近曲小管泌 NH_4^+ 增加，远曲小管和集合管也可泌 NH_3，可中和尿液中 H^+，并结合成 NH_4^+ 从尿中排泄。NH_3 缓冲系统在正常状况下，排泌的 H^+ 和再生 HCO_3^- 大概占 50%，但在慢性酸中毒时，该系统在泌 H^+ 和再生 HCO_3^- 中占主导地位。

在以上（2）和（3）过程中，肾小管上皮细胞排泌的 H^+ 来源于细胞内 CO_2 和 H_2O 产生的 H_2CO_3，H_2CO_3 解离出的 H^+ 被 HPO_4^{2-} 和 NH_3 结合而从尿液中排出，而 HCO_3^- 被重吸收入血，这部分 HCO_3^- 是再生出的 HCO_3^-，而非从肾小球滤液中重吸收所得。

综上所述，肾对酸碱的调节主要是通过肾小管细胞的活动来实现的。肾小管上皮细胞在不断分泌 H^+ 的同时，将肾小球滤过的 $NaHCO_3$ 重吸收入血，防止细胞外液 $NaHCO_3$ 的丢失。如仍不足以维持细胞外液 $NaHCO_3$ 的浓度，则通过磷酸盐的酸化和泌 NH_4^+ 并生成新的 $NaHCO_3$ 以补充机体的消耗，从而维持血液 HCO_3^- 的相对恒定。如果体内 HCO_3^- 含量过高，肾脏可减少 $NaHCO_3$ 的生成和重吸收，使血浆 $NaHCO_3$ 浓度降低。

4. 其他组织器官的调节作用

肝可以通过尿素合成途径清除 NH_3，调节酸碱度，骨骼的钙盐分解也有利于对 H^+ 的缓冲，如：$Ca(PO_4)_2 + 4H^+ \rightarrow 3Ca^2 + 2H_2PO_4^-$

上述 4 个方面的调节因素共同维持体内的酸碱平衡，但在作用时间上和强度上是有差别的。血液缓冲系统反应最为迅速，一旦有酸性或碱性物质入血，缓冲物质就立即与其反应，将强酸或强碱中和转变成弱酸或弱碱，但缓冲系统自身会被消耗，故缓冲作用不易持久；肺的调节作用效能大，也很迅速，在几分钟内开始，30 分钟时达最高峰，但仅对 CO_2 有调节作用，随后 1～2 天内呼吸兴奋反应减弱为原先的 1/5 左右。细胞内液的缓冲作用强于细胞外液，3～4 小时后才发挥调节作用，通过细胞内外离子的转移来维持酸碱平衡，但可引起血钾浓度的改变；肾脏的调节作用发挥较慢，常在酸碱平衡紊乱发生后 12～24 小时才发挥作用，但效率高，作用持久，对排出非挥发酸有重要作用。

第二节　酸碱平衡的意义

一、pH

意义：pH ＜ 7.35 为失代偿性酸中毒，pH ＞ 7.45 为失代偿性碱中毒。

二、动脉血 CO_2 分压（$PaCO_2$）

意义：$PaCO_2$ ＜ 33mmHg，见于呼吸性碱中毒，或见于代偿后的代谢性酸中毒；$PaCO_2$ ＞ 96mmHg，见于呼吸性酸中毒，或见于代偿后的代谢性碱中毒。

三、标准碳酸氢盐（SB）和实际碳酸氢盐（AB）

意义：正常人 SB ＝ AB。AB ＞ SB，见于呼吸性酸中毒，AB ＜ SB，见于呼吸性碱中毒，AB ＝ SB ＜正常值，见于代谢性酸中毒，AB ＝ SB ＞正常值，见于代谢性碱中毒。

四、缓冲碱（BB）

意义：是反映代谢因素的指标。BB 减少见于代谢性酸中毒，BB 升高见于代谢性碱中毒。

五、碱剩余（BE）

意义：是反映代谢因素的主要指标。代谢性酸中毒时，BE 负值增加，代谢性碱中毒时，BE 正值增加。

六、阴离子间隙（AG）

意义：可帮助区分代谢性酸中毒的类型和诊断混合型酸碱平衡紊乱。

第三节 酸碱平衡紊乱的类型及常用指标

一、酸碱平衡紊乱的分类

根据血液 pH 的变化可将酸碱平衡紊乱分为两大类,即酸中毒(pH < 7.35)和碱中毒(pH > 7.45)。血液 HCO_3^- 含量主要受代谢因素影响,因此,由血液 HCO_3^- 浓度原发性降低或增高引起的酸碱平衡紊乱,称为代谢性酸中毒或代谢性碱中毒;H_2CO_3 含量主要受呼吸因素影响,由血液 H_2CO_3 浓度原发性降低或增高引起的酸碱平衡紊乱,称为呼吸性碱中毒或呼吸性酸中毒。患者体内如果只存在一种酸碱平衡紊乱,称为单纯型酸碱平衡紊乱(Simple Acid-base Disturbance);若同时发生两种或两种以上的酸碱平衡紊乱,则称为混合型酸碱平衡紊乱(Mixed Acid-base Disturbance)。在单纯型酸碱平衡紊乱中,由于机体具有调节代偿作用,虽然体内酸或碱的含量已经发生变化,但 HCO_3^- : H_2CO_3 的比值仍维持在 20 : 1,即血液 pH 在正常范围内。这种单纯型的酸碱平衡紊乱称为代偿性酸碱平衡紊乱;如果血液 pH 已偏离正常范围,则称为失代偿性酸碱平衡紊乱。

二、反映酸碱平衡紊乱的常用指标

(一) pH 和 H^+ 浓度

溶液的酸碱度常用 H^+ 浓度和 pH 表示。由于血液 H^+ 浓度很低(平均为 40nmol/L),因此一般采用 pH 来表示血液酸碱度。血液 pH 是指动脉血中 H^+ 浓度的负对数。正常人动脉血 pH 的范围为 7.35 ~ 7.45,平均值为 7.40。pH 是判断酸碱平衡紊乱的首要指标。

(二) 动脉血二氧化碳分压(PaCO₂)

动脉血二氧化碳分压($PaCO_2$)是指血浆中呈物理溶解状态的 CO_2 分子所产生的张力。机体代谢产生的 CO_2 随静脉血回流到右心,然后通过肺血管进入肺泡,随呼气排出体外。由于 CO_2 通过呼吸膜的弥散速度非常快,故 $PaCO_2$ 与 $PACO_2$(肺泡气 CO_2 分压)非常接近,其差值可忽略不计,因此测定 $PaCO_2$ 时可了解肺通气情况,即 $PaCO_2$ 与肺通气量成反比,通气不足时,$PaCO_2$ 升高;通气过度时,$PaCO_2$ 降低。$PaCO_2$ 是反映呼吸性酸碱平衡紊乱的重要指标。

（三）标准碳酸氢盐和实际碳酸氢盐

标准碳酸氢盐（SB）是指全血标本在标准条件（即温度38℃，血红蛋白氧饱和度为100%，$PaCO_2$ 为40mmHg）下所测得的血浆 HCO_3^- 的浓度。正常范围为 $22 \sim 27mmol/L$，平均值为24mmol/L。由于标准化后 HCO_3^- 不受呼吸因素的影响，所以标准碳酸氢盐是判断代谢性因素的重要指标。

（四）缓冲碱

缓冲碱（Buffer Base，BB）是指血液中一切具有缓冲作用的负离子（如 HCO_3^-、HbO_2^-、HPO_4^{2-}、Pr^- 等）的总和，通常以氧饱和的全血在标准状态下测定，正常值为 $50 \pm 5mmol/L$。

（五）碱剩余

碱剩余（Base Excess，BE）是指在标准条件下，用酸或碱滴定全血标本至pH7.4时所需的酸或碱的量。若用酸滴定，使血液pH达7.4，则表示被测血液中碱过多，碱剩余用正值表示；如用碱滴定，说明被测血液中酸过多，碱剩余用负值表示。由于碱剩余是在标准条件下测定，所以也是一个反映酸碱平衡紊乱的指标。

（六）阴离子间隙

阴离子间隙（anion gap，AG）是指血浆中未测定的阴离子（Undetermined Anion，UA）与未测定的阳离子（Undetermined Cation，UC）的差值，即 $AG = UA - UC$。由于细胞外液阴、阳离子总量相等，所以阴离子间隙可以根据血浆中已测定的 Na^+、Cl^- 和 HCO_3^- 算出，即 $AG = Na^+ - (HCO_3^- + Cl^-) = 140 - (24 + 104) = 12mmol/L$，故阴离子间隙的正常值为：$12 \pm 2mmol/L$。病理情况下，阴离子间隙可增高也可降低，但增高的意义较大，常见于乳酸堆积、酮症酸中毒等固定酸增多的情况。目前多以阴离子间隙 $> 16mmol/L$ 作为判断是否存在阴离子间隙增高型代谢性酸中毒的标准。但在某些情况下，如大量使用含钠药物、骨髓瘤患者体内本周蛋白过多也可引起阴离子间隙增高，此时，阴离子间隙增高与代谢性酸中毒无关。AG降低在判断酸碱失衡方面意义不大，常见于血浆中未测定阴离子减少，如低蛋白血症等，也可见于未测定阳离子（如 K^+、Mg^{2+}、Ca^{2+} 等）浓度明显增高。

总之，阴离子间隙是评价酸碱平衡的重要指标，监测阴离子间隙有助于区分代谢性酸中毒的类型和诊断混合型酸碱平衡紊乱。

第四节　单纯型酸碱平衡紊乱

单纯型酸碱平衡紊乱可分为四种类型，即代谢性酸中毒、代谢性碱中毒、呼吸性酸中毒和呼吸性碱中毒。

一、代谢性酸中毒

代谢性酸中毒是指细胞外液 H^+ 增加和（或）HCO_3^- 丢失引起的 pH 下降，以血浆 HCO_3^- 原发性减少为特征，是临床上常见的酸碱平衡紊乱类型。

（一）原因和机制

1. 肾脏排酸保碱功能障碍

（1）肾衰竭。

（2）肾小管功能障碍。

（3）应用碳酸酐酶抑制剂。

2. HCO_3^- 直接丢失过多

见于严重腹泻、肠道瘘管或肠道引流以及大面积烧伤等。

3. 代谢功能障碍

（1）乳酸酸中毒。

（2）酮症酸中毒。

4. 其他原因

（1）外源性固定酸摄入过多，HCO_3^- 缓冲消耗。

（2）高 K^+ 血症。

（3）血液稀释，使 HCO_3^- 浓度下降。

（二）分类

1. AG 增高型代谢性酸中毒

AG 增高，血氯正常。

2. AG 正常型代谢性酸中毒

AG 正常，血氯增高。

（三）机体的代偿调节

1. 血液的缓冲及细胞内外离子交换的缓冲代偿调节作用

在缓冲过程中，血液中增多的 H^+ 可被 HCO_3^- 及其他缓冲碱不断消耗。在进行细胞内缓冲时，H^+ 进入细胞内，K^+ 转移到细胞外，以维持细胞内外电平衡。

2. 肺的代偿调节作用

肺的代偿调节是通过刺激颈动脉体和主动脉体化学感受器，改变呼吸的深度和频率来改变肺的通气量，从而改变 CO_2 的排出量。

3. 肾的代偿调节作用

（1）H^+ 分泌增加。

（2）NH_4^+ 分泌增加。

（3）HCO_3^- 的重吸收增加。

（四）对机体的影响

代谢性酸中毒对机体的影响是多方面的，对机体影响的严重程度与代谢性酸中毒的严重程度密切相关，主要表现如下。

1. 心血管系统改变

（1）室性心律失常。

（2）心肌收缩力降低。

（3）血管系统对茶酚胺的反应性降低。

2. 中枢神经系统改变

代谢性酸中毒时，中枢神经系统主要表现为代谢障碍，轻者意识障碍、乏力、知觉减退，重者嗜睡、昏迷。

3. 骨骼系统改变

可延迟小儿的生长，对成人来说，可导致骨软化症。

（五）防治的病理生理基础

（1）预防和治疗原发病。

（2）碱性药物的应用。

二、呼吸性酸中毒

呼吸性酸中毒是指 CO_2 排出障碍或吸入过多引起的 pH 下降，以血浆 H_2CO_3 浓度原发性升高为特征。

（一）原因和机制

1. 呼吸中枢抑制

如颅脑外伤、脑血管意外以及使用呼吸中枢抑制剂等。

2. 呼吸道阻塞

如喉头痉挛、溺水以及异物阻塞等。

3. 呼吸肌麻痹

如急性脊髓灰质炎、有机磷中毒以及重症肌无力等。

4. 胸廓病变

如胸部创伤、严重气胸或胸膜腔积液等。

5. 肺部疾患

如心源性急性肺水肿、重度肺气肿及反肺部广泛炎症等。

6. 人工呼吸机使用不当

通气量过小而使 CO_2 排出困难。

7. CO_2 吸入过多

外部环境 CO_2 浓度过高，使吸入 CO_2 过多。

（二）分类

1. 急性呼吸性酸中毒

常见于急性气道阻塞、中枢或呼吸肌麻痹引起的呼吸暂停等。

2. 慢性呼吸性酸中毒

常见于气道及肺部慢性炎症引起的 COPD 及肺广泛性纤维化或肺不张等。

3. 机体的代偿调节

因为呼吸性酸中毒主要由呼吸障碍引起，所以呼吸系统不能对其发挥代偿调节作用。在出现呼吸性酸中毒时，机体的代偿调节主要靠血液非碳酸氢盐缓冲系统和肾代偿。

（1）急性呼吸性酸中毒时，主要靠细胞内外离子交换及细胞内缓冲，常表现为代偿不足或失代偿状态。

（2）慢性呼吸性酸中毒时，由于肾的代偿作用，可以呈代偿性。

（三）对机体的影响

1. CO_2 直接舒张血管的作用

可引起脑血管扩张，因此常导致人持续性头痛，夜间和晨起时明显。

2. 对中枢神经系统功能的影响

酸中毒持续较久或严重失代偿性急性呼吸性酸中毒通常有明显的神经系统症状。早期症状为头痛、视物模糊、烦躁不安、疲乏无力等，进一步发展则表现为精神错乱、震颤、谵妄或嗜睡，甚至昏迷，临床称为肺性脑病。

（四）防治的病理生理基础

主要有以下两方面。
（1）病因学治疗。
（2）发病学治疗。

三、代谢性碱中毒

代谢性碱中毒是指细胞外液碱增多和（或）FI 丢失引起的 pH 升高，以血浆 HCO_3^- 原发性增多为特征。

（一）原因和机制

1. 酸性物质丢失过多

（1）经胃丢失：剧烈呕吐及胃液引流使富含 HCl 的胃液大量丢失。

（2）经肾丢失：应用利尿药以及肾上腺皮质激素过多均可导致酸性物质的丢失。

2. HCO_3^- 过量负荷

（1）HCO_3^- 输入过多。

主要发生在用 $NaHCO_3$ 纠正代谢性酸中毒时。

（2）大量输入库存血。

库存血液中含抗凝剂柠檬酸盐，输入患者体内后经代谢生成 HCO_3^-。

（3）H^+ 向细胞内移动。

低钾血症时，细胞内液的 K^+ 向细胞外液转移一部分，为细胞外液补充 K^+，为了维持电荷平衡，细胞外液的 H^+ 则向细胞内转移，从而导致细胞外液的 H^+ 减少，引起代谢性碱中毒。

（二）分类

1．盐水反应性碱中毒

常见于呕吐、胃液吸引及应用利尿剂时。

2．盐水抵抗性碱中毒

常见于全身性水肿、原发性醛固酮增多症、严重低血钾及库欣综合征等。

（三）机体的代偿调节

1．血液的缓冲及细胞内外离子交换的缓冲代偿调节作用

代谢性碱中毒时，血浆 H^+ 浓度降低，OH^- 浓度升高，OH^- 可被血浆缓冲系统中的弱酸中和。同时细胞内外离子交换，细胞内 H^+ 逸出．细胞外液 K^+ 进入细胞内。

2．肺的代偿调节

代谢性碱中毒时，由于细胞外液 H^+ 浓度下降，对延髓中枢化学感受器以及颈动脉体和主动脉体外周化学感受器的刺激减弱，反时性引起呼吸中枢抑制，使呼吸变浅、变慢。

3．肾的代偿调节

代谢性碱中毒时，血浆 H^+ 浓度下降，pH升高，使肾小管上皮细胞内的碳酸酐酶和谷氨酰胺酶活性减弱，肾小管上皮细胞产生的 H^+ 和 NH_3 减少，因而肾小管泌 H^+、泌 NH_4^+ 减少。对 HCO_3^- 的重吸收也相应减少，导致血浆 HCO_3^- 浓度有所降低。由于 HCO_3^- 从尿中排出增加，在代谢性碱中毒时，尿液呈现碱性。

（四）对机体的影响

1．中枢神经系统功能改变

严重代谢性碱中毒可使人烦躁不安、精神错乱，有时甚至出现谵妄、意识障碍等中枢神经系统症状。

2．血红蛋白氧离曲线左移

导致血红蛋白不易将结合的 O_2 释出，造成组织供血不足。

3．对神经肌肉的影响

急性代谢性碱中毒时，由于血浆pH迅速升高而使血浆游离钙迅速降低，常导致神经肌肉的应激性增强。

4. 低钾血症

代谢性碱中毒与低钾血症往往互为因果，即低钾血症往往伴有代谢性碱中毒，而代谢性碱中毒则往往伴有低钾血症。这是因为在代谢性碱中毒时，细胞外液 H^+ 浓度下降，细胞内 H^+ 向细胞外转移，而细胞外 K^+ 向细胞内转移，引起低钾血症。

（五）防治的病理生理基础

在进行基础疾病治疗的同时去除代谢性碱中毒的维持因素。

四、呼吸性碱中毒

呼吸性碱中毒是指肺通气过度引起的 $PaCO_2$ 降低、pH 升高，以血浆 H_2CO_3 浓度原发性减少为特征。

（一）原因和机制

（1）低氧血症和肺疾患者吸入气氧分压过低或某些患有心肺、胸廓疾病的患者因缺氧刺激呼吸运动增强，会导致 CO_2 排出增多。

（2）呼吸中枢受到直接刺激或精神性过度通气，见于中枢神经系统疾病如脑血管障碍、脑炎等。癔症发作时也可引起精神性通气过度。

（3）机体代谢旺盛，见于高热、甲状腺功能亢进等。

（4）人工呼吸机使用不当，常因通气量过大而引起严重呼吸性碱中毒。

（二）分类

1. 急性呼吸性碱中毒

$PaCO_2$ 在 24 小时内急剧下降而导致 pH 升高，常见于过度通气、高热和低氧血症时。

2. 慢性呼吸性碱中毒

持久的 $PaCO_2$ 下降而导致 pH 升高，常见于慢性颅脑疾病、肺部疾患、肝脏疾患等。

（三）机体的代偿调节

1. 细胞内外离子交换和细胞内缓冲作用

这是急性呼吸性碱中毒的主要代偿方式。急性呼吸性碱中毒是失代偿性的。

2. 肾脏代偿调节

这是慢性呼吸性碱中毒的主要代偿方式。

（四）对机体的影响

（1）慢性呼吸性碱中毒时，通过机体的代偿调节，血液 pH 可基本保持正常，一般无明显症状。

（2）急性呼吸性碱中毒时，$PaCO_2$ 降低使脑血管收缩，脑血流量减少，常表现为头晕、头痛以及烦躁不安、感觉异常等。

（五）防治的病理生理基础

防治原发病和去除引起通气过度的原因。

第五节　混合型酸碱平衡紊乱

混合型酸碱平衡紊乱（Mixed Acid-base Disturbance）是指同一患者有两种或两种以上的单纯型酸碱平衡紊乱。从类型数量上分为二重性和三重性酸碱平衡紊乱，从酸碱性质上，混合型酸碱平衡紊乱又可分为酸碱一致型和酸碱混合型。前者是指代谢性和呼吸性异常皆为酸中毒或碱中毒，后者是指患者既存在酸中毒又存在碱中毒。由于同一患者机体内不可能同时发生 CO_2 过少又过多的情况，所以呼吸性酸中毒和呼吸性碱中毒不可能同时存在。三重性混合型酸碱平衡紊乱包括呼吸性酸中毒合并代谢性碱中毒和酸中毒、呼吸性碱中毒合并代谢性碱中毒和酸中毒两种类型。

一、二重性酸碱平衡紊乱

（一）呼吸性酸中毒合并代谢性酸中毒

见于慢性阻塞性肺疾患严重缺氧合并发心衰、休克，心搏及呼吸骤停等。由于 CO_2 蓄积引起呼吸性酸中毒，同时伴有缺氧时有机酸产生增多而出现代谢性酸中毒。

由于呼吸性和代谢性因素均朝酸性方面变化，因此，$PaCO_2$ 升高，血浆 HCO_3^- 浓度会减少，pH 显著降低。此外，AB ＞ SB 时，血 K^+ 浓度会增高。

（二）呼吸性碱中毒合并代谢性碱中毒

见于肝功能衰竭、败血症和严重创伤的患者因血氨增高、细菌毒素和疼痛等刺激呼吸中枢而使通气过度引起呼吸性碱中毒，利尿剂使用不当或呕吐可引起代谢性碱中毒；慢性呼吸性酸中毒患者体内的有代偿性 HCO_3^-

会增多，如果人工呼吸机使用不当，则可使 CO_2 排出过多。

由于呼吸性因素和代谢性因素均朝碱性方面变化，所以 $PaCO_2$ 降低，血浆 HCO_3^- 浓度升高，血浆 pH 会明显升高，而 K^+ 浓度降低。

（三）呼吸性酸中毒合并代谢性碱中毒

临床上主要见于慢性肺源性心脏病患者，因长时间限制 NaCl 的摄入和使用噻嗪类利尿剂，不断丢失 Cl^- 和 K^+，在呼吸性酸中毒的基础上又发生代谢性碱中毒。若伴有呕吐或应用碱性药物，则更容易发生。

由于两种紊乱都使 $PaCO_2$ 和血 HCO_3^- 浓度增加，故患者血浆 HCO_3^- 和 $PaCO_2$ 都显著增加。血浆 pH 最终取决于两种紊乱的严重程度，多数在正常范围内，也可低于或高于正常值。

（四）代谢性酸中毒合并呼吸性碱中毒

多见于糖尿病、肾衰竭和感染性休克等患者伴有发热等症状时，在原有代谢性酸中毒的基础上因通气过度而导致呼吸性碱中毒；慢性肝衰竭并发肾衰竭时，在呼吸性碱中毒的基础上又可发生代谢性酸中毒。

两种紊乱都使 $PaCO_2$ 和血 HCO_3^- 浓度降低，所以患者血浆 pH 多数在正常范围内，但也可增高或降低。

（五）代谢性酸中毒合并代谢性碱中毒

某些急性胃肠炎患者常有剧烈的"上吐下泻"症状，频繁呕吐可大量丢失 H^+ 和 Cl^-，产生代谢性碱中毒，严重腹泻又可丧失 HCO_3^-，引起代谢性酸中毒；肾衰竭或糖尿病并伴有剧烈呕吐症状的患者，既有原发病引起的代谢性酸中毒，又有因剧烈呕吐引起的代谢性碱中毒。

此时，由于导致血浆 HCO_3^- 浓度升高和降低的原因同时存在或相继发生，因此互相抵消，常使血浆 HCO_3^- 浓度和血液 pH 在正常范围内，或偏高、偏低。在此种情况下测定 AG 值对诊断有一定帮助。

二、三重性混合型酸碱平衡紊乱

由于同一患者不可能同时存在呼吸性酸中毒和碱中毒，所以，三重性混合型酸碱平衡紊乱共有两种类型。

（一）呼吸性酸中毒合并代谢性酸中毒和碱中毒

主要见于严重肺源性心脏病患者。

（二）呼吸性碱中毒合并代谢性酸中毒和碱中毒

可见于充血性心力衰竭和严重创伤性休克患者。

三重性混合型酸碱平衡紊乱比较复杂，必须在充分了解原发病及病情变化的基础上，结合实验室检查，进行综合分析才能得出正确结论。

第六节 酸碱平衡紊乱判断方法及
其病理生理学基础

病史和临床表现是判断酸碱平衡紊乱的重要线索，而血气分析是判断酸碱平衡紊乱类型的决定性依据，电解质检测具有一定的参考价值，AG 值有助于区别单纯型代谢性酸中毒的类型及诊断混合型酸碱平衡紊乱。

一、根据 pH 的变化判断酸碱平衡紊乱的性质

根据 pH 的变化可判断是酸中毒还是碱中毒。pH < 7.35 为失代偿性酸中毒，pH > 7.45 则为失代偿性碱中毒。若 PH 在正常范围内，可能为酸碱平衡状态，也可能是代偿性酸碱平衡紊乱或混合型酸碱平衡紊乱。pH 取决于血液中 HCO_3^- 与 H_2CO_3 的比值，所以仅根据 pH 的变化只能判别是酸中毒还是碱中毒，不能判断酸碱平衡紊乱的病因。

二、根据病史判断酸碱平衡紊乱的类型

根据病史找出引起酸碱平衡紊乱的原发因素，从而判断是代谢性还是呼吸性酸碱平衡紊乱。如病史中有固定酸增多 / 减少或 HCO_3^- 减少 / 增多的情况，则 HCO_3^- 是原发性变化因素，HCO_3^- 为代偿后的继发性变化因素，该患者可能出现代谢性酸碱平衡紊乱。如病史中有肺过度通气或通气不足的情况，则 H_2CO_3 是原发性变化因素，HCO_3^- 为代偿后的继发性变化因素，该患者可能出现呼吸性酸碱平衡紊乱。

三、根据代偿情况判断酸碱平衡紊乱类型

机体对酸碱平衡紊乱的代偿调节有一定的规律，即有一定的方向性、代偿范围（代偿预计值）和代偿的最大限度。符合规律者为单纯型酸碱平衡紊乱，不符合规律者为混合型酸碱平衡紊乱。

（一）代偿调节的方向性

1. $PaCO_2$ 与 HCO_3^- 变化方向相反

此类变化为酸碱一致混合型酸碱平衡紊乱。表明体内同时存在两种酸中毒或两种碱中毒，血气分析参数表明除 pH 发生显著变化外，$PaCO_2$ 和 HCO_3^- 变化方向相反。如心跳呼吸骤停患者，呼吸骤停使 $PaCO_2$ 急剧升高，引起呼吸性酸中毒；而血液循环障碍所致的缺氧引起乳酸堆积，使 HCO_3^- 明显降低，引起代谢性酸中毒，即 $PaCO_2$ 与 HCO_3^- 的变化方向相反。

2. $PaCO_2$ 与 HCO_3^- 变化方向一致

可能有以下两种情况：

（1）单纯型酸碱平衡紊乱。此时在 $PaCO_2$、HCO_3^- 两个变量中，一个为原发改变，另一个为继发代偿反应，且变化方向一致。如代谢性酸或碱中毒时，HCO_3^- 原发性降低或升高，通过呼吸代偿，$PaCO_2$ 亦继发性降低或升高；同理，呼吸性酸或碱中毒时，$PaCO_2$ 原发性升高或降低，通过细胞内外缓冲及肾代偿，HCO_3^- 继发性升高或降低。即 $PaCO_2$ 与 HCO_3^- 的变化方向始终一致。

（2）混合型酸碱平衡紊乱：当体内并存酸、碱中毒时，$PaCO_2$ 和 HCO_3^- 的变化方向也可一致。如呼吸性酸中毒合并代谢性碱中毒时，因肺泡通气障碍使 $PaCO_2$ 原发性升高，通过细胞内外缓冲及肾代偿使 HCO_3^- 继发性升高；若同时伴有代谢性碱中毒，则血浆 HCO_3^- 浓度亦可原发性升高，$PaCO_2$ 与 HCO_3^- 均升高，故 pH 无显著变化。此时，单靠 pH、病史及 $PaCO_2$ 和 HCO_3^- 的变化方向已很难区别患者是单纯型还是混合型酸碱失衡，需要从代偿预计值和代偿限度方面来进一步分析判断。

（二）代偿预计值和代偿限度

单纯型酸碱失衡的预计代偿公式（如表 4-1 所示）是根据血浆 pH、$PaCO_2$ 与 HCO_3^- 三个数值的量变关系，在临床实践中归纳出的经验公式。通过代偿公式计算得出的代偿预计值是区别单纯型还是混合型酸碱平衡紊乱的简便有效的方法。单纯型酸碱平衡紊乱时，机体的代偿变化应在一个范围内，这一范围可以用代偿预计值表示。如果超过了代偿范围为混合型酸碱平衡紊乱。

表 4-1　常用单纯型酸碱平衡紊乱的预计代偿公式

类型	原发性变化	继发性代偿	预计代偿公式	代偿时限	代偿极限
代谢性酸中毒	$[HCO_3^-]\downarrow$	$PaCO_2\downarrow$	$\triangle PaCO_2\downarrow = 1.2\triangle [HCO_3^-]\pm 2$	12～24 小时	10mmHg
代谢性碱中毒	$[HCO_3^-]\downarrow$	$PaCO_2\uparrow$	$\triangle PaCO_2\uparrow = 0.7\triangle [HCO_3^-]\pm 5$	12～24 小时	55mmHg
呼吸性酸中毒	$PaCO_2\uparrow$	$[HCO_3^-]\uparrow$			
急性：			$\triangle [HCO_3^-]\uparrow = 0.1\triangle PaCO_2\pm 1.5$	几分钟	30mmol/L
慢性：			$\triangle [HCO_3^-]\uparrow = 0.35\triangle PaCO_2\pm 3$	3～5 分钟	42～45mmol/L
呼吸性碱中毒	$PaCO_2\downarrow$	$[HCO_3^-]\downarrow$			
急性：			$\triangle [HCO_3^-]\downarrow = 0.2\triangle PaCO_2\pm 2.5$	几分钟	18mmol/L
慢性：			$\triangle [HCO_3^-]\downarrow = 0.5\triangle PaCO_2\pm 2.5$	3～5 天	12～15mmol/L

注：有"△"者为变化值，无"△"表示绝对值；代偿极限指单纯型酸碱失衡代偿所能达到的最小值或最大值；代偿时限指体内达到最大代偿反应所需的时间。

需要指出的是，在单纯型酸碱平衡紊乱时，机体的代偿有一定限度，还受到多种因素的制约。例如，代谢性碱中毒时，代偿性呼吸抑制使肺通气量减少，导致 $PaCO_2$ 升高和 PaO_2 降低。当 $PaCO_2$ 升高到一定限度如 55mmHg（7.3kPa）时就不再升高，因为升高的 $PaCO_2$ 和缺氧可兴奋呼吸中枢，使肺通气量增加。因此机体的代偿反应不会超过代偿极限。

四、根据 AG 值判断代谢性酸中毒的类型及混合型酸碱平衡紊乱

AG 是评价酸碱平衡的重要指标。检测 AG 有助于区分代谢性酸中毒的类型和诊断混合型酸碱平衡紊乱。对于病情复杂的患者，测定电解质浓度，计算 AG 值能将潜在的代谢性酸中毒显露出来。

总之，酸碱平衡紊乱在临床上十分常见，且复杂多变。在诊断和处理酸碱平衡紊乱时，需仔细分析病情、定期进行实验室检测、动态观察，只有在充分研究和分析疾病发生发展过程的基础上才能做出正确判断，给予患者合理治疗。

第五章

糖、脂代谢紊乱

第一节　高血糖症

一、概述

高血糖症指空腹时血糖水平高于 6.9mmol/L（125mg/dl）。当血糖高于其肾阈值 9.0mmol/（160mg/dl）时，则出现尿糖。临床上常见的高血糖症是糖尿病，系由胰岛素绝对或相对不足，或利用低下引起的以糖、脂、蛋白质代谢紊乱为主要特征的慢性代谢性疾病，可造成多系统损害，导致眼、肾、神经、心脏、血管等组织器官的慢性进行性病变、功能减退及衰竭；病情严重或应激时可发生急性严重代谢紊乱，如糖尿病酮症酸中毒、高血糖高渗状态等。

二、高血糖症的病因与发病机制

正常情况下，机体的内在调节系统能够保持糖代谢处于平衡状态，使血糖浓度的变化局限在一定的生理范围内（3.89～6.11mmol/L）。胰岛素是体内唯一的降血糖激素，胰高血糖素、肾上腺素、糖皮质激素和生长激素等均能使血糖水平升高。测定空腹血糖和尿糖是检测体内糖代谢状态的常用指标。

（一）胰岛素分泌障碍

胰岛 β 细胞群的数量多少和胰岛素的分泌功能是调控、稳定血糖水平的基本条件。任何能破坏胰岛 β 细胞结构和功能的因素，均可导致胰岛素分泌出现障碍，使血液中胰岛素含量降低，出现高血糖。

1. 免疫因素

胰岛 β 细胞的进行性损害是胰岛素分泌不足的关键因素，其中 90% 是由细胞免疫介导的。

2. 遗传因素

基因突变可促发或加重胰岛 β 细胞自身免疫性损伤，导致胰岛素分泌障碍。

3. 环境因素

以病毒感染为主。

（二）胰岛素抵抗

胰岛素作用的靶组织和靶器官对胰岛素生物作用的敏感性降低，而血液中胰岛素含量可正常或高于正常。

（三）胰高血糖素分泌失调

胰高血糖素血症所致的肝葡萄糖生成（糖原分解和糖异生）过多是高血糖发病机制的重要环节。

三、高血糖对机体的影响

1．代谢紊乱

（1）渗透性脱水和糖尿。

（2）酮症酸中毒。

2．多系统损害

（1）对心血管系统的影响。

微血管的典型改变是微循环障碍和微血管基底膜增厚，以高血糖肾病和视网膜病最为重要。大血管病变可导致动脉粥样硬化，引起冠心病、缺血性或出血性脑血管病、肾动脉硬化等。

（2）对神经系统的影响。

包括外周神经病变和自主神经病变。

（3）对免疫系统的影响。

使吞噬细胞的功能降低。

（4）对血液系统的影响。

引起血液凝固性增高，导致血栓形成。

（5）对眼晶状体的影响。

引发白内障。

四、高血糖症防治的病理生理学基础

高血糖症防治的病理生理学基础包括：

（1）饮食治疗。

（2）运动疗法。

（3）药物治疗。

降糖药、胰岛素治疗及其他治疗法。

第二节 低血糖症

一、概述

低血糖症指空腹时血糖水平低于 2.8mmol/L（50mg/dl）。低血糖症可由多种病因引起，是以血糖浓度过低、交感神经兴奋和脑细胞缺氧为主要表现的临床综合征，即血糖低于极限；出现以精神、神经症状为主的症候群；补充葡萄糖后，症状立即缓解。

二、低血糖症的病因与发病机制

（一）血糖来源减少

（1）营养不良。

（2）肝功能衰竭。

常见于重症肝炎、肝硬化、肝癌晚期。

（3）肾功能不全。

升高血糖激素缺乏。

（二）血糖去路增加

（1）血液中胰岛素增高。

（2）胰岛素—葡萄糖耦联机制缺陷。

（3）葡萄糖消耗过多。

三、低血糖对机体的影响

主要影响神经系统，尤其是交感神经和脑部。

四、低血糖防治的病理生理学基础

（一）病因学治疗

寻找致病原因，摄入足够的碳水化合物及避免过度疲劳。

（二）低血糖症发作时的处理原则

及时补充葡萄糖。

第三节　高脂蛋白血症

一、病因及影响因素

（一）遗传性因素

（1）LDLR 基因异常。

（2）LPL 基因异常。

（3）ApoB1000 基因异常。

（4）ApoE 基因异常。

（二）营养性因素

高脂饮食和高糖饮食。

（三）疾病因素

糖尿病、肾病、甲状腺功能减退。

（四）其他因素

酗酒、缺乏运动、老龄化。

二、发生机制

基本机制：脂质来源、脂蛋白合成与代谢及转运等过程出现障碍时，均可能导致血脂代谢紊乱。

（一）外源性脂质或其他相关物质摄取增加

1．饮食饱和脂肪酸含量高

（1）肝胆固醇含量增加→LDL 受体合成减少→脂质代谢减少。

（2）饮食中大量三酰甘油的摄取→小肠经外源性途径合成 CM 增加。

（3）促使肝经内源性途径合成 VLDL 增加。

2．饮食脂质含量高

（1）降低细胞表面 LDL 受体活性。

（2）促进含 ApoB 的脂蛋白的产生。

3．肠道脂质摄取增加

肠黏膜上皮细胞表达的三种蛋白尼曼匹克 C1 型类似蛋白 1（NPC1L1）、

三磷酸腺苷结合盒转运子 G5（ABCG5）和 G8（ABCG8）突变。

（二）内源性脂质合成增加

（1）高糖、高脂饮食→HMG-CoAR（3-羟-3-甲基戊二酰辅酶 A 还原酶）活性增加→胆固醇合成增加。

（2）血液中胰岛素及甲状腺素增多。

HMG-CoAR（3-羟-3-甲基戊二酰辅酶 A 还原酶）表达增加→胆固醇合成增加。

（3）胰高血糖素及皮质醇减少，对 HMG-CoAR（3-羟-3-甲基戊二酰辅酶 A 还原酶）的活性抑制减弱→胆固醇合成增加。

（4）肥胖或胰岛素抵抗等因素→脂肪动员→大量 FFA 释放入血→肝以其为底物合成 VLDL 增加。

（三）脂质转运或分解代谢异常

1. CM 和 VLDL 转运与分解代谢异常

（1）LPL 表达与活性异常。

（2）ApoC Ⅱ表达与活性异常。

（3）ApoE 基因多态性。

2. LDL 转运与分解代谢异常

（1）LDL 受体基因突变。

（2）ApoB 基因突变。

（3）LDL 受体表达减少或活性降低。

（4）VLDL 向 LDL 转化增加。

3. HDL 介导胆固醇逆转运异常

相关蛋白质基因突变，使其功能降低或缺乏。

三、对机体的影响

（一）动脉粥样硬化（AS）

脂代谢紊乱导致的高脂蛋白血症是动脉粥样硬化产生的最基本因素。

AS 发生时，血液中的脂质进入内膜下生成氧化修饰的脂质，并促进 AS 发生，机制如下。

（1）浸润的巨噬细胞吞噬氧化修饰的 LDL，衍变为泡沫细胞，促进脂质在血管壁沉积。

（2）氧化修饰的脂质作为抗原，通过 Toll 样受体激活机体免疫反应，促使 AS 发生、发展。氧化修饰的脂质诱导平滑肌细胞向内膜下迁移，并分泌细胞外基质，成为纤维帽的主要成分；氧化修饰的脂质诱导 AS 中的细胞凋亡，促使 AS 发生发展。

（二）非酒精性脂肪性肝病（NAFLD）

$$脂代谢紊乱 \xrightleftharpoons[促进]{导致} NAFLD。$$

（三）对大脑的影响

高脂血症是引发神经退行性疾病的一个重要危险因素。

（四）对肾的影响

主要表现为肾动脉粥样硬化病变和肾小球损伤。

四、防治的病理生理学基础

防治的方法如下。

（1）消除病因，合理控制饮食，适度参加体力劳动，纠正不良生活习惯。

（2）纠正血脂异常。

药物降脂及基因治疗。

（3）防止靶器官损伤。

第四节　低脂蛋白血症

一、病因

（一）原发性低脂蛋白血症

原发性低脂蛋白血症主要是由基因突变等遗传因素引起，常为常染色体隐性遗传。

（二）继发性低脂蛋白血症

继发性低脂蛋白血症可由营养不良、贫血恶性肿瘤等病症导致。

二、发生机制

（一）脂质摄入不足

（1）小肠黏膜原发性缺陷或异常，影响小肠黏膜上皮细胞对脂质的吸收。

（2）胰酶或胆盐缺乏造成脂质消化不良。

（3）小肠吸收面积不足，如短肠综合征等。

（4）小肠病变，如炎症、克罗恩病等。

（5）小肠运动障碍，过速吸收不良，细菌过度生长。

（6）淋巴回流障碍使乳糜微粒经淋巴进入血液循环受阻。

（二）脂质代谢增强

1．脂质利用增加

常见于贫血。

贫血→红细胞增生→细胞膜合成所需胆固醇增加→血脂下降→红细胞膜脆性增加→红细胞容易破裂→贫血

2．脂质分解增强

常见于甲状腺功能亢进、恶性肿瘤。

（1）甲状腺功能亢进：刺激 LDL 受体表达增加、活性增强，使 LDL 经受体途径清除 LDL 增加；促使胆固醇转化为胆汁酸排泄增加；脂蛋白脂酶和肝脂酶活性增加，使血清中三酰甘油清除率增加和 HDL2 浓度下降。

（2）恶性肿瘤：肿瘤表面 LDL 受体活性增加；厌食而导致营养不良。

3．脂蛋白相关基因缺陷

低 α 脂蛋白血症和低 β 脂蛋白血症。

三、对机体的影响

（一）对血液系统的影响

1．棘形红细胞

磷脂酰胆碱与鞘磷脂比例发生翻转。

2．自溶血

红细胞渗透脆性增加，出现自溶血现象，红细胞膜脂质下降。

（二）对消化系统的影响

个体出生后出现脂肪泻。

（三）对神经系统的影响

个体出生早期就出现精神运动发育迟缓，以及慢性退行性神经脱髓鞘等病症。

四、防治原则

消除病因，补充脂溶性维生素，保护靶器官。

第六章

缺　氧

第一节　常用的血氧指标

一、血氧分压（PO_2）

指物理溶解于血液中的氧分子所产生的张力，又称血氧张力。动脉血氧分压（PaO_2）正常约为 100mmHg，主要取决于吸入气的氧分压和肺的通气与弥散功能。静脉血氧分压（PvO_2）正常约为 40mmHg，主要取决于组织、细胞对氧的摄取和利用状态。

二、血氧容量（CO_2max）

血氧容量是指在氧分压为 150mmHg，温度为 38℃时，100ml 血液中的血红蛋白（Hb）所能结合的氧量，即 Hb 充分氧合后的最大携氧量，取决于血液中 Hb 的含量及其与 O_2 结合的能力。正常值为 20ml/dl。

三、血氧含量（CO_2）

血氧含量为 100ml 血液中实际含有的氧量，包括物理溶解的和化学结合的氧量，因正常时物理溶解的氧量仅有 0.3ml/dl，可忽略不计。血氧含量取决于血氧分压和血氧容量。正常动脉血氧含量（CaO_2）约为 19ml/dl，静脉血氧含量（CvO_2）约为 14ml/dl。动—静脉氧含量差（CaO_2-CvO_2）反映组织的摄氧能力，正常时约为 5ml/dl。

四、血红蛋白氧饱和度（SO_2）

血红蛋白氧饱和度简称血氧饱和度，是指血液中氧合 Hb 占总 Hb 的百分数，约等于血氧含量与血氧容量的比值。正常动脉血氧饱和度（SaO_2）为 93%～98%，静脉血氧饱和度（SvO_2）为 70%～75%。SO_2 主要取决于 PO_2，两者的关系曲线呈"S"形。

意义：当血液 pH 下降、温度升高、CO_2 分压升高或红细胞内 2，3-DPG 增多时，Hb 与氧的亲和力降低，氧离曲线右移，向组织释放氧增多；反之，氧离曲线左移，Hb 与氧的亲和力增高，可造成组织供氧不足。

第二节　缺氧的症状和体征

一、全身性缺氧

全身性缺氧的症状取决于缺氧发生的速度和程度。随着海拔的增高，缺氧逐步发生，症状初期仅表现为轻度的乏力、头痛、肢体末端的麻木和刺痛、恶心和食欲缺乏。严重缺氧会引发严重的头痛、幻觉、行为改变、运动共济失调、意识水平下降、呼吸困难和心动过速。突出的临床表现是皮肤、黏膜出现青紫色，如果患者出现心动过缓、肺源性心脏病和低血压则预示着死亡。

皮肤黏膜颜色与缺氧类型有关。例如，一氧化碳中毒时，氧分子被一氧化碳所替代，因此皮肤呈现出樱桃红色，而不是发绀。

二、局部缺氧

如果组织没有得到充分的氧，就会感觉皮肤冰冷且显得苍白。严重时，皮肤呈现青紫色，如果组织缺氧非常严重，会导致坏疽。缺氧组织周围会感到剧痛。

三、缺氧类型及原因

（一）乏氧性缺氧

1. 定义

乏氧性缺氧是指由于动脉氧分压降低，动脉血氧含量减少，导致组织供氧不足，又称低张性缺氧。

2. 原因

（1）吸入气体的氧分压降低，见于登山、进入高原、高空飞行，随着海拔高度升高，大气压降低，空气中氧分压降低，吸入气的氧分压就会降低。也可发生于通风不良的坑道、矿井。

（2）外呼吸功能障碍，因肺的通气、换气功能的障碍。

（3）静脉血分流入动脉，多见于先天性心脏病，如室间隔缺损伴肺动脉狭窄或肺动脉高压，右心压力高于左心，右向左分流，静脉血渗入左心，氧分压降低。

（二）血液性缺氧

1. 定义

血液性缺氧是由血红蛋白数量减少或性质改变引起的缺氧。动脉血的氧分压和氧饱和度是正常的，又称为等张性低氧血症。

2. 原因

（1）血红蛋白量减少，如各种原因引起的贫血，单位体积血中血红蛋白量减少，又称贫血性缺氧。

（2）血红蛋白性质改变。

（3）血红蛋白氧亲和力异常增高。

（三）循环性缺氧

1. 定义

循环性缺氧是指因组织血流量减少引起的组织供氧不足，又称为低动力性缺氧。

2. 原因

（1）组织缺血。

组织细胞的供氧量取决于单位时间的供血量和动脉血氧含量，因动脉压降低或动脉阻塞造成的组织灌注量不足称为缺血性缺氧。例如，休克和心力衰竭患者因心输出量减少可造成全身组织供血不足；动脉血栓形成、动脉炎或动脉粥样硬化造成的动脉阻塞，可引起所支配的局部器官和组织出现缺血性缺氧。

（2）组织淤血。

静脉压升高可使血液回流受阻，毛细血管床淤血造成组织缺氧，称为淤血性缺氧。右心衰竭可造成右心房压升高，大静脉特别是下腔静脉回流受阻，全身广泛的毛细血管床淤血；而静脉栓塞或静脉炎可引起某支静脉回流障碍，造成局部组织淤血性缺氧。

（四）组织性缺氧

1. 定义

在组织供氧正常的情况下，因组织细胞不能利用氧进行新陈代谢，使生物有氧氧化过程受阻所引起的缺氧称为组织性缺氧或氧利用障碍性缺氧。

2．原因

（1）抑制细胞氧化磷酸化。

细胞色素分子中的铁通过可逆性氧化还原反应进行电子传递，这是细胞氧化磷酸化的关键步骤。

（2）线粒体损伤。

细菌毒素、严重缺氧、钙超载、大剂量放射线照射和高压氧等均可以抑制线粒体呼吸功能或导致线粒体结构损伤，引起细胞生物氧化障碍。

（3）维生素缺乏。

维生素 B_1 是丙酮酸脱氢酶的辅酶成分，脚气病患者可因丙酮酸氧化脱羧障碍，影响细胞有氧氧化过程。维生素 PP 是辅酶Ⅰ和辅酶Ⅱ的组成成分，均参与氧化还原反应。维生素严重缺乏，可抑制细胞生物氧化，引起组织利用氧障碍。

第三节　缺氧时机体的功能代谢变化

缺氧时机体的功能代谢变化包括机体对缺氧的代偿性反应和由缺氧引起的功能与代谢障碍。轻度缺氧时主要引起代偿性反应。严重缺氧时，机体代偿功能不全，则可出现以功能代谢障碍为主的变化。急性缺氧与慢性缺氧时机体的代偿性反应也不同。各种类型的缺氧所引起的功能与代谢变化，既有相似之处，又具有各自的特点。以下主要介绍乏氧性缺氧对机体的影响。

一、呼吸系统变化

PaO_2 低于 8kPa（60mmHg）时，可使颈动脉体和主动脉体外周化学感受器变得兴奋，并反射性地引起呼吸中枢兴奋，导致呼吸加深、加快，从而使肺泡通气量增加、肺泡氧分压升高和 PaO_2 升高。胸廓呼吸运动的增强又使胸内负压增大，从而促进静脉回流，进而增加心输出量和肺血流量，这有利于氧的摄取和运输，因此具有代偿意义。但是，如果通气过度，$PaCO_2$ 显著降低，可减低 CO_2 对延髓中枢化学感受器的刺激，又可限制肺通气的增强。

低张性缺氧所引起的肺通气变化与缺氧持续的时间有关。肺通气量增加是对急性低张性缺氧最重要的代偿性反应。久居高原的居民和慢性缺氧患者，由于外周化学感受器对缺氧刺激的敏感性降低，导致代偿性的呼吸加强不明显。严重缺氧患者由于中枢神经系统能量供应不足，会抑制呼吸中枢，出现周期性呼吸，最后可因呼吸中枢麻痹导致呼吸停止而死亡。

二、循环系统变化

（一）心脏功能变化

缺氧时，由于交感—肾上腺髓质系统兴奋性增强，使心率加快，心收缩性增强。加之呼吸加深加快、胸廓呼吸运动及心脏活动增强，可导致静脉回流量增加和心输出量增多。同时，由于皮肤、内脏血管收缩，脑和冠状血管舒张，从而可保证心、脑供血。然而，在持续严重缺氧的情况下，由于心肌能量代谢障碍、酸中毒，可使心肌收缩力减弱、心率减慢，甚至导致心肌细胞变性坏死，出现心律不齐和心力衰竭。

（二）肺血管收缩

肺泡通气不足或吸入气氧分压降低、肺泡氧分压下降，或是动脉血氧分压降低，均可引起肺小动脉收缩，驱使血液流向通气较良好的肺组织，有利于氧的弥散。如果肺血管广泛而持久地收缩，则可导致肺动脉高压，增加右心负荷，以致右心肥大，甚至出现右心衰竭。

缺氧引起肺血管收缩的机制比较复杂，目前认为与下列因素有关。

（1）缺氧可阻挡平滑肌细胞膜上的 K^+ 通道，使 K^+ 外流减少，细胞膜去极化，Ca^{2+} 内流，血管收缩。同时，缺氧使平滑肌细胞膜对 Na^+、Ca^{2+} 的通透性增高，促使 Na^+、Ca^{2+} 内流，导致肌细胞兴奋性与收缩性增高。

（2）缺氧使肺组织内产生多种血管活性物质，其中缩血管物质作用占优势，如血栓素 A_2、内皮素（ET）、血管紧张素 II 等作用于肺血管，影响肺小动脉的舒缩状态。

（3）缺氧时，动脉血氧分压降低，刺激颈动脉体和主动脉体化学感受器，反射性地引起交感神经兴奋，经 α_1 受体引起肺血管收缩。

（4）长期慢性缺氧使肺小动脉长期处于收缩状态，可引起肺血管壁平滑肌细胞和成纤维细胞的肥大和增生，即肺血管重构。重构的肺血管管壁增厚、管腔狭窄，血管硬化，反应性降低，形成稳定的肺动脉高压。持久的肺动脉高压可因右心室后负荷增加而导致右心室肥大以致衰竭。缺氧性肺动脉高压是高原心脏病和肺源性心脏病的主要发病环节。

（三）血流分布改变

急性缺氧时，因交感神经兴奋，使皮肤、腹腔血管收缩；心脑血管因受局部组织代谢产物作用而发生扩张，使血流增加。这种血流分布的改变对保证生命重要器官氧的供应是有利的。

三、血液系统变化

（一）红细胞增多

急性缺氧时，可通过贮血器官（肝、脾等）使贮血进入体循环，增加血内红细胞数目。慢性缺氧机体代偿性地加快红细胞成熟，进入血循环，提高血液携带氧的能力。但红细胞过多又可增加血液黏度，使血流速度减慢，影响氧的运输。长期严重的缺氧能抑制骨髓造血机能，血内红细胞数目非但不增多，反而减少。

（二）氧解离曲线右移

缺氧使红细胞内酵解增强、血液 pH 降低，可引起氧解离曲线右移。在氧分压相同时，组织能从血液中摄取更多的氧。但是当肺泡氧分压过低时，血红蛋白与氧亲和力降低，又会使血液从肺摄取的氧减少，而失去代偿意义。

（三）脱氧血红蛋白增多

缺氧往往伴有发绀，发绀是否明显还受皮肤黏膜血管中血量多少的影响，故缺氧不一定表现为发绀，如严重贫血引起的缺氧可无发绀。反之，有的患者并无缺氧却表现为发绀。如真性红细胞增多症的患者，由于血液中血红蛋白总量增加，也可表现为发绀。因此，不能以发绀作为判断缺氧的唯一依据。

四、中枢神经系统变化

脑组织的能量来源主要依靠葡萄糖的有氧氧化，脑的重量为体重 2% ～ 3%，脑血流量占心输出量的 15%，其耗氧量高达总耗氧量的 23%，而脑内氧和葡萄糖的贮存量较少，因此脑组织对缺氧较敏感。缺氧时，脑部血管扩张，当脑部血流增加仍不能维持其最低耗氧量时，就会出现神经系统功能紊乱。急性缺氧时，会出现兴奋、判断力降低、运动不协调、头痛和疲劳无力等。慢性缺氧时，表现为易疲劳、注意力不集中、嗜睡、精神抑郁等。严重缺氧可导致烦躁不安、惊厥、昏迷，乃至死亡。

中枢神经系统功能的紊乱是由缺氧时脑组织生物氧化发生障碍，ATP 生成减少以及乙酰胆碱、儿茶酚胺等神经递质合成减少所致。急性严重缺氧可以引起脑水肿，使颅内压升高，压迫血管，从而加重脑的缺氧。颅内压过高时，可形成脑疝，如脑干受压可导致呼吸麻痹。

五、组织与细胞变化

缺氧时，组织细胞的代偿适应性变化发展较缓慢。急性缺氧时，这些变化不明显。慢性缺氧会引起机体一系列代偿性变化，如细胞内线粒体数目增多，氧化还原酶活性增强，毛细血管数量增多或毛细血管网开放等，有利于组织细胞对氧的利用。

严重缺氧时，有氧氧化减弱，糖酵解过程加强，可出现代谢性酸中毒，并导致细胞的变性、坏死。其中以神经细胞最显著，其次为心肌、肝细胞、肾细胞，因此，缺氧必然导致脏器功能障碍。

第四节　缺氧治疗的病理生理学基础

一、去除病因

消除缺氧的原因是缺氧治疗的前提和关键，如高原脑水肿患者应尽快脱离高原缺氧环境；慢性阻塞性肺病、支气管哮喘、严重急性呼吸综合征等患者应积极治疗原发病，改善肺的通气和换气功能；先天性心脏病患者应及时进行手术治疗；由各类中毒导致缺氧的患者，应及时解毒。

二、氧疗

氧疗是治疗缺氧的基本措施，对各种类型的缺氧均有一定的疗效，但缺氧类型不同，疗效也不尽相同。吸氧能有效提高肺泡气氧分压，促进氧在肺中的弥散与交换，提高动脉血氧分压、血氧含量和氧饱和度，因而对低张性缺氧最为有效，但对由不同原因引起的低张性缺氧进行氧疗的疗效也有所不同。高原性肺水肿患者吸入纯氧具有特殊的疗效，吸氧后数小时至数日，肺水肿可显著缓解。氧疗对由右向左分流所致的缺氧的作用较小，因为吸入的氧无法使经动—静脉短路流入左心的血液起氧合作用。

血液性缺氧和循环性缺氧患者动脉血氧分压和氧饱和度均正常，此时氧疗的作用主要是通过提高动脉血氧分压、增加血液中溶解的氧量，改善对组织的供氧。此外，血液、组织液、细胞及线粒体之间的氧分压差是驱使氧弥散的动力，当氧分压增大时，氧的弥散速度加快。CO 中毒患者吸入纯氧特别是高压氧不仅可使血液氧分压增高，而且氧与 CO 竞争，与血红蛋白结合，还可促使碳氧血红蛋白解离，治疗效果较好。组织性缺氧时，组织的供氧是正常的，此时氧疗的效果不及其他缺氧情况下氧疗的效果。

三、防止氧中毒

氧疗虽然对治疗缺氧十分重要，但如果长时间吸入氧分压过高的气体则可使组织、细胞受损，称为氧中毒（Oxygen Toxicity）。一般认为氧中毒的发生机制与活性氧的毒性作用有关。

氧中毒的发生主要取决于吸入气的氧分压而不是氧浓度。吸入气的氧分压（PiO_2）与吸入气体的压力（PB）和氧浓度（FiO_2）成正比，$PiO_2 = (PB - 47) \times FiO_2$（其中 47 为水蒸气压力 mmHg）。在高压环境下（高压舱、潜水）以及长时间、高流量吸入纯氧时容易发生氧中毒，临床工作中应加以重视。

第七章

发　热

第一节　概　述

　　在体温调节中枢的调控下，人和哺乳类动物的体温保持相对稳定。在生理情况下，正常体温维持在37℃左右。根据体温调定点理论，发热（Fever）是指在致热原的作用下，由体温调节中枢的体温调定点上移引起的调节性体温升高（超过正常值0.5℃）。

　　传统上曾把体温上升超过正常值0.5℃称为发热，这是不确切的。发热属于一种调节性体温升高，发热时的体温升高是受上移的体温调定点控制的。而机体产热异常增多（如甲状腺功能亢进）或散热障碍（如皮肤鱼鳞病）和环境高温也可导致体温升高，这种情况下的体温升高，体温调节中枢的体温调定点并未上移，而是体温调节机构不能将体温控制在与调定点相适应的水平上，是产热大于散热所引起的体温升高，称为过热（Hyperthermia）。再者，在某些生理情况下，如月经前期、精神紧张、进食、妊娠期或剧烈运动等情况，体温也可升高，这属于生理性的体温升高。因此，体温升高不等于发热，体温升高与发热的关系如下所示。

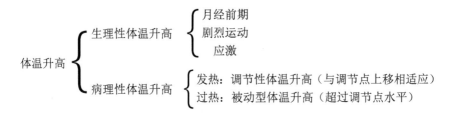

　　发热不是独立的疾病，而是一种最常见的病理过程。发热多见于某些疾病的早期，尤其是传染病早期。发热往往是首先被患者感知的病理变化，因而它是促使患者就医的重要早期信号。

第二节　发热的病因及发病机制

一、发热的病因

（一）发热激活物

发热是由于病原微生物、寄生虫、药物、抗原抗体复合物、坏死的组织等致热原（Pyrogen）对产内生致热原细胞的激活，使之产生并释放内生致热原（Endogenous Pyrogen，EP），进而引起体温的升高。致热原作为发热激活物，又称 EP 诱导物。

来自体外的致热物质称为外致热原（Exogenous Pyrogens）常见各种病原菌和寄生虫如表 7-1 所示。

表 7-1 致热原、致热成分和常见种类

致热原	致热成分	常见种类
病毒	全病毒体及其所含的血细胞凝集素	流感病毒、严重急性呼吸综合征病毒、麻疹病毒等
革兰阳性细菌	全菌体、菌体碎片及释放的外毒素；葡萄球菌和链球菌细胞壁中的肽聚糖	葡萄球菌、链球菌、白喉杆菌等
革兰阴性细菌	全菌体和胞壁中所含的肽聚糖；胞壁中附着于肽聚糖的脂多糖（LPS）*	大肠埃希菌、伤寒杆菌、淋球菌、脑膜炎球菌等
真菌	全菌体及菌体内所含的荚膜多糖和蛋白质	白念珠菌、组织胞浆菌、球孢子菌和副球孢子菌、新型隐球菌等
螺旋体	溶血素和细胞毒因子	钩端螺旋体、回归热螺旋体和梅毒螺旋体等
疟原虫	裂殖子和代谢产物（疟色素等）	恶性疟原虫、间日疟原虫、三日疟原虫和卵形疟原虫等

*：脂多糖（LPS）作为最常见的外致热原又称内毒素，包含 3 个基本亚单位：O-多糖（或 O- 特异侧链）、R- 核心（或核心多糖）和脂质 A（Lipid A）；脂质 A 是致热的主要成分。脂多糖具有高度水溶性，耐热性高（一般需干热 160℃ 2 小时才能灭活），是血液制品和输液过程中的主要污染物。

除去上述生物性因素，来自机体内的抗原抗体复合物、致热性类固醇（如本胆烷醇酮）等非感染性因素也可以引起发热。因此在临床上，多数自身免疫相关性疾病，如系统性红斑狼疮、类风湿关节炎、急性肾小球肾炎等患者常伴有发热。某些周期性发热的患者，血浆中本胆烷醇酮的浓度增高，与发热有关。

此外，患者在大手术后、严重的心脏病急性发作、脑出血等情况下，虽然没有感染，但机体组织大量破坏出现无菌性炎症也会引起发热。

（二）内生致热原的产生和释放

上述的发热激活物的分子结构复杂，并不能直接进入下丘脑作用于体温调节中枢引起机体温度的升高，而是要通过激活产内生致热原细胞（如单核细胞、巨噬细胞、内皮细胞、淋巴细胞等），产生并释放能引起体温调定点升高的物质，这些致热性物质称为内生致热原。但极少数外源性致热原例外，例如，内毒素既可以直接作用于下丘脑，又能促使各种产内生致热原细胞合成内生致热原。

内生致热原主要包括白细胞介素（Interleukin）、肿瘤坏死因子（Tumor Necrosis Factor，TNF）及干扰素（Interferon）等。新近的研究表明，致热原性细胞因子存在相互诱导的反馈机制。例如，TNF-α 在体内和体外都能刺激 IL-1β 的产生，IL-1β 也可诱导 TNF-α 的产生；TNF-α 和 IL-1β 都能诱导 IL-6 的产生，而 IL-6 则下调 TNF-α 和 IL-1β 的表达。正是由于这种反馈机制，微生物及其产物或其他疾病过程产物才能刺激各种细胞产生内生致热原，新生成的内生致热原可自同一细胞或其他类型的细胞产生更多的内生致热原。

经典的活化产内生致热原细胞的方式主要包括以下两种。

1. Toll 样受体（Toll-like Receptors，TLR）介导的细胞活化

脂多糖（LPS）对产内生致热原细胞的激活主要依赖这一机制。革兰阴性菌释放出的 LPS 由于两性分子的结构特点，通常是以聚合物的形式存在，其转变为单分子要通过与血清中的 LPS 结合蛋白（Lipopolysaccharide Binding Protein，LBP）结合。在上皮和内皮细胞中，LBP 将 LPS 转移给可溶性 CD14（sCD14），形成 LPS-sCD14 复合物，再作用于细胞膜上的受体，使细胞活化。而在单核/巨噬细胞中，LPS 与 LBP 形成复合物后，再与细胞表面 CD14（mCD14）结合。CD14 将 LPS 传递给 TLR4-MD2 复合体。该复合体在结合 LPS 后，能激活胞内多条信号转导通路，包括核转录因子 NF-kB 和干扰素调节因子 3（IRF3）等，进而启动 IL-1、TNF、IL-6 等细胞因子的基因表达，合成内生致热原。这些 EP 在细胞内合成后即可释放入血。较大剂量的 LPS 亦可不通过 CD14 途径，直接激活单核巨噬细胞产生内生致热原（EP）。

2．T 细胞受体（T Cell Receptor，TCR）介导的 T 淋巴细胞活化途径

T 淋巴细胞活化途径主要为革兰阳性细菌的外毒素，如金黄色葡萄球菌肠毒素和中毒性休克综合征毒素 -1，可通过超抗原（SAg）的形式活化 T 细胞、B 细胞及单核 / 巨噬细胞。SAg 与淋巴细胞的 TCR 结合后导致多种蛋白酪氨酸激酶（Protein Tyrosine Kinase，PTKs）活化，进而胞内多种酶类及转录因子都参与这一过程。在 T 细胞活化过程中，磷脂酶 C（Phospholipase C，PLC）和鸟苷酸结合蛋白 P21ms（Ras）途径具有重要作用。

PLC 途径：PTKs 活化促使细胞内 PLC 磷酸化后，分解细胞膜上的磷脂酰肌醇二磷酸（PIP_2）生成三磷酸肌醇（IP_3）和二酰甘油（DAG）；IP_3 可促使胞外 Ca^{2+} 内流及肌浆网 Ca^{2+} 释放进而活化核因子 NF-AT；而 DAG 可激活蛋白激酶 C（PKC），进而促使多种核转录因子如 NF-kB 等活化。

Ras 途径：活化的 PTKs 也可使 Ras 转化为活性形式后，经 raf-1 激活丝裂原激活蛋白激酶（MAPK），使 Fos 和 Jun 家族转录因子活化，这些核转录因子活化入核后即可促进 T 淋巴细胞活化与增生，并大量合成和分泌 TNF、IL-1 和 IFN 等。

二、发热的发病机制

（一）内生致热原传入中枢的途径

由产 EP 细胞释放，释放入血液循环的 EP 主要通过以下几种途径进入脑内到达体温调节中枢。

1．EP 直接通过血—脑屏障转运入脑

在血—脑屏障的毛细血管床部位可特异性转运 IL-1、IL-6、TNF 等细胞因子入脑。除了这种可饱和转运机制，EP 也可能从脉络丛部位渗入或者易化扩散入脑，通过脑脊液循环分布到 POAH。但这些推测还缺乏有力的证据，需待进一步证实。

2．EP 通过终板血管器作用于体温调节中枢

终板血管器（Organum Vasculosum Laminae Terminalis，OVLT）是位于视上隐窝上方、紧靠 POAH 的血—脑屏障最薄弱的部位。EP 可依赖于该处存在的有孔毛细血管对大分子物质有较高的通透性，并由此入脑；或识别分布在此处的巨噬细胞、神经胶质细胞等细胞膜上的受体，并与之结合，继而产生新的信息介质，将致热原的信息传入 POAH。

（二）发热中枢的调控机制及其调节介质

进入脑内的 EP 仍不是导致体温调节中枢调定点上移的最终物质，其可能通过引起发热中枢相关正向调节和负向调节介质的释放，进而改变调定点。视前区下丘脑前部（POAH）的体温调节中枢主要作为正调节中枢，含有温度敏感神经元，可以整合来自外周和深部的温度信息，损伤该区，导致体温调节障碍。而中杏仁核（Medial Amygdaloid Nucleus）、腹中膈（Ventral Septal Area，VSA）和弓状核则对发热时的体温产生负向影响。外周温度感受器收集相关的信息传入正负调节中枢，启动体温正负调节机制，两者协调作用，一方面通过正调节介质使体温上升，另一方面通过负调节介质限制体温升高。正负调节的相互作用限定了调定点上移的水平及发热的幅度和时程，因此，发热时体温上升的幅度被限定在一定高度（41℃），这种现象称为热限（Febrile Limit）。这是机体的自我保护功能和自稳调节机制，具有极其重要的生物学意义。体内参与正负调控的物质主要包括如下。

1．正调节介质

正调节介质主要有以下五种。

（1）环腺苷—磷酸（简称：环腺苷酸）（cAMP）。

外源性 cAMP 注入动物静脉或脑室内迅速引起发热，潜伏期明显短于 EP 性发热。在 ET 和 EP 双相热期间，脑脊液（Cerebrospinal Fluid，CSF）及下丘脑组织中 cAMP 含量与体温呈同步性双相变化。因此，许多学者认为 cAMP 可能是更接近终末环节的发热介质。

（2）Na^+/Ca^{2+} 比值。

Na^+/Ca^{2+} 比值改变在发热机制中可能也担负着重要中介作用。早期研究发现，在动物脑室内灌注 Na^+ 可很快升高动物体温，而灌注 Ca^{2+} 则迅速降低体温；同样，钙离子螯合剂依他酸（EGTA）于脑室内灌注也可引起体温升高，同时在 CSF 中检测到 cAMP 含量明显升高；预先灌注 $CaCl_2$ 可阻止 EGTA 的致热作用，同时也抑制 CSF 中 cAMP 的增高，而且 CSF 中 cAMP 含量升高被抑制的程度与体温上升被抑制的程度呈明显正相关。据此，可根据下丘脑 Na^+/Ca^{2+} 的升高增加 cAMP 的含量，进而上移 POAH 设定的体温调定点。

（3）前列腺素 E（Prostaglandin E，PGE）。

在 EP 诱导的发热期间，下丘脑合成和释放 PGE，CSF 中 PGE 水平明显升高；将 PGE 直接注射到动物脑室，可导致明显发热，其致热敏感点在 POAH；阿司匹林、布洛芬等可能由于降低了 CSF 中 PGE 浓度，从而降低了体温。

PGE 的前体花生四烯酸也是发热介质，给多种动物脑室注射花生四烯酸可以导致明显发热。其致热作用不受 PGE 拮抗剂和水杨酸类药物的影响。

（4）促肾上腺皮质激素释放素（Corticotrophin Releasing Hormone，CRH）。

致热原性细胞因子 IL-1、IL-6 等均能刺激下丘脑释放 CRH；在中枢注入 CRH 可导致动物脑温和结肠温度明显升高；CRH 单克隆抗体或 CRH 受体拮抗剂均可完全抑制内生致热原 IL-1β、IL-6 的致热性；但 TNF-a 诱导的发热并不依赖于 CRH 的介导作用。分泌这种 41 肽神经激素的神经元主要分布在室旁核和杏仁核，CRH 对体温调节中枢的调控作用具有双向性，向动物脑室内注射 CRH 可降低已升高的体温。

（5）一氧化氮（NO）。

作为新型的神经递质，一氧化氮合酶（Nitric Oxide Synthase，NOS）在大脑皮质、小脑、海马、下丘脑视上核、室旁核、OVLT 和 POAH 等部位均有表达，产生的 NO 可作用于 POAH、OVLT 等体温调节中枢，介导发热时的体温上升，同时还参与抑制发热时负调节介质的合成与释放。此外，研究还表明 NO 可增加棕色脂肪组织的代谢活动进而导致产热增加。

2. 负调节介质

负调节介质主要有以下四种。

（1）精氨酸加压素（Arginine Vasopressin，AVP）。

精氨酸加压素又称抗利尿激素（Antidiuretic Hormone，ADH）。给实验动物的脑内微量注射 AVP 可减轻 LPS、PGE 等诱导的发热反应；AVP 拮抗剂或其受体阻断剂能抑制 AVP 的解热作用或加强致热原的发热效应。在不同的环境温度中，AVP 的解热作用对体温调节的效应器会产生不同的影响；在 25℃ 时，AVP 的解热效应全表现为在加强散热，而在温度为 4℃ 的环境下，则主要表现为产热减少。这说明 AVP 是通过中枢机制来影响体温的。

（2）黑素细胞刺激素（α-MSH）。

在 EP 诱导发热期间，脑室中膈区 α-MSH 含量升高；将 α-MSH 注射于此区可使发热减弱，表明其作用位点可能位于该区域。在动物实验中发现，使用 α-MSH 解热可调整兔耳、皮肤的血流量，增高兔耳、皮肤的温度，从而通过加强散热达到解热的作用。利用 α-MSH 抗血清预先给家兔注射以阻断内源性 α-MSH 的作用，而后用 IL-1 致热，发现其发热高度明显增加，持续时间显著延长，说明内源性 MSH 能够限制发热的高度和持续时间。

（3）白细胞介素-10（IL-10）。

主要是由 T 细胞、单核细胞、角质细胞和活化的 B 细胞产生。IL-10能够抑制 T 细胞产生细胞因子，因此又称为细胞因子合成抑制因子。给动物脑室或静脉注射 IL-10，可明显抑制 LPS 引起的发热及 IL-1β、TNF 和IL-6 等致热原性细胞因子的增高。因此，IL-10 有可能是一种发热体温调节的负调节介质。

（4）膜联蛋白 A1。

膜联蛋白 A1 又称脂皮质蛋白-1（lipocortin-1）是一种钙依赖性磷脂结合蛋白，在体内分布十分广泛，但主要存在于脑、肺等器官之中。脑内膜联蛋白 A1 的释放与糖皮质激素的解热作用密切相关。研究中发现，向大鼠中枢内注射膜联蛋白 A1，可明显抑制 IL-1β、IL-6、IL-8、促肾上腺皮质激素释放激素（CRH）诱导的发热反应，由此证明其有可能是一种发热体温调节中枢的负调节介质。

（三）发热的时相

临床上常见的发热过程大致可分为以下 3 个时相。

1. 体温上升期

在发热的开始阶段，由于调定点的上移，此时原来的正常体温变成了"冷刺激"，引起交感—肾上腺髓质系统及下丘脑—垂体—甲状腺轴等一系列神经—体液调节活动的增强，解除对寒战中枢的抑制，引起骨骼肌节律性的收缩，以产生热量；同时也加强物质代谢，特别是棕色脂肪细胞内脂质分解和氧化增强，使产热增加。此外，还指令皮肤等散热中枢血管收缩，减少血流，导致皮肤温度降低及散热减少。

此期热代谢特点：机体一方面减少散热，另一方面增加产热，结果使产热大于散热，体温因而升高。

临床表现：由于皮肤温度的下降，患者感到发冷或恶寒。另外，因立毛肌收缩，皮肤可出现"鸡皮疙瘩"。

2. 高温持续期（高峰期）

当体温达到调定点的新水平时，便不再继续上升，而是在这个与新调定点相适应的高水平上波动，所以称为高温持续期，又称为高峰期或稽留期（fastigium）。由于此期中心体温已与调定点相适应，所以寒战停止并开始出现散热反应。

热代谢特点：产热与散热在高水平上保持相对平衡。

临床表现：患者因皮肤血管扩张、血流量增加，皮温高于正常，产生酷热感，皮肤的"鸡皮疙瘩"也消失，皮肤水分的蒸发加强了，因而皮肤和口唇比较干燥。此期持续时间因病因不同而异，从几小时（如疟疾）、几天（如大叶性肺炎）到 1 周以上（如伤寒）。

3. 体温下降期（退热期）

经历了高温持续期后，由于发热激活物、EP 及发热中枢介质的降解或消除，体温调节中枢的调定点返回到正常水平。这时由于血温高于调定点，POAH 的温敏神经元发放频率增加，降低交感神经的紧张性活动，皮肤血管进一步扩张，汗腺分泌增强，散热明显增强。

热代谢特点：散热增强，产热减少，体温开始下降，逐渐恢复到与正常调定点相适应的水平。

临床表现：汗腺分泌增加，大量出汗，严重时可致脱水。退热期持续数小时或一昼夜（骤退），甚至几天（渐退）。

第三节　发热机体的功能与代谢变化

一、功能变化

（一）中枢神经系统功能的变化

随着发热程度的不同，可出现不同程度的中枢神经系统功能障碍症状。如在发热初期，突出症状是头痛和头晕。高热患者可出现烦躁不安、谵语和失眠等症状。持续高热（40～41℃）的患者，可因大脑皮层功能受到抑制而出现昏迷。小儿发热时还易出现全身或局部的肌肉抽搐（即高热惊厥），这可能与小儿中枢神经系统发育未成熟有关。

（二）循环系统功能的变化

由于发热时交感神经和肾上腺素的作用使心率加快，体温每上升 1℃，心率增加 18（12～27）次/分。心率增快的发生机制主要与血液温度升高对窦房结的刺激有关。心率加快在一定限度内可使心输出量增加，但心率过快（心率＞150 次/分）时，心输出量反而下降，同时也增加了心脏的负担，故心肌劳损或心脏有潜在病灶的患者在发热时容易诱发心力衰竭。在寒战期，心率加快和外周血管的收缩又可使血压轻度升高。在高温持续期，因外周血管的舒张，血压可轻度下降，少数患者可因大汗而致虚脱或休克。

（三）呼吸系统功能的变化

由于血液温度升高和体内酸性代谢产物增多，可使呼吸中枢兴奋性增强，故发热时可导致呼吸加深、加快。深快呼吸在增加散热的同时，也可引起呼吸性碱中毒。持续的体温过高可抑制大脑皮层的功能和呼吸中枢的功能，故又可使呼吸变浅、变慢或呈不规则状态。

（四）消化系统功能的变化

由于发热时交感神经兴奋，副交感神经受到抑制，消化液分泌减少，消化酶活性降低和胃肠蠕动减慢。可使患者出现食欲减退、恶心、呕吐、口干、腹胀和便秘等症状，而且对脂肪、蛋白质消化吸收变差，所以应给予发热患者多糖、多维生素的清淡饮食。

二、代谢变化

发热机体的代谢改变包含两方面：一方面是在致热原作用后，体温调节中枢对产热进行调节，提高骨骼肌的物质代谢，使调节性产热增多；另一方面是体温升高本身的作用。一般情况下，体温每升高 $1℃$ ，物质代谢率可提高13%。所以发热患者的物质消耗会明显增加，如果持久发热，营养物质没有得到及时的补充，患者就会消耗自身物质，出现消瘦和体重下降等情况。

（一）糖与脂肪代谢

发热时糖原分解代谢加强，血糖升高，可出现糖尿，糖原贮备减少。由于糖的分解代谢增强，氧的供应可相对不足，故无氧代谢增强，糖酵解产物（乳酸）的浓度增加。由于糖原贮备不足，摄入相对减少，脂肪代偿性分解增强，以致消瘦。由于大量脂肪分解并且氧化不全，发热患者可出现酮血症和酮尿。

（二）蛋白质代谢

高热患者蛋白质分解代谢明显增强，尿素氮明显增高，可出现负氮平衡。患者可出现抵抗力下降和组织修复能力减弱等相应的临床症状。

（三）水和电解质

在体温上升期和高温持续期，Na^+ 和 Cl^- 因排泄减少而潴留于体内，但在体温下降期，由于皮肤和呼吸道的水分蒸发增加和出汗增多，患者可发生不同程度的水和电解质的代谢紊乱，如脱水、代谢性酸中毒等。

（四）维生素代谢

发热时，由于患者摄入饮食相对不足，消耗增加，易导致维生素缺乏，特别是维生素 C 和维生素 B 族缺乏。

三、防御功能改变

一定程度的发热可以提高机体的免疫防御和抗感染能力。发热时，中性粒细胞和巨噬细胞的化学趋向性、吞噬功能及耗氧量都会增加；而内生致热原可增强吞噬细胞的杀菌活性，如 IL-1 是淋巴细胞活化因子，IL-6 是 B 淋巴细胞分化因子，IFN 是抗病毒体液因子。内生致热原还具有抑制或杀伤肿瘤细胞的作用，如 TNF 为抗肿瘤因子，TNF 可增强 NK 细胞活性。此外，发热引起的急性期反应，可使热休克蛋白合成增多，增强机体抵抗力。但高热时，上述防御功能反而降低。

第四节　发热防治的病理生理基础

一、适度发热的处理原则

发热是机体的一种防御反应，是一个重要的疾病信号，典型的体温曲线变化常具有重要的诊断价值，且适度发热有利于增强机体的免疫功能。因此，对于低于 40℃ 的适度发热，且并未伴有其他严重疾病的患者，可不急于解热，但必须对其进行必要的监护：对既往有心脏疾病的患者，应注意在体温骤降时，防止发生循环衰竭；对消耗性发热患者，提供足够的营养物质；注意患者的水盐代谢，补充足够水分和维生素，防止出现脱水及水、电解质紊乱。

二、应及时解热的情况

（1）高热（体温＞40℃）。

对于高热病例，无论有无明显的原发病，都应尽早解热，防止中枢神经细胞和心脏受到影响。尤其是小儿高热，容易发生惊厥。

（2）恶性肿瘤患者。

（3）心脏病患者，如心肌梗死或慢性心力衰竭患者发热时易诱发心力衰竭，须及早解热。

（4）妊娠妇女。

发热可使胎儿发育出现障碍而导致畸胎。因此孕妇应尽量避免发热。

三、选择合理解热措施

这些措施主要包括以下三点。

（1）针对发热病因解热。

使用有效的抗生素等措施抗感染。

（2）针对发热发病学环节治疗。

治疗主要包括三个环节：干扰或阻止 EP 合成和释放、阻断或拮抗 FP 对体温调节中枢的作用以及阻碍中枢发热介质的合成。如水杨酸钠可以阻断 PGE 的合成，利于体温中枢调定点恢复正常；糖皮质激素如地塞米松，可抑制 EP 细胞合成和释放 EP，降低 EP 水平，达到解热的目的。

（3）物理降温。

如可采用冰敷、醇浴和温水浴等降温方式。

第八章

应　激

第一节　应激源和应激反应的分类

能引起应激反应的各种体内外因素称为应激源（Stressor）。生命是一种动态稳定的过程，为了维持稳态（Homeostasis），机体需要针对有可能改变机体稳态的因素做出反应，即稳态应变（Allostasis）。机体所承受的各种有可能改变机体稳态因素的综合作用称为稳态应变负荷（Allostatic Load）。稳态应变负荷过度（Allostatic Overload）将导致机体稳态无法维持，出现病理生理改变。

根据应激源的种类、作用时间和强度等可将应激反应进行如下分类。

一、躯体性应激和心理性应激

（一）躯体性应激（Physical Stress）

躯体刺激因素引起的应激成为躯体性应激，包括体外环境因素和体内环境因素两方面。

1. 体外环境因素

体外环境因素包括物理、化学和生物学因素，如温度过高或过低、射线、噪声、强光、电击、中毒、低氧、创伤及感染等。

2. 体内环境因素

如机体出现的水电解质平衡紊乱、休克、心肺功能障碍等。

（二）心理性应激（Psychological Stress）

社会心理因素引起的应激称为心理性应激。如社会环境的不安定、居住条件恶劣、家庭不和睦、人际关系复杂、失学、失业、工作压力及职业竞争等皆可引起应激反应。处于心理性应激的人可出现紧张、焦虑、暴躁、沮丧、抑郁甚至自杀倾向。其中由切实存在的心理社会因素引起的反应称为反应性应激。根据经验和常理推断，人对预期将出现的社会心理因素做出的应激反应称为预期性应激。由于特殊的经历，某些人对不能引起大多数人应激的特定心理社会因素产生的应激反应称为条件性应激，如被虐待的人见到施虐人时的反应，而非被虐待的人见到同一施虐人却没有应激反应。创伤后应激障碍（Post-Traumatic Stress Disorder，PTSD）是指某些经历过灾害性事件的人在创伤性记忆被触发时，出现的异于常人的强烈反应。所以，不同的人对同一应激源会有不同的应激反应。

二、急性应激和慢性应激

根据应激源作用时间的长短进行分类。

（一）急性应激（Acute Stress）

应激源在短时间内作用于机体引起的应激反应。例如，突发的交通事故、自然灾害、亲人过世的噩耗等所致的应激。

（二）慢性应激（Chronic Stress）

应激源长时间、缓慢地作用于机体引起的应激反应。例如，幼儿长期生活在一个得不到关怀的环境中，可能会出现慢性应激反应。

三、良性应激和劣性应激

根据应激对机体的影响进行分类。

（一）良性应激（Eustress）

适度的刺激有利于机体动员自身潜能，增强应对各种事件的能力，这种应激对机体是有利的，因而称为良性应激。例如，适度的工作压力、提职、理想大学的入学通知等。

（二）劣性应激（Distress）

过强或持续时间过长的应激可导致机体功能代谢的紊乱及组织器官的损伤，这种损害机体的应激称为劣性应激。例如，大面积烧伤、严重的精神创伤等。

第二节　应激时的躯体反应

一、应激反应的概念

应激反应是指由各种紧张性刺激物（应激源）引起的个体非特异性反应，包括生理反应和心理反应两大类。生理反应表现为交感神经兴奋、垂体和肾上腺皮质激素分泌增多、血糖升高、血压上升、心率加快和呼吸加速等；心理反应包括情绪反应与自我防御反应、应对反应等。应激反应是刺激物同个体自身的身心特性交互作用的结果，而不仅仅由刺激物引起，还与个体对应激源的认识、个体处理应激事件的经验等有关。

二、应激反应的基本表现

（一）应激时神经内分泌的反应

1. 交感—肾上腺髓质系统兴奋

防御意义：通过心跳加强、加快使心输出量增加，有利于改善周围组织器官的血液供应；通过收缩皮肤、腹腔内脏血管，扩张冠脉及骨骼肌血管使体内的血液重新分布，优先保证心、脑等重要生命脏器的血液供应；通过扩张支气管，改善肺泡通气，以摄取更多的氧，满足应激机体对氧的需求；通过促进糖原和脂肪的分解，使血糖、血浆游离脂肪酸浓度上升，以便向组织细胞提供更多的能量物质。

不利影响：外周小血管强烈收缩，诱发血小板聚积，导致局部组织缺血；大量能量物质被消耗；增加心肌耗氧量，心肌发生功能性缺氧．引起心肌损伤。

2. 下丘脑—垂体—肾上腺皮质激素系统激活

促肾上腺皮质激素释放激素（CRH）是下丘脑 — 垂体 — 肾上腺皮质系统（HPA）轴激活的关键环节，能通过促进垂体分泌促肾上腺皮质激素，使肾上腺皮质分泌糖皮质激素（GC）增多。应激时 GC 提高机体抵抗力的机制和以下因素有关。

（1）通过促进蛋白质分解和糖异生作用可使血糖维持在较高水平，有利于向组织细胞提供充足的能量物质。

（2）通过"允许作用"改善心血管系统的功能。

（3）稳定溶酶体膜，防止或减少溶酶体酶对组织细胞的损伤。

（4）抑制中性粒细胞的活化，抑制炎症介质和细胞因子的生成，具有抗炎、抑制免疫的自稳作用。

不利影响：可明显抑制免疫系统，使机体的免疫力下降，易发生感染；可产生一系列代谢改变，如血脂升高、血糖升高，并参与形成胰岛素抵抗等；能通过抑制甲状腺轴和性腺轴，导致内分泌紊乱和性功能减退，对儿童来说，可导致其生长发育的迟缓。

（二）应激时免疫系统的反应

免疫反应是应激反应的重要组成部分。这不仅是因为某些应激，如感染、急性损伤可直接导致免疫反应，还因为中枢免疫器官、外周免疫器官和免疫细胞都受神经和内分泌系统的支配。神经内分泌系统可通过神经纤维、神经递质和激素调节免疫系统的功能。

（三）急性期反应和急性期蛋白

急性期反应（Acute Phase Reaction，APR）是由感染、烧伤、大手术、创伤等应激源诱发机体导致的一种快速的防御反应。除了表现为体温升高、血糖升高、补体增高、外周血吞噬细胞数目增多和活性增强等非特异性免疫反应外，还表现为血浆中一些蛋白质浓度的迅速变化，这些蛋白质被称为急性期反应蛋白（AP），属分泌型蛋白质。也有少数蛋白如白蛋白、前白蛋白、运铁蛋白在急性期反应时减少，被称为负性 AP。急性期反应蛋白是机体重要的保护性系统之一，主要的生物学功能为：抑制蛋白酶活化，减少蛋白酶对组织的过度损伤；参与凝血和纤溶；清除异物和坏死组织，以 C 反应蛋白的作用最为明显；抑制自由基产生：AP 中的铜蓝蛋白能促进亚铁离子的氧化，故能减少羟自由基的产生；血清淀粉样蛋白 A 能促进损伤细胞的修复。纤维连接蛋白能促进单核巨噬细胞及成纤维细胞的趋化性，促进单核细胞膜上 Fc 受体及 C3b 受体的表达，并激活补体旁路，从而增强单核细胞的吞噬功能。

（四）细胞对应激源的反应

热休克反应是指生物体在热刺激或其他应激源作用下所表现出的以基因表达改变和热休克蛋白生成增多为特征的反应，是最早发现的细胞应激。热休克蛋白（Heatshock Protein，HSP）指在热刺激或其他应激源作用下细胞合成或合成增加的一组以细胞保护功能为主的蛋白质，它们主要在细胞内发挥功能，属非分泌型蛋白质，又称为应激蛋白（Stress Protein）。基本功能为：帮助新生蛋白质正确折叠、移位，促进受损蛋白质修复、移除、降解，具有分子伴侣的作用。

第三节　应激与疾病

一、全身适应综合征

全身适应综合征指由细菌感染、中毒、X射线、外伤等多种物理刺激引起的病理三联症（肾上腺肿大、胃肠道溃疡和胸腺淋巴结退化），这些变化是机体遭受有害刺激时出现的一种非特异性适应性反应，称为全身适应综合征或应激综合征。

应激是机体的非特异保护适应机制。但它也会引起机体自稳态失衡而导致疾病。由于遗传素质、个性特点、神经类型及既往经验等千差万别，不同个体对同样的应激源存在不同的敏感性及耐受性。因而，应激源的强度不同或持续时间不同，可在不同的个体引起程度不同的应激反应。

对于大多数的应激反应，在撤除应激源后，机体可很快趋于平静，恢复自稳。但如果劣性应激源持续作用于机体，则应激可表现为一个动态、连续的神经内分泌反应，并最终导致内环境紊乱和出现疾病，加拿大生理学家汉斯·塞利（Hans Selye）将这个过程称为全身适应综合征（General Adaptation Syndrome，GAS），并将这个过程分为三期。

（一）警觉期

此期在应激源作用后迅速出现，为机体保护防御机制的快速动员期。此期以交感—肾上腺髓质系统兴奋为主，并伴有肾上腺皮质激素的增多，使机体对应激源的作用的防御机制启动，进行生理功能的适应性调整。机体处于最佳动员状态，有利于机体的战斗或逃避。

（二）抵抗期

如果应激源持续作用于机体，在产生过警告反应之后，机体将进入抵抗或适应阶段。此时，以交感—肾上腺髓质为主的一些反应逐渐消退，而表现出以肾上腺皮质激素分泌增多为主的适应反应。机体代谢水平和各系统生理功能调整在一新的稳定水平后，炎症、免疫反应减弱，胸腺、淋巴组织缩小，机体表现出对应激源的适应，抵抗能力增强。同时机体的防御贮备能力消耗，免疫系统开始出现抑制，对其他应激源的抵抗力下降。

（三）衰竭期

持续强烈的有害刺激将耗竭机体的抵抗能力。肾上腺皮质激素持续升高，但糖皮质激素受体数量和亲和力下降，机体的许多适应机制开始走向衰竭，机体内环境明显失衡，应激反应的负面效应陆续出现与应激相关的疾病，器官功能开始衰退甚至休克、死亡。

上述三个阶段并不一定都依次出现，多数应激只引起第一、二期的变化，只有少数严重应激反应才进入第三期。但若应激源持续作用于机体，则 GAS 后期的损伤和疾病迟早会出现，甚至可导致死亡。

二、应激性溃疡

（一）概念

应激性溃疡（Stress Ulcer）是指患者在遭受各类重伤（包括大手术）、重病和其他应激情况下，出现胃、十二指肠黏膜的急性病变，主要表现为胃、十二指肠黏膜糜烂、浅表溃疡、渗血等。据内窥镜检查，人在重伤重病时，应激性溃疡发病率相当高，一般估计为 75% 以上。应激性溃疡大出血在危重患者中的发病率约为 5%，其死亡率可达 50%。

（二）发生机制

1. 胃、十二指肠黏膜缺血

这是应激性溃疡发生的基本条件。应激时儿茶酚胺增多，作用于腹腔内脏血管上的 α 受体，导致胃、十二指肠小血管收缩，血流减少，胃肠黏膜缺血，黏膜上皮能量供给不足，黏膜上皮细胞黏液分泌减少、HCO_3^- 分泌减少，黏膜、黏膜上皮细胞紧密连接破坏，使覆盖于黏膜表面的由碳酸氢盐黏液层所组成的胃黏膜屏障遭到破坏。

2. 胃腔内 H^+ 向黏膜内反向弥散

这是应激性溃疡产生的必要条件。胃黏膜屏障大量破坏，氢离子反向弥散进入胃黏膜增多，由于 HCO_3^- 分泌减少，不能有效中和，胃黏膜内 pH 降低，造成黏膜损伤以及血流减少，不能将 H^+ 带走，H^+ 积聚于黏膜内，从而造成细胞损害。

3. 其他因素

酸中毒时，血流缓慢，对黏膜内 H^+ 缓冲能力降低；此外，十二指肠内胆汁反流增加，胆汁进入胃腔内增多，可损害胃黏膜的屏障功能，使黏膜通透性增高，H^+ 反向逆流进入黏膜内增多。

应激性溃疡若无出血或穿孔等并发症，在原发病得到控制后，通常于数天内完全愈合，不留瘢痕。

三、应激与心血管疾病

心血管系统是应激反应的主要靶系统。情绪心理应激因素与心血管疾病的密切关系表现在以下三种疾病上：原发性高血压、冠心病、心律失常。

（一）高血压

长期的精神紧张、焦虑、工作压力、恐惧、愤怒、抑郁等状态，均易诱发高血压。导致高血压发生的机制可能与下列因素有关。

（1）交感—肾上腺髓质系统激活，儿茶酚胺释放增加，血管紧张素及血管加压素分泌增多，外周小血管收缩，外周阻力增加。

（2）醛固酮、抗利尿激素分泌增加，导致钠水潴留，循环血量增加。

（3）GC分泌增加，血管平滑肌对儿茶酚胺和血管加压素的敏感性增加，加强小血管收缩和心脏的正性肌力作用。

（4）高血压家族的遗传易感性的激活。

（二）冠心病

冠心病是严重威胁人类生命及影响人们生活质量的一种疾病。国内外医学研究发现，冠心病的发病与长期或强烈的应激有关。在应激状态下，机体会产生一系列植物神经内分泌反应，主要包括交感神经活动增强、肾上腺髓质分泌的儿茶酚胺大量增加等，导致血管收缩，血压上升，呼吸频率加快，心跳加速，新陈代谢增高。这是机体的保护反应。但持久或过度的应激反应，不但可使机体内部的能量耗竭，而且可产生持久而严重的植物神经功能改变，从而产生相应的内脏器质性病变。例如，冠状动脉痉挛、心跳过速、心脏负荷过重等，均为冠心病的发病提供了诱因。

（三）应激性心律失常

心理应激，如突然的噩耗、惊吓和激怒等均可诱发应激性心律失常。应激时主要是通过交感—肾上腺髓质强烈兴奋，儿茶酚胺增加，作用于心肌细胞上的 α、β 受体，引起兴奋，使冠脉血管收缩，心室纤颤阈值降低，导致心律失常。交感—肾上腺髓质系统兴奋，心肌细胞 Ca^{2+} 内流增加，膜电位降低和快钠通道失活，使心肌的去极化依赖于慢钙通道，快反应细胞变为慢反应细胞，传导速度减慢，不应期延长，易发生兴奋折返而出现心律失常。

四、应激与内分泌功能障碍

在出现应激反应时，神经内分泌功能改变，可引起多方面的功能紊乱。

（一）生长发育

在出现急性应激反应时，生长激素（Growth Hormone，GH）升高，而在出现慢性应激反应时，生长激素分泌减少，可导致儿童生长发育延迟。如失去父母或生活在亲子关系紧张的家庭中的儿童，可出现生长缓慢、青春期延长等情况，并常伴有行为或心理异常，如抑郁、异食癖等。这种现象被称为心理社会呆小状态或心因性侏儒。这种变化可能与 GC 作用使靶细胞对胰岛素样生长因子出现抵抗有关。而 GH 减少是由 CRH 诱导的生长抑素的增多引起的。在出现慢性应激反应时，甲状腺轴受 HPA 轴的抑制，生长抑素和 GC 都抑制促甲状腺素的分泌，且 GC 还抑制 T3、T4 生成，导致儿童的生长发育出现障碍。

（二）应激与性腺轴

急、慢性精神心理应激对性腺轴的干扰与抑制可以促性腺激素释放激素减少，导致分泌规律紊乱，性功能降低，月经紊乱。一些突发的生活事件、精神打击等可使年轻女性突然绝经或哺乳期时乳汁分泌明显减少或停止，其机制不明。

五、应激与心理、精神障碍

应激在引起机体功能与代谢变化的同时，还可引起愤怒、焦虑和抑郁等心理反应，严重时还可出现应激性抑郁和创伤后应激综合征等心理过程的障碍。临床上很少注意到应激时的心理反应变化，实际上，严重的创伤不可避免地会引起患者种种消极的情绪反应，而消极的情绪反应又对创伤的全身反应和愈合过程产生一定的影响。认识到这一点，对于患者的治疗和护理无疑是有重要意义的。

（一）心理性应激反应及异常

1. 应激的认知功能改变

良性的应激反应有利于神经系统的发育，它使机体保持一定的"唤起"状态，对外界环境保持积极反应，可增强认知功能。持续的劣性应激可损伤认知功能，学龄儿童长时间在噪声环境中可导致认知能力下降，特别是与声音相关的学习认知功能会受到损害。

2. 应激的情绪反应

情绪是一个概念相对模糊的心理学现象。情绪是一种主观感受，但也有相应的客观表现，如情绪性表情（喜悦、愤怒、焦虑等）、情绪性动作（反抗、追求、坐立不安等）。同时也可引起生理功能的变化（如心率上升、血压升高、呼吸加快等），甚至可导致社会行为异常。

3. 应激的社会行为反应

应激的社会行为反应是一个更为复杂的、受高级中枢调控的过程。从总体上来看，应激常常改变人们相互之间的社会行为方式。如愤怒情绪的应激易导致敌意、自私、攻击性行为；焦虑不安的情绪易导致冷漠的表现，互助行为倾向下降。

（二）精神创伤性应激障碍

精神创伤性应激障碍是一种经受了强烈伤害性应激反应之后（如战争、严重创伤、恐惧等）出现的心理、精神障碍。常表现出焦虑、失眠、抑郁、甚至自杀等精神症状。目前认为这一应激反应的发生可能与交感—肾上腺髓质兴奋、CRH 分泌升高有关。

第四节　应激时机体的功能代谢变化

一、代谢变化

在出现应激反应时，能量代谢明显加强；物质代谢总的特点是分解增加，合成减少。

（一）高代谢率（超高代谢）

在出现严重应激反应时，儿茶酚胺、糖皮质激素分泌增加，机体脂肪动员明显增强，外周肌肉组织分解旺盛，使代谢率显著升高。正常成人安静状态下每天约需能量 8368kJ（2000kcal）。大面积烧伤的患者每天需要的能量可高达 20920kJ（5000kcal），相当于重体力劳动时的代谢率。重度应激时，机体可很快出现消瘦、衰弱和抵抗力下降等症状，并难以用单纯的营养来逆转。对于这些患者，除了充分的营养支持外，适当调整机体的应激反应，使用某些促进合成代谢的生长因子被证明是有益的。

（二）糖、脂肪和蛋白质代谢的变化

应激时，物质代谢的特点与应激时能量代谢的升高相匹配，保证了机体在应付紧急情况时有足够的能量可以提供。但是，应激持续时间过长，体内能量消耗过多，可致体重减轻、贫血、创面愈合迟缓和全身性抵抗力降低。

1. 糖代谢

应激时，一方面胰岛素相对不足、外周胰岛素依赖组织对胰岛素的敏感性降低，减少了对葡萄糖的利用（胰岛素耐受）；另一方面，儿茶酚胺、胰高血糖素、生长激素和肾上腺糖皮质激素等促进糖原分解和糖异生，结果可使血糖升高，甚至出现糖尿，被称为应激性高血糖或应激性糖尿。

2. 脂肪代谢

应激时，脂解激素（肾上腺素、去甲肾上腺素、胰高血糖素和生长激素）增多，脂肪的动员和分解加强，血中游离脂肪酸和酮体不同程度地增加，同时组织对脂肪酸的利用也增加。严重创伤后，机体所消耗的能量有75%～95%来自脂肪的氧化。

3. 蛋白质代谢

应激时，肾上腺皮质激素分泌增加，胰岛素分泌减少，使蛋白质分解加强，同时蛋白质破坏增多，合成减弱。使尿氮排出量增加，出现负氮平衡。

二、功能变化

（一）中枢神经系统

机体对大多数应激源的感受都含有认知的因素。丧失意识的机体对大多数应激源，包括许多躯体损伤的刺激，应激时的多数神经内分泌改变都可不出现。表明中枢神经系统，特别是皮层高级部位，在应激反应中起调控整合作用，是应激反应的调控中心。

与应激密切相关的CNS部位包括边缘系统的皮层、杏仁体、海马、下丘脑、脑桥的蓝斑等结构。这些部位在应激时可出现活跃的神经传导、神经递质和神经内分泌的变化，并使相应的功能发生改变。应激时蓝斑区去甲肾上腺素神经元激活和反应性增高，持续应激可使该脑区的去甲肾上腺素合成限速酶酪氨酸羟化酶活性升高，蓝斑投射区（下丘脑、海马、杏仁体）去甲肾上腺素水平升高，机体表现为紧张、专注程度提高；过度反应时会产生焦虑、害怕或愤怒等情绪。室旁核分泌的CRH是应激反应的核心神经内分泌因素之一，与边缘系统的皮质、杏仁体、海马结构有丰富的交互联系，

与蓝斑亦有丰富的交互联络。HPA 的适度兴奋有助于维持良好的认知学习能力和情绪，但兴奋过度或不足都可以引起 CNS 的功能障碍，出现抑郁、厌食，甚至自杀倾向等。应激时，CNS 的多巴胺能、5-HT 能、GABA 能以及阿片肽能神经元等都会发生相应的变化，参与应激时的神经精神反应。

（二）心血管系统

冠状动脉血流量在夜晚熟睡时最低，在应激时通常是增加的，日波动可达 5 倍。但精神应激在某些情况下可引起冠状动脉痉挛，特别在已有冠状动脉病变的基础上可导致心肌缺血。应激对心脏节律也可产生明显影响，主要通过儿茶酚胺兴奋 β 受体引起心率增加。但交感—肾上腺髓质的强烈兴奋也可使心室纤颤的阈值降低，在冠状动脉和心肌已有病变的基础上，强烈的精神应激可诱发心室纤颤，导致猝死。

（三）消化系统

消化功能的典型变化为食欲降低，严重时甚至可诱发神经性厌食症，主要出现在慢性应激时，可能与 CRH 的分泌增加有关。但部分人应激时也会出现进食增加并诱发肥胖症，其具体机制尚不清。可能与应激时内啡肽和单胺类介质，如 NE、多巴胺、5-HT 等，在下丘脑的水平升高有关。应激时，胃肠运动会发生变化，诱发肠平滑肌的收缩、痉挛，使机体出现便意、腹痛、腹泻或便秘，甚至诱发溃疡性结肠炎及出现应激性溃疡。

（四）免疫系统

免疫系统的反应是应激的重要组成部分。应激时的神经内分泌变化对免疫系统有重要的调控作用；反之，免疫系统对神经内分泌系统也有调节作用。

参与应激反应的大部分神经递质和内分泌激素的受体都已在免疫细胞上发现，急性应激反应时，可见外周血吞噬细胞数量增多，活性增强，补体、C 反应蛋白等具有非特异性抗感染能力的 APP 升高等。但强烈持续的应激常造成免疫功能的抑制，甚至功能紊乱。应激时变化最明显的是激素糖皮质激素和儿茶酚胺，两者对免疫系统的主要效应都显示为抑制，因此持续应激常会抑制免疫功能，甚至出现功能障碍，诱发自身免疫病。

免疫系统除受应激的神经内分泌反应调控外，又反过来对神经内分泌系统发挥调节作用。免疫细胞可释放多种神经内分泌激素，如 ACTH、β- 内啡肽、生长激素等，在局部或全身发挥作用，参与应激反应的调控。

此外，免疫细胞还可产生具有神经内分泌激素样作用的细胞因子。如干扰素可与阿片受体结合，产生阿片肽样的镇痛作用；干扰素可促使下丘脑分泌 CRH，作用于肾上腺皮质产生 ACTH 样的促 GC 分泌作用；还具有促甲状腺素样作用和使黑色素生成的效应。IL-1 可直接作用于 CNS，使人体代谢增加，体温升高，食欲降低，促进 CRH、GH、促甲状腺素的释放而抑制催乳素、黄体激素的分泌；IL-2 可促进 CRH、ACTH、内啡肽的释放等。

（五）血液系统

急性应激时，血液系统的改变有：外周血中可见白细胞数目增多、核左移；血小板数增多、黏附力增强；纤维蛋白原浓度升高，凝血因子 V、凝血因子Ⅷ、血浆纤溶酶原、抗凝血酶Ⅲ等浓度升高。血液表现出非特异性抗感染能力和凝血功能的增强，全血和血浆黏度升高，红细胞沉降率增快等，骨髓检查可见髓系和巨核细胞系的增生。这些改变既有抗感染、抗损伤出血的有利方面，也有促进血栓、DIC 产生的不利方面。

慢性应激时，患者可出现低色素贫血。血清铁降低，类似于缺铁性贫血，但其骨髓中的含铁血黄素含量正常甚至增高，其机制可能与单核巨噬细胞系统对红细胞的破坏加速有关，故补铁治疗无效。

（六）泌尿生殖系统

应激时，泌尿功能的变化主要表现为尿少、尿比重升高、水钠排泄减少。主要机制为：应激时交感—肾上腺髓质的兴奋使肾血管收缩，肾小球滤过率降低；肾素—血管紧张素系统的激活亦引起肾血管收缩；醛固酮和抗利尿激素的分泌增多促进水的重吸收。

应激对生殖功能主要产生不利的影响。下丘脑分泌的 GnRH 在应激时，特别是精神心理应激时降低，或者分泌规律被扰乱，女性表现为月经紊乱或闭经，哺乳期妇女乳汁明显减少或泌乳停止等。

第九章

细胞信号转导异常与疾病

第一节　细胞信号转导的概述

细胞信号转导系统（Cell Signal Transduction System）由细胞信号、接收信号的受体或类似于受体的物质、细胞内信号转导通路及细胞内的效应器组成。

一、细胞信号转导的过程

（一）细胞信号分子

细胞信号分子主要包括化学信号和物理信号。

1. 化学信号

一般通过细胞受体起作用，故又被称为配体（Ligand），包括以下几点。

（1）可溶性的化学分子，如激素、神经递质和神经肽、细胞生长因子和细胞因子、细胞的代谢产物（如 ATP、活性氧、进入体内病原体产物）以及药物和毒物等。

（2）气体分子（如 NO、CO，可以自由扩散，进入细胞直接激活效应酶产生第二信使）。

（3）细胞外基质成分和与质膜结合的分子（如细胞黏附分子等）。

2. 物理信号

物理信号种类很多，主要包括各种射线、光信号、电信号、机械信号（摩擦力、压力、牵张力及切应力等）以及冷热刺激等。已证明物理信号能激活细胞内的信号转导通路，如视网膜细胞中的光受体，可以感受光信号并使相应的细胞信号系统激活。

（二）细胞信号的接受和转导

细胞信号由受体或类似于受体的物质接受，然后将信息转发到细胞内，启动细胞信号转导过程。

1. 细胞受体

受体是指细胞膜或细胞内一些能与细胞外信号分子特异性结合的分子（蛋白质，糖脂等）。根据分布部位可分为膜受体与细胞内受体。膜受体占受体的大多数，细胞内受体主要是核受体超家族。

（1）膜受体（Membrane Receptor）。

膜受体一般为跨膜糖蛋白，具有膜外区、跨膜区和细胞内区。根据它们的分子结构，可分为G蛋白耦联受体（G Protein Coupled Receptor，GPCR）家族、酪氨酸蛋白激酶（PTK）型受体或受体酪氨酸激酶（RTK）家族、丝/苏氨酸蛋白激酶（PSTK）型受体家族、死亡受体家族（如TNFR、Fas等）、离子通道型受体家族、细胞黏附分子等。

（2）核受体（Nuclear Receptor，NR）。

核受体本质上为一类配体依赖的转录调节因子。其配体为脂溶性分子，受体与配体结合后，主要通过调节靶基因的表达产生生物学效应，主要包括糖皮质激素受体（GR）、性激素受体（SHR）、甲状腺激素受体（TR）等。

2. 细胞信号转导的基本过程

细胞信号转导过程是将细胞信号通过受体或类似物质将信号导入细胞内并引起细胞内一系列信号转导蛋白的构象、活性或功能变化，从而实现调控细胞结构和功能的作用。细胞信号转导的过程十分复杂，而且存在广泛的细胞通路间的交叉调控。

（三）常见的细胞信号转导通路

近年来的研究发现，细胞受体介导的细胞内信号转导通路很多，较常见的有：G蛋白耦联受体介导的信号转导途径、受体及非受体酪氨酸蛋白激酶介导的信号转导途径、丝/苏氨酸蛋白激酶介导的信号转导途径、死亡受体介导的信号转导途经、鸟苷酸环化酶介导的信号转导途径、黏附分子介导的信号转导途径、离子通道型受体介导的信号转导途径、Wnt蛋白介导的信号转导途径、Hedgehog蛋白介导的信号转导途径、糖皮质激素受体介导的信号转导途径、甲状腺激素受体介导的信号转导途径等。以下主要介绍其中几条常见的细胞信号转导途径。

1. G蛋白耦联受体介导的信号转导途径

该信号转导途径通过配体作用于G蛋白耦联受体（GPCR）实现。GPCR的类型达2000多种，由一条7次穿膜肽链构成，称为7次跨膜受体，受体分子的胞外侧和跨膜螺旋内部有配体的结合部位，膜内侧部分有结合G蛋白的部位。GPCR配体包括多种激素（去甲肾上腺素、抗利尿激素、促甲状腺激素释放激素等）、神经递质和神经肽、趋化因子以及光、气味等，它们在细胞生长、分化、代谢和组织器官的功能调控中发挥重要作用。此外，GPCR还介导多种药物，如β肾上腺素受体阻断剂、组胺拮抗剂、抗胆碱能药物、阿片制剂等。

G 蛋白是指可与鸟嘌呤核苷酸可逆性结合的蛋白质家族，包括由 α、β 和 γ 亚单位组成的异源三聚体和小 G 蛋白（只具有 G 蛋内 α 亚基的功能），通过与 GTP 结合（激活态）和 GDP 结合（失活态）状态的转换导致信号的转导或终止。当 GPCR 被配体激活后，Gα 上的 GTP 被 GDP 取代（这是 G 蛋白激活的关键步骤），G 蛋白解离成 GTP-Gα 和 GBR 两部分，它们分别与效应蛋白作用，直接改变其功能，如离子通道的开闭或产生第二信使影响细胞反应。Gα 上的 GTPase 水解 Gα-GTP 成 Gα-GDP，G 蛋白介导的信号转导终止。此时 GDP-Gα 和 Gβγ 两部分再重新结合成无活性的三聚体。

2. 受体酪氨酸蛋白激酶介导的信号转导途径

受体酪氨酸蛋白激酶（Receptor Tyrosine Protein Kinase，RPTK）是由 50 多种受体组成的超家族，其共同的结构特征是单次跨膜受体，胞内区含有 PTK，配体以生长因子为代表，主要有表皮生长因子（EGF）、血小板源生长因子（PDGF）、血管内皮细胞生长因子（VEGF）等，与生长、分化、免疫、肿瘤等有密切关系。配体与受体胞外区结合后，受体发生二聚化使自身具备 PTK 活性并催化胞内区酪氨酸残基自身磷酸化，磷酸化的酪氨酸可被一类含有 SH2 区的蛋白质识别，通过级联反应向细胞内进行信号转导，从而引发相应的生物学效应。

3. 核受体介导的信号转导途径

如甲状腺激素受体（TR）位于细胞核内，多以同源或异源二聚体的形式与 DNA 或其他蛋白质结合，当配体（甲状腺激素）入细胞核与受体结合后，激活受体并通过 DNA 上的激素反应元件（Hormone Response Element，HRE）调节基因转录。

二、细胞信号转导的调节

细胞信号转导系统参与调节细胞的几乎所有生命活动，而信号转导蛋白的数量和功能也受到严格的调控。

（一）信号的调节

如前所述，很多因素都可以作为细胞信号引起一定细胞的信号转导系统活化，从而调节细胞结构和功能。根据配体引发细胞反应的结果不同，将其分为两大类：激动剂与拮抗剂。前者与受体结合可激活受体的内在活性；后者与受体结合可阻抑激动剂与受体配体，一般通过两种方式控制信号转导蛋白的活性。

1．配体与受体结合直接改变信号蛋白活性

如细胞内信使分子 cAMP 与二酰甘油（DAG）能分别激活蛋白激酶 A（PKA）和蛋白激酶 C（PKC）。

2．配体通过激活受体型蛋白激酶控制信号转导

如细胞外信号（如胰岛素）可使酪氨酸蛋白激酶型受体—胰岛素受体，通过激活多条信号转导通路控制糖、蛋白质代谢及细胞增生等功能。

（二）受体的调节

1．受体数量的调节

当体内配体持续增加时，配体—受体复合物可被细胞内化，内化后配体及部分受体被降解，部分受体返回胞膜重新利用，可致自身受体数量减少，称为受体下调（Down-Regulation）；持续高浓度的配体与受体结合，除可引起自身受体下调外，还可使其他受体明显增多，称为受体上调（Up-Regulation）。当受体下调时，可导致该受体介导的信号转导抑制；当受体上调时，则导致该受体介导的信号转导加强。

2．受体亲和力的调节

受体的磷酸化和脱磷酸化是调节受体亲和力的最重要方式。当然，受体的变构及受体的寡聚体化也会影响受体的亲和力。受体对配体刺激的反应增强，称为受体增敏；受体对配体刺激的反应衰退，称为受体减敏。当受体减敏时，可导致该受体介导的信号转导抑制；当受体增敏时，则导致该受体介导的信号转导加强。

一般来说，受体上调与受体增敏相联系，受体下调与受体减敏相关联。

（三）受体后调节

1．通过可逆磷酸化快速调节靶蛋白的活性

信号转导通路对靶蛋白调节的最重要方式是可逆性的磷酸化调节。多种信号转导通路中激活的蛋白激酶（如 PKA、PKB、PKC、MAPK 家族中的成员等）和磷酸酶能通过对各种效应蛋白（如调节代谢的酶、离子通道、离子泵、运输蛋白、骨架蛋白等）及转录因子（如 NF-KB、AP-1 等）进行可逆的磷酸化修饰，快速调节它们的活性和功能，产生相应的生物学效应。

以丝裂原活化蛋白激酶（MAPK）家族为例，该家族的酶包括细胞外信号调节的蛋白激酶（ERK）、c-jun N 端激酶（JNK）/应激激活的蛋白激酶（SAPK）和 p38MAPK。MAPK 家族酶的激活机制相似，都是通过磷

酸化的三步酶促级联反应进行的，即 MAPK 激酶的激酶（MAPKKK）磷酸化激活 MAPK 激酶（MAPKK），后者磷酸化后再激活 MAPK。但参与不同通路的磷酸化级联反应的酶的组成不同。研究证实，生长因子等相关刺激可作用于 ERK 通路；物理、化学因素引起的细胞外环境变化以及致炎细胞因子可调节 JNK/SAPK 通路；紫外线照射、细胞外高渗、促炎细胞因子以及细菌病原体等都能激活 P38MAPK 通路。通过 ERK 通路，调节生长、发育和分化；通过 JNK/SAPK 通路和 P38MAPK 通路，共同调节炎症反应、凋亡及生长分化。

2. 通过调控基因表达产生较缓慢的生物效应

胞外信号调节基因转录有两种方式：一是胞外信号启动细胞的信号转导，在信号通路中激活的蛋白激酶首先磷酸化细胞中现存的转录因子，使其激活并转入胞核，启动相应基因的转录过程；二是某些信号可直接进入细胞（如留体激素），与核受体结合，调节靶基因的表达而产生较为缓慢的生物学效应。

第二节　细胞信号转导异常的机制

一、信号异常

（一）体内细胞信号异常

体内神经递质、内分泌激素、体液因子等分泌异常增多或减少。

（二）体外信号异常

1. 生物损伤性刺激

生物损伤性刺激可作用于宿主细胞表面的受体或分子，激活细胞内的信号转导通路。如菌体蛋白、脂多糖等。

2. 理化损伤性刺激

如紫外线、离子射线、致癌物、应切力、渗透压改变等。

二、受体异常

（一）遗传性受体病

1．受体数量减少

如家族性高胆固醇血症是由低密度脂蛋白受体减少或功能异常所致。

2．受体结构异常

如促甲状腺激素受体（TSHR）激活型突变→甲状腺功能亢进（甲亢）。

（二）自身免疫性受体病

产生了针对自身受体的抗体。阻断型，如桥本病；刺激型，如格雷夫斯（Graves）病。

（三）继发性受体异常

由于体内配体浓度发生变化而改变自身受体或其他受体的数量和亲和力。

三、受体后信号转导成分异常

受体后的信号转导通路成分异常。由基因突变所致，见于遗传病或肿瘤；由配体异常或病理性刺激所致，如霍乱毒素引起腹泻。

第三节　细胞信号转导异常与疾病

细胞信号转导异常会导致细胞功能代谢的紊乱而引起疾病或促进疾病的发生发展。细胞信号转导异常可以局限于某一个环节，亦可同时或先后累及多个环节甚至多条信号转导途径，造成调节信号转导的网络失衡，使细胞增生、分化、凋亡、代谢及功能调控失常而引发疾病。下面举例说明几个具有代表性的细胞信号转导过弱或过强（包括单环节和多环节）引发的疾病。

一、信号转导系统减弱与疾病

信号转导障碍可见于受体数量减少、亲和力降低、阻断型抗受体抗体的作用、受体功能所需的协同因子或辅助因子缺陷、受体功能缺陷及受体后信号转导蛋白缺陷等多种异常。总的表现为靶细胞对该信号的敏感性降低或丧失，并由此引发疾病。

（一）家族性高胆固醇血症

家族性高胆固醇血症（Familial Hypercholesterolemia，FH）是由基因突变引起的低密度脂蛋白（LDL）受体缺陷症，以血浆 LDL 与胆固醇水平升高为主要特征的常染色体显性遗传性疾病。因 LDL 受体数量减少或功能异常，其对血浆 LDL 的清除能力降低，使得 FH 患者出生后血浆 LDL 含量高于正常，并出现因巨噬细胞吞噬胆固醇引起的许多部位出现的黄色结节性肿胀，即黄色瘤和早发冠心病。

在肝细胞及肝外组织的细胞膜表面广泛存在着低密度脂蛋白（LDL）受体，它能与血浆中富含胆固醇的 LDL 颗粒相结合，并经受体介导的内吞作用进入细胞。在细胞内受体与 LDL 解离，再回到细胞膜，而 LDL 则在溶酶体内降解并释放出胆固醇，满足细胞代谢需要并降低血浆胆固醇含量。人 LDL 受体为 160kD 的糖蛋白，由 839 个氨基酸残基组成，其编码基因位于 19 号染色体上。

目前已发现 LDL 受体有 150 多种突变，包括基因缺失与插入、错义与无义突变等，可干扰受体代谢的各个环节。按 LDL 受体突变的类型及分子机制可分为：受体合成受损，由于上游外显子及内含子的大片缺失使受体转录障碍；基因重排造成阅读框架移位，使编码氨基酸的密码子变成终止密码等，使之不能编码正常的受体蛋白；细胞内转运障碍，受体前体滞留在高尔基体，不能转变为成熟的受体以及向细胞膜转运受阻，受体在内质网内被降解；受体与配体结合力降低，由于编码配体结合区的碱基缺失或突变，细胞膜表面的 LDL 受体不能与 LDL 结合或结合力降低；受体内吞缺陷，因编码受体胞浆区的基因突变，与 LDL 结合的受体不能携带 LDL 进入细胞；受体再循环障碍，基因突变使内吞的受体不能在酸性 pH 下与 LDL 解离，受体在细胞内降解，不能参与再循环。

（二）非胰岛素依赖性糖尿病

非胰岛素依赖性糖尿病（Non-Insulin Dependent Diabetes Mellitus，NIDDM）又称 II 型糖尿病，占糖尿病患者总数的 90% 以上。患者除血糖升高外，血中胰岛素含量可增高、正常或轻度降低。II 型糖尿病的发病机制尚不十分清楚，但已知涉及多个信号转导异常。

1. 胰岛素受体异常

胰岛素受体属于受体 PTK 家族，由 α、β 亚单位组成。与 PDGF 受体不同，无活性的胰岛素受体在未与配体结合时即以二聚体的形式存在于细胞膜。胰岛素与受体 α 亚单位结合后，引起 β 亚单位的酪氨酸磷酸化，并在胰岛素受体底物 1/2（IRS-1/2）的参与下，与含 SH2 区的 Grb2 和 PI-3K 结合，启动与代谢和生长有关的下游信号转导过程。根据胰岛素受体异常的原因可分为：

（1）遗传性胰岛素受体异常。

由基因突变所致，包括：受体合成减少或结构异常的受体在细胞内分解破坏增多导致受体数量减少；受体与配体的亲和力降低，如受体精氨酸735 突变为丝氨酸，使合成的受体肽链不能正确折叠，与胰岛素亲和力下降；受体 PTK 活性降低，如甘氨酸 1008 突变为缬氨酸，胞内区 PTK 结构异常，磷酸化酪氨酸的能力减弱。

（2）自身免疫性胰岛素受体异常。

血液中存在抗胰岛素受体的自身抗体，这类抗体可以竞争性地抑制胰岛素与其受体结合，进而引发糖尿病。

（3）继发性胰岛素受体异常。

任何原因引起的高胰岛素血症均可使胰岛素受体继发性下调，引起胰岛素抵抗综合征。

2. 受体后信号转导异常

胰岛素与受体结合后的信号转导过程有多种信号蛋白参与，如 IRS-1/2、PI-3K 等，并通过效应蛋白 —— 葡萄糖转移蛋白 -4（Glucose Transporter Protein 4，Glut4）从细胞内向细胞膜的移位激活，介导细胞外葡萄糖进入细胞内，实施胰岛素的代谢性效应；受体的激活还通过 MAPK 通路的 ERK1/2 等的活化，实现胰岛素的细胞分化生长效应。

二、信号转导过度激活与疾病

（一）肢端肥大症和巨人症

生长激素（Growth Hormone，GH）是腺垂体分泌的多肽激素，其功能是促进机体生长。GH 的分泌受下丘脑的生长素释放激素（GHRH）和生长素释放抑制激素（GHRIH，生长抑素）的调节，GHRH 经激活 Gs，导致 AC 活性升高和 cAMP 积聚，cAMP 可促进分泌 GH 的细胞增生和分泌；生长抑素则通过减少 cAMP 水平抑制 GH 分泌。在分泌 GH 过多的垂体腺瘤中，有 30% ~ 40% 是由于编码 Gsα 的基因点突变，其特征是 Gsα 的精氨酸 [201] 为半胱氨酸或组氨酸所取代，或谷氨酰胺 227 为精氨酸或亮氨酸所取代，这些突变抑制了 GTP 酶活性，使 Gsα 处于持续激活状态，AC 活性升高，cAMP 含量增加，垂体细胞生长和分泌功能活跃。故在这些垂体腺瘤中，信号转导障碍的关键环节是 Gsα 过度激活导致的 GHRH 和生长抑素对 GH 分泌的调节失衡。GH 的过度分泌可刺激骨骼过度生长，导致成人出现肢端肥大症，儿童出现巨人症。

（二）霍乱

霍乱（Cholera）是由霍乱弧菌引起的烈性肠道传染病。霍乱弧菌通过分泌活性极强的外毒素 — 霍乱毒素（Cholera Toxin，CT）干扰细胞内信号转导过程。霍乱毒素选择性催化 Gs 亚基的精氨酸 [201] 核糖化，此时 Gs 仍可与 GTP 结合，但 GTP 酶活性丧失，不能将 GTP 水解成 GDP，从而使 Gs 处于不可逆性激活状态，不断刺激 AC 生成 cAMP，胞浆中的 cAMP 含量可增加至正常的 100 倍以上，导致小肠上皮细胞膜蛋白构型改变，大量氯离子和水分子持续转运入肠腔，引起严重的腹泻和脱水。患者起病急骤，剧烈腹泻，可因严重脱水、电解质紊乱和酸中毒，导致循环衰竭而死亡。

三、多个环节信号转导异常与疾病

（一）高血压病

正常血管平滑肌细胞（Vascular Smooth Muscle Cell，VSMC）呈非增生性的收缩表型，在神经及激素刺激下调节血管壁张力，维持组织血流量。在病理状态下，VSMC 转化为合成表型，生成和分泌多种血管活性物质、生长因子及细胞外基质，同时自身出现迁移、肥大（指细胞体积增大）和增生（指细胞数量增加）。VSMC 生物学变化可使血管壁增厚、管腔狭窄、血管顺应性降低和血管重构，在高血压病的发生与发展中起重要作用。引起 VSMC 增生肥大的细胞外信息可分为以下两点。

1. 生物化学性因素对 VSMC 的刺激

去甲肾上腺素、血管紧张素 II 和内皮素分别与 VSMC 的各自受体结合后，激活 Gq 及 PLCβ，经磷脂酰肌醇级联反应，改变细胞的功能与代谢并增强基因转录；生长因子如 PDGF 等通过作用于细胞表面的受体 TPK，引起受体酪氨酸残基自身磷酸化，经与一系列信号转导分子的相互作用，导致基因转录和蛋白质合成增加。

2. 机械性因素对血管壁细胞的刺激

血液在血管内流动和血管内压的周期性变化对内皮细胞和 VSMC 产生机械性刺激，这对维持血管稳态起重要作用，同时也是导致 VSMC 增生肥大的病理生理学因素。机械性和生物化学性刺激均可使血管壁细胞中 Ras 含量迅速升高，无活性突变的 Ras 可减弱机械力刺激引起的 ERK 激活，急性高血压和球囊损伤血管壁亦可激活 VSMC 内 ERK。激活的 ERK 转移入核，磷酸化转录因子，进而影响调节促增生肥大和细胞周期的基因表达。

（二）肿瘤

正常细胞的生长、分化及凋亡受到精细的网络调节，细胞癌变最基本的特征是增生失控、分化障碍及凋亡异常。近年来人们认识到绝大多数的癌基因表达产物在细胞信号转导系统中发挥重要作用，从多个环节干扰细胞信号转导过程，导致细胞过度增生、异常分化和凋亡减少，从而导致肿瘤发生。

1. 促进细胞增生的信号转导过强

（1）表达生长因子样物质。

某些癌基因可以编码生长因子样的活性物质，例如，sis 癌基因的表达产物与 PDGFβ 链高度同源，int-2 癌基因蛋白与成纤维细胞生长因子结构相似。此类癌基因激活可使生长因子样物质增多，以自分泌或旁分泌方式刺激细胞增生。在人类神经胶质母细胞瘤、骨肉瘤和纤维肉瘤中均可见基因异常表达。

（2）表达生长因子样受体类蛋白。

某些癌基因可以表达生长因子受体的类似物，通过模拟生长因子的功能受体起到促进细胞增生的作用，其表达量与肿瘤的生长速度密切相关。例如，癌基因编码的变异型 EGF 受体，缺乏与配体结合的膜外区，但在没有 EGF 存在的条件下，就可持续激活下游的增生信号。在人乳腺癌、肺癌、胰腺癌和卵巢癌肿瘤中已发现 EGF 受体的过度表达；在卵巢肿瘤亦可见 PDGF 受体高表达，且这些受体的表达与预后呈负相关。

（3）表达蛋白激酶类物质。

某些癌基因可通过编码的非受体 PTK 或丝 / 苏氨酸激酶类物质影响细胞信号转导过程。例如，src 癌基因产物具有高表达的 PTK 活性，在某些肿瘤中其表达增加，可催化下游信号转导分子的酪氨酸磷酸化，促进细胞异常增生。此外，它还使糖酵解酶活性增强，糖酵解增强是肿瘤细胞的代谢特点之一。癌基因编码丝 / 苏氨酸激酶类产物，可促进 MAPK 磷酸化，进而促进核内癌基因表达。

（4）表达信号转导分子类蛋白。

ras 癌基因编码的 21kD 小分子 G 蛋白 Ras，可在 Sos 催化下通过与 GTP 结合而激活下游信号转导分子。人类肿瘤组织已发现有不同性质的基因突变。变异的 Ras 与 GDP 解离速率增加或 GTP 酶活性降低，均可导致 Ras 持续活化，促增生信号增强而出现肿瘤。如前所述，人膀胱癌细胞 ras 基因编码序列第 35 位核苷酸由正常 G 突变为 C，相应的 Ras 蛋白甘氨酸 12 突变为缬氨酸，使其处于持续激活状态。

（5）表达核内蛋白类物质。

某些癌基因如 myc、fos、jun 的表达产物位于核内，能与 DNA 结合，具有直接调节转录活性的调节因子样作用。过度表达的癌基因可导致肿瘤出现，如高表达的 jun 蛋白和 fos 蛋白与 DNA 上的 AP-1 位点结合，激活基因转录，促进肿瘤发生。

2. 抑制细胞增生的信号转导过弱

细胞生长、增生受正负调控因素影响，肿瘤的发生不仅由细胞增生信号过强导致，也可由细胞生长的负调控机制减弱或丧失引起。例如，转化生长因子 β（Transforming Growth Factor β，TGFβ）对多种肿瘤细胞具有抑制增生及激活凋亡的作用。TGFβ 受体是具有丝 / 苏氨酸蛋白激酶活性的受体，分为 I 型和 II 型。II 型受体与配体结合后，与 I 型受体形成寡聚体，并使 I 型受体磷酸化，激活的 I 型受体能使 Smad 蛋白家族的丝 / 苏氨酸残基磷酸化，之后 Smad 以二聚体的形式转入核内，调节靶基因的转录，通过抑制细胞周期素依赖激酶 4（CDK4）的表达，诱导 P21wafl 等 CDK 抑制因子的产生，将细胞阻滞于 G1 期。

已发现在肿瘤细胞中，如胃肠道癌、肝癌及淋巴瘤中有 TGFβ II 型受体的突变，并在多种肿瘤中证实有 Smad4 的失活、突变或缺失。受体和 Smad 的突变可使 TGFβ 的信号转导出现障碍，使细胞逃脱 TGFβ 的增生负调控，从而导致肿瘤发生。此外，TGFβ 可通过促进细胞外基质的生成和刺激肿瘤组织血管的增生，促进肿瘤的发生和发展。

综上所述，细胞信号转导异常对疾病的发生发展具有多方面的影响。其发生原因也是多种多样的，如基因突变、细菌毒素、细胞因子、自身抗体和应激等均可造成细胞信号转导过程的原发性或继发性损伤。细胞信号转导异常可以局限于单一环节，亦可同时或先后累及多个环节甚至多条信号转导途径，造成调节信号转导的网络失衡，引起复杂多变的表现形式。细胞信号转导异常在疾病中的作用亦表现为多样性，既可作为疾病的直接原因，引起特定疾病的发生；亦可干扰疾病的某个环节，导致特异性症状或体征的产生。细胞信号转导异常还可介导某些非特异性反应，出现在不同的疾病过程中。随着研究的不断深入，已经发现越来越多的疾病或病理过程中存在着信号转导异常，认识其变化规律及其在疾病发生发展中的病理生理意义，不但可以揭示疾病的分子机制，还为疾病的防治提出了新的方向。

第四节　细胞信号转导异常疾病防治的病理生理学基础

　　近30年来，人们对细胞信号转导系统的研究取得了很大的进展，这些进展不仅阐明了细胞生长、分化、凋亡以及功能和代谢的调控机制，揭示了信号转导异常与疾病的关联，还为新疗法和新一代药物的设计提供了新思路和作用的新靶点。以纠正信号转导异常为目的的生物疗法和药物设计已成为近年来一个新的研究热点。

　　迄今为止，在临床上已试用了"信号转导疗法"来治疗细胞信号转导异常引发的一系列疾病。例如，多种受体的激动剂和拮抗剂、离子通道的阻滞剂、蛋白激酶（如PTK、PKC、PKA、p38MAPK）的抑制剂等，它们中有些在临床应用时已表现出了明确的疗效，有些也已显示出一定的应用前景。如帕金森病患者的脑中多巴胺浓度降低，可通过补充其前体物质，调整细胞外信息分子水平进行治疗。而针对一些受体的过度激活或抑制引起的疾病，可分别采用受体拮抗剂或受体激动剂来达到治疗目的。此外，调节细胞内信使分子或信号转导蛋白水平也是临床上使用较多的方法，如调节胞内钙浓度的钙通道阻滞剂、维持细胞cAMP浓度的β受体阻滞剂等均在疾病的治疗中应用广泛。由于85%与肿瘤相关的原癌基因和癌基因产物是PTK，且肿瘤时PTK活性常常升高，故肿瘤治疗中常以PTK为治疗靶点，阻断细胞增生。

第十章

细胞增殖异常、凋亡异常与疾病

第一节　细胞增殖异常与疾病

细胞增殖指细胞分裂和再生的过程，细胞通过分裂进行增殖，使遗传信息传给子代，保持物种的延续性和数量增多。细胞增殖是通过细胞周期来实现的。

一、细胞周期的概述

细胞周期指增殖细胞从一次分裂结束到下一次分裂终止的间隔时间或过程。细胞依次经过 G1→S→G2→M 而完成其增生，其中最关键的是 S 期，在此期中的细胞进行 DNA 倍增和染色体复制。

（一）周期性细胞

周期性细胞也称连续分裂细胞，它们担负着机体组织生长和修复任务。周期性细胞始终处于增生和死亡的动态平衡中，不断地增生以补充衰老脱落或死亡的细胞，这种更新称为稳态更新。

（二）G0 期细胞

G0 期细胞也称休眠细胞，可暂时脱离细胞周期，不进行增生。在遭遇损伤或应激等刺激后可返回细胞周期，进行细胞增生，这种更新称为条件性更新。

（三）终端分化细胞

终端分化细胞也称不分裂细胞。一般情况下，这些细胞不可逆地脱离细胞周期、丧失增生能力并具一定生理功能。有研究表明这些细胞在特定的条件下可返回细胞周期，进行细胞增生。

（四）细胞周期的特点

1. 单向性

单向性即细胞只能沿 G1→S→G2→M 方向推进而不能逆行。

2. 阶段性

各期细胞形态和代谢特点有明显差异，细胞可因某种原因在某时相停滞下来，待生长条件适合后，细胞又可重新活跃到下一时相。

3．检查点

控制各时相交叉处存在着的检查点（Checkpoint），决定细胞下一步的增生分化趋向。细胞微环境影响，细胞周期是否顺利推进与细胞外信号、条件等密切相关。

二、细胞周期的调控

（一）细胞周期自身调控

细胞周期的运行由周期素（Cyclin）和周期素依赖性激酶（CDK）的结合和解聚驱动，主要依赖细胞的 Cyclin 在细胞周期不同时相进行合成与降解，通过 CDK 有序地磷酸化和去磷酸化来调节，也可由 CDK 抑制因子（CDI）时相变化等来实现。

在细胞周期中，Cyclin 与 CDK 形成复合体，激活 CDK，推动细胞周期进行；当 CDI 介入形成 Cyclin/CDK/CDI 复合体或使 Cyclin 减少、CDK 活性受到抑制时，就终止细胞周期行进，这种"开"与"关"似的调控，在细胞周期过程中，根据实际需要有序进行，使细胞周期运行与环境和发育相一致。

在生物进化过程中，细胞发展出了一套确保细胞周期中 DNA 复制和染色体分配质量的检查机制，通常称为细胞周期检查点。这些检查点的种类与构成如下。

（1）检查点种类包括 DNA 损伤检查点、DNA 复制检查点、染色体分离检查点和纺锤体组装检查点。

（2）检查点构成包括探测器、传感器和效应器。

①探测器，负责检测上一期进展的质量问题。

②传感器，将探测器所检获的"出了质量问题"信号下传。

③效应器，由效应器去中断细胞周期进程并开动修复机制。

（二）细胞外信号对细胞周期的调控

细胞外信号包括细胞因子、激素、基质、营养等，可分为增生信号和抑制信号。增生信号如大多数肽类生长因子等可促使 G0 期细胞进入细胞周期，抑制信号如 TGF-β 在体内外能广泛抑制正常细胞和肿瘤细胞生长。

三、细胞周期调控异常与疾病

（一）细胞增生过度（以肿瘤为例）

1. 周期素（Cyclin）过度表达

基因扩增；染色体倒位；染色体易位。

2. 周期依赖性激酶（CDK）的增多

常见的是 CDK4 和 CDK6 的过度表达。

3. CDK 抑制因子（CKI）表达不足和突变

（1）InK4 失活（以缺失为主，错义突变也较常见）→ 细胞周期调控紊乱

（2）Kip 含量减少（如 $p21^{kipl}$）→抑制细胞增生的作用减弱→过度增生、分化不良。

4. 检查点功能障碍

（以 P53 基因为例，p53 是目前了解的人类肿瘤中突变率最高的基因之一）P53 缺失 → 细胞周期中可产生多个中心粒 → 有丝分裂时染色体分离异常 → 染色体数目和 DNA 倍数改变→逃避免疫监视而演变成恶性肿瘤细胞。

（二）细胞增生缺陷

增生缺陷可导致衰老、再生障碍性贫血、糖尿病肾病、神经系统退行性疾病等。如糖尿病肾病与 P27 过度表达和 pRb 低磷酸化状态协同作用抑制肾小管上皮细胞、系膜细胞或血管内皮细胞的增生有关。

四、调控细胞周期与疾病的防治（以肿瘤为例）

调控与防治方法有以下四点。

（1）合理利用增生相关信号。如表皮生长因子的作用为乳腺癌治疗提供新的靶点。

（2）抑制周期素和（或）细胞周期素依赖性激酶的表达和活性。

（3）提高细胞周期素依赖性激酶抑制因子的表达和活性，修复缺陷的细胞周期调控机制可达到抑瘤作用。

（4）修复或利用缺陷的细胞周期检查点。

第二节　细胞凋亡

一、细胞凋亡概念的提出

在生物学及医学领域中，细胞死亡与坏死在相当长的时期内是同义词。直到 20 世纪 60 年代，病理学家克尔（Kerr）在形态学上描述了一种发生在肝静脉结扎后，肝实质发生退行性变时的细胞死亡方式，这种死亡细胞变圆固缩，散在分布。克尔当时将这种细胞死亡方式命名为固缩坏死（Shrinkage Necrosis）。但固缩坏死在形态学上与坏死明显不同。因此，1972 年，克尔等用古希腊语 apoptosis（apo：离开；ptosis：落下）提出了细胞凋亡的概念。经过后来诸多学者的研究，人们对细胞凋亡的意义有了更深入的认识，认为凋亡是生物体普遍存在的一种基本生物学现象，主要是指细胞在某些体内外因素的作用下触发细胞内预存的死亡基因，从而导致细胞主动而有序的消亡过程，也可以理解为细胞的"自杀"，广泛发生于胚胎形成、器官发育、组织更新、受损和衰老细胞的清除、维持组织器官中细胞数目的恒定等生理和病理过程。

凋亡和坏死是两种不同的过程和生物学现象，它们在诱导因素、形态学改变、生物化学代谢、发生机制及对机体的意义等方面有本质的区别。细胞凋亡的生物学作用主要有：清除无用的细胞；清除发育不正常的细胞；清除已完成任务的细胞；清除有害的细胞。

二、细胞凋亡的主要特征

（一）形态学特征

1．细胞膜

细胞凋亡过程中往往首先出现的是表面微绒毛消失，细胞突起及细胞表面皱褶消失，与周围细胞脱节，随后胞质脱水、胞膜空泡化（Blebbing），细胞表面出泡，称为出芽（Budding）。细胞膜上会新出现一些生物大分子，如磷脂酰丝氨酸（Phosphatidylserine）的外翻，这些生物分子的出现与凋亡细胞的清除有关。

2．细胞核

（1）染色质浓缩凝聚：核 DNA 在核小体连接处断裂成核小体片段，

并向核膜下或中央部异染色质区聚集，形成浓缩的染色质块。凋亡细胞中染色质块聚集于核膜下，称为染色质边集（Margination）；或聚集于核中央部，称染色质中集。

（2）核碎片：染色质进一步凝聚，核膜在核孔处断裂；随后核膜包裹分割染色质，形成核碎片。

3．细胞质

（1）胞质浓缩：细胞脱水固缩（Condensation），细胞质明显浓缩。

（2）细胞器主要包括如下。

①线粒体空泡化。

②凋亡细胞内的内质网腔多数呈扩大化。

③疏松有序的细胞骨架结构变得致密紊乱。

4．凋亡小体形成

凋亡细胞内聚集的染色质块经核碎裂形成大小不等的染色质块，然后整个细胞通过发芽、起泡等方式形成一个球形的膜包小体，内含胞质、细胞器和核碎片，脱落形成凋亡小体（Apoptosis Body），这是凋亡细胞最显著的形态学变化。

尽管典型的凋亡细胞有其显著的形态学特征，但在组织学上要清楚地识别凋亡并非易事，主要是因为以下五点。

（1）凋亡细胞常以单个分布。

（2）大多数凋亡小体体积很小，在光学显微镜下不易辨别。

（3）凋亡过程进行很快，凋亡小体形成后很快被邻近细胞吞噬。

（4）相邻的细胞缺乏炎症反应。

（5）细胞死亡的组织学标准，如固缩和核碎裂都可以在凋亡和坏死的某阶段出现，使凋亡和坏死有时难以区分。因此，判断凋亡的存在除根据形态特征外，常需结合一些生化检测手段。

（二）生化特征

1．内源性核酸内切酶激活引起 DNA 的片段化断裂

内源性核酸内切酶（Endonuclease）是细胞内能切割 DNA 链间磷酸二酯键的蛋白分子，它是在凋亡过程中将 DNA 切割成片段的执行者。常见的有脱氧核糖核酸酶Ⅰ（DNase Ⅰ）、脱氧核糖核酸酶Ⅱ（DNase Ⅱ）、Nuc-18 等。

DNA 链上大约每隔 200 个核苷酸就有一个核小体（Nucleosome）。核小体之间的连接区最易受核酸内切酶攻击而发生断裂，因此核酸内切酶激

活后引起的细胞核 DNA 降解片段常呈 180 ～ 200bp 或为其倍数。作 DNA 凝胶蛋白电泳时，这些片段可以呈典型的"梯状条带"（Ladder Pattern）。染色质 DNA 规律性的片段化断裂是细胞凋亡的结局，也是细胞凋亡发生的判断指标之一。另外，由于凋亡细胞核内 DNA 断裂，因此可用末端脱氧核苷酸转移酶介导的切口末端标记法（TUNEL）标记断端，使凋亡细胞染色，这成为在组织细胞形态方面判断凋亡发生的重要方法之一。

2．胞质 Ca^{2+} 超载

胞质 Ca^{2+} 与细胞凋亡关系密切。胞内 Ca^{2+} 库释放，胞外 Ca^{2+} 内流促使胞质 Ca^{2+} 浓度持续升高，从而导致细胞凋亡；Ca^{2+} 的释放可以打破细胞内结构的稳定，导致细胞凋亡。

3．胞质 pH 变化

细胞凋亡伴随胞质 pH 降低，胞质酸化。胞质酸化主要是激活酸性 DNase Ⅱ，导致细胞凋亡。pH 降低也增强了一些酸性功能蛋白，如谷氨酰胺转移酶等在细胞凋亡中的作用。

4．其他生化改变

凋亡发生时，线粒体内膜跨膜电位降低，呼吸链受损，活性氧（Reactive Oxygen Species，ROS）增多，ATP 生成减少。线粒体通透性转换孔开放和线粒体膜通透性增高，因而线粒体内多种促凋亡因子，如细胞色素 C、凋亡诱导因子（Apoptotic Inducing Factor，AIF）、凋亡蛋白酶激活因子（Apoptosis Protease Activating Factor，Apaf）等释放进入细胞质。

三、凋亡蛋白酶——细胞凋亡的执行器

（一）概念

凋亡蛋白酶的全称为含半胱氨酸的天冬氨酸特异蛋白酶（Cysteine-Containing Aspartate Specific Protease，Caspase），是一类对底物天冬氨酸有特异性水解作用、活性中心富含半脱氨酸的蛋白酶家族，在促凋亡信号的作用下被激活。最先发现的 Caspase 是 IL-1β 转化酶（Interleukin-1β Converting Enzyme，ICE），即 Caspase-1，随后又发现了一系列的 Caspase，以序号区分（Caspase-1 ～ Caspase-14），是人类目前研究得较为清楚的细胞凋亡执行者。

（二）结构特点

Caspase 成员通常以分子量 30 000 ～ 50 000 的无活性的酶原或前体

（Procaspase）形式存在，它们必须在邻近天冬氨酸的位置切开后释放出一个大亚单位和一个小亚单位，形成 α2β2 四聚体，才具有酶活性。Caspase 各结构域之间具有由天冬氨酸水解酶识别的相同结构分隔，这提示 Procaspase 可以自身活化或者被具有相同结构特点的酶活化。Caspase 是一种高度特异的蛋白酶，它具有在天冬氨酸之后剪切蛋白的特点。Caspase 分为启动型（Caspase-8 ～ Caspase-10）和效应型（Caspase-3、Caspase-6、Caspase-7）两类。前者接受凋亡信号，与死亡受体 Fas 结合后，启动凋亡或激活下游分子，后者再降解细胞骨架、蛋白质、核酸等。

（三）caspases 引起细胞凋亡的机制

caspase 在凋亡中的作用包括如下。

（1）灭活凋亡抑制蛋白。

正常细胞中 caspase 激活的脱氧核糖核酸酶（Caspase-Activated Deoxyribonuclease，CAD）与抑制物（Inhibitor of Caspase-Activated Deoxyribonuclease，ICAD）结合，不具有催化活性。

（2）灭活 Bel-2 并产生一些可促进凋亡的片段。

（3）水解细胞的蛋白质结构，分解与细胞骨架构成相关的蛋白，瓦解核结构成核碎片，导致细胞解体，形成凋亡小体。

（4）在凋亡级联反应中水解相应的活性蛋白，从而使该蛋白获得或丧失某种功能，如 Caspase-9 可使 ProCaspase-3 激活，Caspase-3 一般被认为是凋亡的重要执行者。

（5）裂解细胞周期蛋白。

（6）将磷脂酰丝氨酸暴露于细胞表面。

四、细胞凋亡调控相关的基因

目前认为，有数十种基因参与细胞凋亡的调控，这些参与细胞凋亡调控的基因称为凋亡相关基因。它们大致上可以分为两大类：一类为凋亡促进基因；另一类为凋亡抑制基因。

（一）ced 基因家族

有关细胞凋亡的基因调控资料，最早和最完整的来自于对秀丽隐杆线虫（Caenorhabditis Elegans）体细胞凋亡的研究。研究发现，共有 10 余个基因与其细胞凋亡相关，统称为 ced 基因（Caenorhabditis Elegans Death Gene）。这些基因分别调控秀丽隐杆线虫发育过程中 131 个体细胞的消亡。目前人们对 ced-3、ced-4 和 ced-9 的功能有较为深入的研究。其中 ced-3

和 ced-4 是细胞凋亡所必需的，起促凋亡作用，被称为"杀手基因"，而 ced-9 具有抑制凋亡的作用。在哺乳动物中，ced 的同源类似物已经确定。

（1）ced-3 与 Caspase-1（Interleukin-1β Converting Enzyme，ICE）高度同源。

（2）ced-4 的同源类似物是 Apaf-1（Apoptotic Protease Activating Factor-1）。

（3）ced-9 的哺乳动物同源类似物是 BcL-2 家族。这表明从线虫到哺乳动物，细胞凋亡的分子机制是非常保守的。

（二）BcL-2 基因家族

Bcl-2 全名为 B 细胞淋巴瘤/白血病 2 基因（Bcl-2），是第 1 个被确认有抑制凋亡作用的癌基因，因从淋巴瘤细胞分离出而得名。Bcl-2 广泛存在于造血细胞、上皮细胞、淋巴细胞、神经细胞及多种瘤细胞中，Bcl-2 蛋白的亚细胞定位已经明确，主要分布在线粒体外膜、细胞膜内表面、内质网、核膜等处。Bcl-2 蛋白在进化过程中高度保守，主要功能是阻抑多种诱导因素引起的细胞凋亡。因此，Bcl-2 的高表达，除了能够延缓在缺乏生长因子状态下细胞的死亡以外，还可导致肿瘤细胞对射线和抗癌药物的耐受性增强，与多种肿瘤的发生、转移密切相关。目前认为，Bcl-2 抗凋亡机制与下列因素有关。

（1）抗氧化作用。

（2）抑制线粒体释放促凋亡的蛋白质，如细胞色素 C 和凋亡诱导因子。

（3）抑制促凋亡性调节蛋白 Bax 和 Bak 的细胞毒作用。

（4）抑制凋亡蛋白酶的激活。

（5）维持细胞钙稳态。

目前发现 Bcl-2 有众多成员，多数成员间有两个结构同源区域，Bcl-2 成员之间的二聚体化是功能实现或功能调节的重要形式。按其功能可分为促进凋亡和抑制凋亡两大类。抗凋亡 Bcl-2 家族成员包括 Bcl-2、Bcl-XL、Bcl-w，它们能使细胞免受凋亡；促凋亡 Bcl-2 家族成员包括 Bax、Bd-xs、Bak、Bid 等。以 bd-x 为例，此基因可翻译转录两种蛋白质 Bcl-XL 和 Bcl-，前者抑制凋亡，后者促进凋亡。促凋亡和抗凋亡成员间的相互作用决定了细胞死亡的阈值。

（三）Fas

Fas 又称 CD95 或 apo-1，是一种凋亡促进基因。Fas 蛋白是一种跨膜蛋白，伸向细胞质的部分有一段与 TNF-a 和神经生长因子（NGF）受体高度同源。

因此，Fas 是 TNF-a 受体超家族的一员，其分子由 3 个部分组成。

1. 膜外区

即 N 端，由 155 个氨基酸组成，其氨基酸序列相对保守，具有膜受体的特性。

2. 跨膜区

位于分子结构中段，由 15 个氨基酸组成。

3. 膜内区

即 C 端，由 145 个氨基酸组成，其中有一段由 80 个氨基酸组成的肽链，在细胞凋亡过程中起信号转导作用，称为"死亡域"（Death Domain）。

Fas 配体（Fas Ligand，FasL）是由 281 个氨基酸组成的 II 型跨膜蛋白，也分胞外区、跨膜区、膜内区 3 个部分。FasL 与 Fas 结合后可以转导凋亡信号，导致细胞凋亡。Fas 作为一种普遍表达的受体分子，可出现于多种细胞表面，但 FasL 的表达却有其特点，通常只出现在活化的 T 细胞和 NK 细胞上，因而已被活化的杀伤性免疫细胞往往能够最有效地以凋亡途径导致靶细胞死亡。

（四）p53

p53 是一种与细胞凋亡调控关系密切的抗癌基因，参与细胞生长、分化及死亡的调控。它分成两种类型：野生型 p53（Wild-Type p53，wtp53）和突变型 p53。wtp53 能够在各种条件下引导或促进凋亡。其主要机制是：正常细胞中，p53 的表达水平很低，当致病因素引起 DNA 损伤时，p53 表达大量增加，wtp53 编码的 p53 蛋白是一种 DNA 结合蛋白，它在细胞周期的 G1 期发挥"检查点"（Check Point）作用，负责检查染色体 DNA 是否损伤。一旦发现有缺陷的 DNA，它就刺激细胞周期依赖激酶抑制因子的表达（Cyclin Dependent Kinase Inhibitor，CKI），使细胞分裂停止于 G1 期，并启动 DNA 修复机制。如果 DNA 受损严重，修复失败，wtp53 即启动凋亡，把可能癌变的细胞从体内清除。因此，wtP53 起到了"分子警察"（Molecular Policeman）的作用。突变型 p53 则不具有促进细胞凋亡的作用。

（五）其他

某些癌基因、抑癌基因及病毒基因等也与细胞凋亡密切相关。例如，C-myc 蛋白既可刺激细胞增生，也可诱导细胞凋亡，具有双向的调节作用。细胞在 C-myc 基因作用下的结局取决于细胞接受何种信号及细胞所处的生长环境，如果为存活刺激信号，细胞就处于增生状态，反之就发生凋亡。crmA 是一种来源于牛痘病毒的 Caspase 特异性抑制剂，具有抑制凋亡的作用。

另外，还有一些基因在调控凋亡过程中的作用尚待进一步的研究。如 c-jun，c-fos，myb 等。

五、细胞凋亡的调控途径

不同细胞在不同环境下受到不同刺激因素的作用，其凋亡调控及信号转导的机制非常复杂，并且各通路之间存在错综复杂的关系。下面对死亡受体介导的凋亡途径和线粒体介导的凋亡通路进行重点阐述。

（一）死亡受体介导的凋亡途径

死亡受体途径由胞外肿瘤坏死因子 α（TNF-α）超家族的死亡配体，如 TNF-α、FasL 和相关的细胞表面死亡受体如肿瘤坏死因子受体（TNFR）、Fas 结合而启动。Fas 分子介导的细胞凋亡信号通路包括以下 3 个步骤。

1. 死亡受体分子的活化

死亡配体（FasL）与其相应的死亡受体（Fas）结合后三聚体化，使 3 个 Fas 分子的死亡结构域相聚成簇，与胞质中另一种带有相同死亡结构域的连接蛋白 FADD（Fas-Associated Death Domain，FADD）结合，FADD 由 C 端（DD 结构域）和 N 端两部分组成。

2. 死亡诱导信号复合体（Death-Inducing Signaling Complex，DISC）的形成

FADD 分子 N 端含有可与 pro-Caspase-8 相结合的死亡效应器结构域（Death Effector Domain，DED），募集多个 pro-Caspase-8 酶原分子，这样由 FasL-Fas-FADD-Pro-Caspase-8 串联构成的复合物称为"DISC"。

3. Caspase 家族的活化

DISC 中由于聚合多个 pro-Caspase-8 分子而导致自身的水解与活化，Caspase-8 分子转变成有活性的双链蛋白而引起随后的级联反应，依次激活其同源酶家族中其他酶原，形成自身激活瀑布（如 Caspase-8→Caspase-6，7→Caspase-3），导致细胞发生凋亡。此外，活化的 Caspase-8 同时能激活 Bcl-2 家族的促凋亡因子 Bid，形成一种截短的 Bid（Truncated Bid，tBid），后者转移到线粒体，破坏线粒体膜的通透性，进而把死亡受体通路和线粒体通路联系起来。因此，Fas/FasL 是转导凋亡信号的一条重要途径。

如前所述，死亡受体途径与线粒体途径在激活 Caspase-3 时交会，两者间的交叉对话（Cross-talk）是通过促凋亡的 Bcl-2 家族成员 Bid 实现的。因此，死亡受体介导的凋亡途径也包括细胞色素 C 从线粒体的释放。

（二）线粒体介导的凋亡通路

线粒体是细胞凋亡的一个重要调节途径。一般认为，氧化应激所致的损伤和钙稳态失衡等可作用于线粒体，导致线粒体膜通透性增高，凋亡过程中线粒体的超微结构可能变化不大，但其功能已显著改变。例如，一些促凋亡的 Bcl-2 家族成员如 bax，bad 和 Bid 等能够在线粒体和细胞质间穿梭，这些促凋亡成员可通过蛋白裂解、去磷酸化等机制激活细胞凋亡途径。

（1）线粒体跨膜电位（Mitochondrial Membrane Potential，$\triangle \psi m$）下降。

线粒体跨膜电位的下降早于核酸酶的激活，组织缺血、缺氧等都可以导致线粒体跨膜电位下降。一旦线粒体跨膜电位降低，细胞就会进入不可逆的凋亡过程。并且，实验证明，如果能稳定线粒体跨膜电位就能防止细胞凋亡的发生。

（2）线粒体通透性转换孔（Mitochondrial Permeability Transition Pore，PTP）开放 PTP 是由多个蛋白质组成的连通线粒体内膜与外膜的通透性转变孔道。某些刺激如钙超载、氧化应激、缺血 / 再灌注等，能诱导 PTP 的形成并使其处于开放状态。PTP 开放使水和离子大量进入线粒体基质，使基质水肿，线粒体膜通透性增大。

（3）促凋亡因子释放和 Caspases 激活。

PTP 开放使得一系列促凋亡因子释放，包括凋亡诱导因子（Apoptotic Inducing Factor，AIF）、细胞色素 C（cytochrome C，cyt C）、凋亡蛋白酶激活因子 -1（Apoptotic Protease Activiting Factor-1，Apaf-1）等。现在已知 cyt C 从线粒体释放是细胞凋亡的关键步骤。

① cyt C 在 dATP 存在的情况下，与 Apaf-1 结合，使其形成凋亡复合体（Apoptosome）并暴露出 Caspase 活化与募集域（Caspase Activation and Recruitment Domain，CARD），激活 Procaspase-9，后者通过级联反应激活下游的 pro-Caspase-3、6、7 等，这些蛋白酶通过多个途径介导凋亡的发生。

② AIF 通过促进线粒体释放细胞色素 C 而增强凋亡的信号，可快速激活核酸内切酶，并增强 Caspase-3 的水解活性。

细胞凋亡与线粒体的结构和功能有着密切的关系。有研究表明，在非强烈因素刺激下，PTP 的开放是缓和的，既可引起 cyt C 的释放，又不会导致 ATP 含量的急剧降低，因此可以诱导细胞凋亡。但是如果细胞受到强烈刺激，PTP 持续开放，线粒体内 ATP 生成减少，细胞就会坏死。

六、内质网在细胞凋亡中的作用

内质网应激是不同于死亡受体或线粒体介导 DNA 损伤的另一条重要的

细胞凋亡途径。内质网与细胞凋亡相联系表现在以下两个方面。

1. 内质网应激引起的细胞凋亡

内质网是细胞内完成蛋白质折叠修饰的主要场所，内质网应激是指由于内质网稳态受到破坏后的一系列分子、生化的改变。目前人们对内质网未折叠蛋白质反应（Unfolded Protein Response，UPR）的研究报道较多。UPR 是真核细胞对于由各种原因引发的内质网未折叠蛋白质积累的生存适应性反应，UPR 的启动在早期起保护作用，使大部分蛋白质合成停滞，减轻内质网负荷，加速内质网伴侣分子表达，这些伴侣蛋白协助蛋白质折叠，引起内质网相关降解，清除不能正确折叠的蛋白质等。当内质网应激过度、稳态重建失败时，UPR 则可以导致细胞凋亡。内质网伴侣分子主要包括 Bip/Grp78、钙连接蛋白（Calnexin）、Grp94、钙网蛋白、C/EBP 同源蛋白质（CHOP）等。应激过程中的内质网伴侣分子具有双重作用。如 Bip 可以结合内质网上具有酶活性的跨膜蛋白，起保护作用；CHOP 则可以抑制 Bip 和抗凋亡基因 Bcl-2 的表达，促进凋亡发生。

内质网有其特异的凋亡机制。例如，对鼠类的研究，结果显示内质网发出的凋亡信号在进入凋亡的共同通路激活 Caspase-3 之前，可特异性地激活 Caspase-12。Caspase-12 位于内质网胞质面，内质网的钙离子异常可直接激活 Caspase-12，激活的 Caspase-12 进一步激活 Caspase-9 后，进入细胞凋亡的共同通路。但在人类的研究中发现 Caspase-4 位于内质网上，可以被内质网应激激活，所以在人类中 Caspase-4 可能起到了对 Caspase-12 的替代作用。

2. 内质网对 Ca^{2+} 的调控

内质网是细胞内 Ca^{2+} 的主要储存库。大量实验表明，很多细胞在凋亡早期就会出现胞质内 Ca^{2+} 浓度迅速持续升高的现象，这种浓度升高来源于细胞外 Ca^{2+} 的内流和细胞内钙库（如内质网）的释放。

细胞内钙超载激活细胞多种钙依赖酶的活性参与凋亡发生。除此以外，内质网内钙离子稳态的改变可作用于内质网功能的多个环节，导致细胞凋亡。

（1）内质网的钙释放参与 Bad 和 Caspase 在不同诱因凋亡中的激活。

（2）三磷酸肌醇介导的钙离子释放与凋亡直接相关。

（3）破坏内质网内钙离子的稳态可以导致内质网应激，包括内质网超负荷反应和前述的 UPR 反应，激活凋亡通路。

（4）内质网是细胞内最主要的蛋白质合成折叠的场所，在内质网内存在多组相关的酶系统，这些酶的大部分功能与钙离子的动态变化密切相关。

从对细胞凋亡相关机制的研究中可以看出，介导凋亡的机制可以单独发挥作用，也可联合发挥作用。但是，目前人们认为这些机制相互间的"交互通话"（Cross Talk）在细胞凋亡过程中是更为普遍的现象。故有人用"细胞凋亡发生中存在恶性网络学说"（Deleterious Network Hypothesis）来全面地解释凋亡的发生。

第三节　细胞凋亡异常与疾病

一、细胞凋亡的概述

细胞凋亡是由体内、外因素触发细胞内预存的死亡程序而导致的细胞死亡过程，也称为程序性细胞死亡。

二、细胞凋亡的调控

（一）细胞凋亡调控相关信号

主要包括生理性凋亡相关信号与病理性凋亡信号。

（1）生理性凋亡相关信号是激素和细胞因子直接作用和间接作用。

（2）病理性凋亡信号包括射线、化学毒素、病毒感染等。

（二）细胞凋亡调控相关信号转导通路

主要有以下三种。

（1）死亡受体介导的凋亡通路。

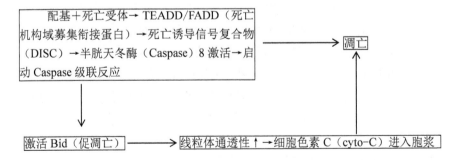

（2）线粒体介导的凋亡通路。

$$
\begin{array}{c}
\text{氧化应激} \\
\text{钙稳态失衡等}
\end{array} \rightarrow
\begin{array}{c}
\text{线粒体} \\
\text{通透性} \uparrow
\end{array} \rightarrow
\left\{
\begin{array}{c}
\text{细胞色素 C} \\
\text{凋亡诱导因子（AIF）} \\
\text{凋亡蛋白酶激活因子 1（Apaf-1）}
\end{array}
\right\} \rightarrow
$$

$$
\begin{array}{c}
\text{依次激活 caspase9、3、6、7 等} \\
\text{激活核酸内切酶}
\end{array} \rightarrow \text{凋亡}
$$

（3）内质网介导的凋亡通路。

（三）细胞凋亡的基因调控

1．Bcl-2 凋亡抑制基因

Bcl-2 的高表达能阻抑多种凋亡诱导因素（如射线、化学药物等）引发的细胞凋亡。其主要机制如下。

（1）直接抗氧化。

（2）抑制线粒体释放促凋亡的蛋白质，如细胞色素 C 和凋亡诱导因子（AIF）。

（3）抑制促凋亡性调节蛋白 Bax 和 Bak 的细胞毒作用；抑制半胱天冬酶（Caspases）的激活。

（4）维持细胞钙稳态。

2．p53

拥有"分子警察"的美誉。野生型 p53 在细胞周期的 G1 期发挥检查点的功能，负责检查染色体 DNA 是否有损伤，一旦发现有缺陷的 DNA，它就刺激 CIP 的表达，阻止细胞进入细胞周期，并启动 DNA 修复机制；如果修复失败，p53 则启动细胞凋亡机制，把可能演变为恶性肿瘤的细胞消灭在萌芽状态。

3．其他

癌基因 C-myc 既能诱导细胞增生，也能诱导细胞凋亡，具有双向调节作用。

（四）细胞凋亡调控相关的酶

与细胞凋亡调控相关的酶主要有以下三种。

（1）半胱天冬酶（Caspases）分为启动型（如 Caspase-8/9/10）和效应型（如 Caspase-3/6/7）。目前已知的 Caspase 功能有：

①灭活凋亡抑制蛋白。

②直接作用于细胞结构并使之解体。

③分解与细胞骨架构成相关的蛋白质。

④瓦解核结构，使细胞降解为凋亡小体。

（2）内源性核酸内切酶。作用于 DNA 核小体连接区，导致 DNA 断裂成核小体倍数大的片段，即 180～200bp 倍数大的片段，在琼脂糖凝胶电泳上出现典型的"阶梯状 DNA 区带"。

（3）其他谷氨酰胺酶、需钙蛋白酶等。

三、细胞凋亡调控异常与疾病

（一）细胞凋亡不足与疾病

以细胞凋亡不足为特征的疾病包括肿瘤、自身免疫疾病和某些病毒感染疾病等。细胞凋亡不足会导致细胞群体的稳态被破坏，病变细胞异常增多或病变组织体积增大，使器官功能异常。

1. 肿瘤

目前人们认为细胞增殖和分化异常是肿瘤发病的一个途径，凋亡受抑、细胞死亡不足是肿瘤发病的另一途径。多种肿瘤组织（如前列腺癌、结肠癌等）中 Bcl-2 基因的表达显著高于周围正常组织，表明这些肿瘤与细胞凋亡减弱有关。大约 60% 的肿瘤中有 p53 的突变。p53 基因是目前最受关注的抑癌基因，当 p53 基因突变或缺失时，细胞凋亡减弱，机体肿瘤的发生率会明显增加。因此，细胞凋亡在机体与肿瘤细胞的对抗中，具有十分重要的生物学意义。

2. 自身免疫病

自身免疫病最主要的特征是自身抗原受到自身抗体或致敏 T 淋巴细胞的攻击，造成器官组织损伤。正常情况下，免疫系统在发育过程中已将针对自身抗原的免疫细胞有效消除，其主要方式就是细胞凋亡。胸腺通过正向选择将具有与非己抗原 -MHC 抗原结合的 TGR 的单阳性细胞选择性保留和存活下来，并进入外周 T 细胞库。这样可以确保正向选择的 T 细胞不会针对自身抗原而仅针对非己抗原产生免疫反应。胸腺通过负向选择将具有与自身抗原 -MHC 抗原有高度亲和力的 TCR 的双阳性细胞选择性去除，即在自身抗原与胸腺上皮细胞膜的 MHC 分子共同作用下，通过细胞凋亡而被清除。如果胸腺功能异常，负选择机制失调，那些针对身抗原的 T 细胞就可存活，并得到不应有的增生，进而攻击自身组织，产生自身免疫病，如多发性硬化症、胰岛素依赖型糖尿病、慢性甲状腺炎等。

（二）细胞凋亡过度与疾病

1. 心血管疾病

细胞凋亡现象贯穿心血管细胞增生、分化、发育和成熟的过程，内皮细胞、平滑肌细胞和心肌细胞普遍存在凋亡现象。

细胞凋亡造成的心血管疾病主要包括以下两方面。

（1）心肌缺血与缺血—再灌注损伤。

既往认为心肌缺血或缺血—再灌注损伤造成的心肌细胞死亡形式是坏死。目前的研究表明，该种心肌细胞损伤不但有坏死，也有凋亡。对于心肌细胞的坏死，目前人们尚无办法干预，但细胞凋亡是受一系列程序控制的过程，人们有可能通过干预死亡程序来加以挽救。因此，人们研究细胞凋亡给心肌缺血或缺血—再灌注损伤的防治开辟了一条新的途径。

心肌缺血与缺血—再灌注损伤的细胞凋亡有如下特点：缺血早期以细胞凋亡为主，晚期以细胞坏死为主；在梗死灶的中央通常以细胞坏死为主，梗死灶周边部分以细胞凋亡为主；轻度缺血以细胞凋亡为主，重度缺血通常导致细胞坏死；在一定的时间范围内，缺血—再灌注损伤时出现的细胞凋亡比同时间的单纯缺血更严重；急性、严重的心肌缺血（如心肌梗死）以心肌坏死为主，而慢性、轻度的心肌缺血则会导致细胞凋亡。

（2）心力衰竭。

近年来有关细胞凋亡与心力衰竭关系的研究已表明，心肌细胞凋亡造成心肌细胞数量减少可能是导致心力衰竭发生、发展的原因之一。心力衰竭发生、发展过程中出现的许多病理因素如氧化应激、压力或容易负荷过重、神经内分泌失调、细胞因子（如 TNF）缺血与缺氧等都可诱导心肌细胞凋亡。

2. 神经元退行性疾病

在神经系统疾病中有一类以特定神经元进行性丧失为其病理特征的疾病，如阿尔茨海默病（AD）、帕金森病、亨廷顿病（Huntington）、多发性硬化症等。人们对 AD 的研究最多。现有研究表明：AD 造成神经元丧失的主要机制是细胞凋亡。有多种因素可导致神经元凋亡，包括β-淀粉样蛋白、钙超载、氧化应激及神经生长因子分泌不足等。

3. 病毒感染

由人免疫缺陷病毒（HIV）感染引起的 AIDS 具有传播速度快、无特效疗法和死亡率高等特点，其关键的发病机制是 CD^{4+} 淋巴细胞被选择性破坏，致其数量锐减，引起相关免疫功能缺陷。细胞凋亡在 AIDS 的 CD^{4+} 淋巴细胞减少中扮演了非常重要的角色。

（三）细胞凋亡不足与过度并存

人类组织器官通常由不同种类的细胞构成，如心脏的主要细胞是心肌细胞和心肌间质细胞，血管则以内皮细胞和平滑肌细胞为主。由于细胞类型的差异，各种细胞在致病因素的作用下，有些细胞可以表现为凋亡不足，而另一些细胞则可表现为凋亡过度，因此在同一疾病或病理过程中两种情况也可同时并存。动脉粥样硬化即属于这种情况，对内皮细胞而言是凋亡过度，对平滑肌细胞来说则是凋亡不足。

四、调控细胞凋亡与疾病的防治

1．合理利用细胞凋亡相关信号

凋亡诱导因素用于治疗一些由细胞凋亡不足引起的疾病。

2．干预细胞凋亡相关信号转导通路

利用凋亡信号转导系统抑制或诱导凋亡。

3．调节细胞凋亡相关基因

如 Bcl-2 的反义 DNA 可显著提高肿瘤细胞对抗癌药物的敏感性，使肿瘤细胞凋亡明显增多。

4．控制细胞凋亡相关的酶

调节半胱天冬酶和核酸内切酶的活性。

第四节　细胞自噬与疾病

自噬通常是细胞应对外界刺激做出的一种防御性反应。在营养充足的情况下，非特异性细胞的自噬仅维持很低的水平；而在能量不足的情况下，细胞通过自噬消化自身以维持必需的 ATP 供应，这对于维持细胞的存活来说十分重要。例如，某些自噬基因缺失可以导致细胞在代谢应激状态下的存活能力受损。因此，自噬长期以来都被人们认为是一种促存活机制（Pro-survival Mechanism）。但是，如果应激强度超出细胞的代偿能力，自噬的过度激活无法维持生存也会导致细胞死亡。随着自噬相关基因的不断被发

现，人们逐渐认识到自噬性细胞死亡也是受基因严格调控的程序性死亡，即 II 型程序性细胞死亡，明确了自噬是细胞的死亡机制之一。自噬参与多种疾病的病理过程，无论是自噬过度还是自噬不足都可能导致疾病发生。

一、自噬与肿瘤

（一）自噬在肿瘤中的作用

目前认为，自噬在肿瘤细胞及其微环境中具有双向效应。研究发现，某些肿瘤细胞的自噬水平低于正常细胞，但是有些肿瘤细胞保持了较高的自噬活性。这些现象说明，肿瘤发展的不同阶段、组织类型、细胞分化状态、周围环境及特定的基因特征和信号转导途径共同影响着自噬的活性和结果。自噬既可通过防止正常细胞 DNA 损伤、促进细胞程序性死亡等方式抑制肿瘤形成，也可通过清除癌细胞内受损蛋白质和线粒体、抑制凋亡等方式保护癌细胞，促进其存活。肿瘤发展的阶段不同，自噬所扮演的角色也有很大的不同。在肿瘤发生的早期，自噬发挥的是肿瘤抑制作用。当肿瘤处于快速进展阶段时，肿瘤细胞利用自噬机制对抗营养缺乏和缺氧，这在位于实体肿瘤内部且血供不足的肿瘤细胞中尤为明显，此时自噬的作用是促进肿瘤细胞生长存活。有研究发现，自噬还可保护某些肿瘤细胞免受放疗损伤，这种保护作用的机制很可能是通过自噬清除受损的 DNA 或线粒体等细胞器，从而维持肿瘤细胞的持续增生。

（二）肿瘤中自噬相关调控因子

1. Beclin-1 基因

Beclin-1 基因是酵母自噬基因 Atg6 的同源基因。研究发现，在多种肿瘤细胞中，Beclin-1 表现为单等位基因缺失；在乳腺癌细胞中，过表达 Bedin-1 基因可使自噬增强、细胞生长、克隆形成及乳腺肿瘤形成受到明显抑制；Beclin-1 等位基因敲除的小鼠自发性恶变的概率增加，并且，Beclin-1 的过度表达抑制肿瘤是通过增强自噬实现的。这些结果均表明 Beclin-1 是哺乳动物的抑癌基因，众多的自噬、凋亡或其他信号分子直接或间接地作用于 Beclin-1，参与自噬调节过程。

2. p53 基因

p53 作为最重要的促凋亡基因之一，也具有调节自噬的作用。p53 对自噬的调节与其空间分布有关。胞核中 p53 诱导自噬的机制之一是通过活化磷酸腺苷激活的蛋白激酶（AMP-activated protein Kinase，AMPK），或者上调 mTOR 的抑制因子 PTEN，负性调节 mTOR 信号通路，并促进细胞自噬的发生。

3．其他调节自噬的基因

凋亡途径中的 Fas 相关死亡区域蛋白（FADD）可以与自噬蛋白 Atg5 相互作用诱导细胞死亡；可以组织蛋白酶酶切后的 Atg5 与线粒体上的 Bcl- 结合，诱导凋亡。自噬蛋白 Atg4 家族成员之一的 Atg4D 能被凋亡酶 Caspase-3 酶切，水解后的 Atg4 暴露 BH3 区域而与 Bcl-2、Atg8 结合，诱导自噬。存活蛋白（Survivin）在抑制凋亡的同时可抑制自噬。

（三）自噬与肿瘤治疗

部分肿瘤细胞对抗癌药物的反应表现为自噬活性增强，甚至是自噬性细胞死亡，这表明促进肿瘤细胞自噬性死亡是一条潜在的治疗途径。因为自噬在肿瘤中具有双向效应，因此在对患者的治疗过程中，必须根据特定肿瘤的遗传信息特征及肿瘤自身所具有的自噬活性来选择自噬激动剂或抑制剂。例如，自噬激动剂雷帕霉素（Rapamycin）及其衍生物具有抑制 mTOR 激酶和诱导细胞自噬的作用，对多种组织来源的肿瘤细胞具有抑制作用。另一方面，某些肿瘤细胞所具有的高自噬活性对肿瘤细胞在恶劣环境中的生存起到了一定的保护作用，也可能使一些抗肿瘤药物的作用减弱。因此，在这种情况下，自噬抑制剂反而可以通过抑制细胞自噬而提高某些化疗药物的疗效。

二、自噬与神经退行性疾病

许多神经退行性疾病与神经细胞中异常蛋白质聚集体的堆积有关，如阿尔茨海默氏症中的 Tau 蛋白、帕金森病中的 α-synuclein 蛋白、亨廷顿舞蹈症中的亨廷顿（Huntingtin）蛋白、疯牛病中的普里昂蛋白（Prone）。因此，细胞自噬机制与神经退行性疾病的发病原因密切相关，对细胞自噬机制的研究亦有助于开发能够治疗相关疾病的药物。

（一）自噬与阿尔茨海默症

如前所述，阿尔茨海默症的典型病理特征是脑中出现老年斑（主要成分是 β- 淀粉样蛋白）和神经元纤维缠结（主要成分是过度磷酸化的 Tau 蛋白）。这种异常蛋白质聚集体对细胞有毒性，它能干扰神经元细胞的功能。细胞自噬的重要生理作用就是降解这些与疾病相关且突变的蛋白质聚集体。在阿尔茨海默症患者脑中，大量 β- 淀粉样蛋白在自噬泡中堆积，说明细胞自噬与该病的发病机制有关。已有研究证实，阿尔茨海默症患者脑细胞中 Beclin-1 表达水平降低，这可能影响自噬体的形成；人们对阿尔茨海默症疾病模型的转基因小鼠进行研究，发现提高 Bedin-1 的表达会减少 β- 淀粉样蛋白的形成。最近研究发现，Atg7 基因缺失与神经元细胞中磷酸化的 Tau 蛋白堆积、神经退行性病变有很大关系。刺激 mTOR 非依赖性细胞自噬能促进异常 Tau 蛋白聚集体的降解，从而避免 Tau 突变的转基因小鼠出现神经退化现象。用药物抑制 Tau 蛋白磷酸化或敲除 Tau 基因能部分逆转 Atg7 基因缺失小鼠出现的神经退行性症状。上述研究均表明细胞自噬水平降低与阿尔茨海默症的发生关系密切。

（二）自噬与帕金森病

脑黑质神经核团中多巴胺能神经元死亡是帕金森病患者的主要病理特征，并会出现内含 α-synuclein 聚集体的路易小体（Lewy Bodies）。细胞自噬与帕金森病发病机制之间的关联体现在 PINK1（PTEN induced putative kinase 1）蛋白上。正常的 PINK1 蛋白与 Beclin-1 相互作用，是细胞自噬的正调控因子，该蛋白在帕金森病患者中是突变体，突变体的 PINK1 蛋白可以显著降低细胞自噬的能力。另一个与帕金森病相关的关键蛋白是具有泛素连接酶 E3 作用的 parkin 蛋白，它与 PINK1 相互作用启动细胞自噬途径，清除失去功能的线粒体，该过程称为"线粒体自噬"（Mitophagy）。在脑黑质神经核团中，随着年龄增长，线粒体清除异常可能导致帕金森病的发生。

（三）自噬在神经退行性疾病治疗中的应用

雷帕霉素是首个通过细胞自噬治疗神经退行性疾病的药物，其主要的作用机制是抑制 mTOR 激酶的活性，而 mTOR 激酶激活时可抑制细胞自噬。在亨廷顿舞蹈症疾病模型中，雷帕霉素能明显使突变亨廷顿蛋白清除、降低蛋白质聚集体、保护细胞免受毒害；在阿尔茨海默症和帕金森病疾病模型中，应用雷帕霉素治疗能降低 β- 淀粉样蛋白的水平、提高对 β- 淀粉样蛋白聚集体的清除能力、抑制 Tau 蛋白过磷酸化。近期研究发现，海藻糖是一种新型细胞自噬诱导剂，它能提高细胞对突变的 prone 蛋白、亨廷顿蛋白和 α-synuclein 蛋白的清除能力，对细胞起保护作用。尽管雷帕霉素等药物已经在实践应用中表现出了一定疗效，但通过上调细胞自噬治疗某些神经退行性疾病仍面临许多困难。因此，深入研究细胞自噬的调控机制及其在神经退行性疾病中的作用是对相关疾病进行治疗的关键。

第十一章

缺血—再灌注损伤

第一节　缺血—再灌注损伤的原因及条件

一、原因

缺血—再灌注损伤的原因主要有以下五点。

（1）组织器官缺血后恢复血液供应，如休克时微循环的疏通、冠状动脉痉挛的缓解等。

（2）一些新的医疗技术的应用，如动脉搭桥术、溶栓疗法、经皮冠状动脉成形术等。

（3）体外循环下心脏手术。

（4）心脏骤停后、心、肺、脑复苏。

（5）其他，如断肢再植和器官移植等。

二、条件

1. 缺血时间

缺血时间短，恢复血供后可无明显的再灌注损伤，因为所有器官都能经受住一定时间的缺血；缺血时间长，恢复血供则易导致再灌注损伤。若缺血时间过长，缺血器官会发生不可逆性损伤，甚至坏死，反而不会出现再灌注损伤。

2. 侧支循环

缺血后侧支循环容易形成者，可因缩短缺血时间和减轻缺血程度，不易发生再灌注损伤。

3. 需氧程度

因氧易接受电子，形成氧自由基增多，因此，对氧需求高者，较易发生再灌注损伤，如心、脑等。

4. 再灌注条件

再灌注压力越高，造成的再灌注损伤越严重。适当降低灌注液的温度、pH 值，则能减轻再灌注损伤。

第二节　缺血—再灌注损伤的发生机制

　　缺血—再灌注损伤发生的机制尚未彻底阐明，目前研究认为再灌注损伤是由持续缺血性损伤的延续和再灌注诱发的新损伤共同构成的，其中缺血—再灌注时生成的自由基的作用及细胞内钙离子负荷超载是缺血–再灌注损伤的重要发病环节。血管内皮细胞和中性粒细胞作为缺血—再灌注时自由基、细胞黏附因子及其他生物活性物质的重要来源，在缺血—再灌注损伤的发生发展中亦起重要作用。

一、自由基的作用

（一）自由基概念和分类

　　自由基（Free Radical）是外层轨道上有单个不配对电子的原子、原子团和分子的总称。自由基的种类很多，主要包括氧自由基、脂性自由基和其他自由基。

1. 氧自由基

　　由氧诱发的自由基称为氧自由基（Oxygen Free Radical），如超氧阴离子自由基（O_2^-）、羟自由基 OH。在生理情况下，氧通常是通过细胞色素氧化酶系统接受 4 个电子还原成水，同时释放能量，但也有 1% ～ 2% 的氧接受一个电子生成 O_2^-，再接受一个电子生成过氧化氢（H_2O_2）。H_2O_2 不是自由基，但其氧化能力很强，易生成羟自由基。氧自由基和 H_2O_2 均属活性氧，活性氧是指化学性质较基态氧活泼的含氧物质。活性氧生成的反应式为：

$$O_2 \xrightarrow{E^-} O_2^- \xrightarrow{E^-+2H^+} H_2O_2 \xrightarrow[\searrow H_2O]{E^-+2H^+} OH \xrightarrow{E^-+2H^+} H_2O$$

2. 脂性自由基

　　脂性自由基是氧自由基与多价不饱和脂肪酸作用后生成的中间代谢产物，如烷自由基（L）、烷氧自由基（LO）、烷过氧自由基（LOO）等。

3. 其他自由基

　　包括氯自由基（Cl）、甲基自由基（CH_2）、氧化亚氮（NO）等。尤其是 NO 作为一种气体自由基，本身的氧化作用较弱，但与 O_2^- 反应后生成的过氧亚硝基阴离子在偏酸的条件下极易自发分解产生具有强氧化能力的 OH，引起损伤效应。

氧自由基和脂性自由基的性质极为活泼，易于失去电子（氧化）或夺取电子（还原），特别是其氧化作用强，故具有强烈的引发脂质过氧化的作用。但由于细胞内存有超氧化物歧化酶（SOD）和谷胱甘肽过氧化物酶（GSH-PX）等抗氧化酶类可以及时清除它们，所以生理状态对机体并无有害影响。在病理条件下，由于活性氧产生过多或抗氧化酶类活性下降，则可引发链式脂质过氧化反应，损伤细胞膜，进而使细胞死亡。

（二）氧自由基增多的机制

1. 黄嘌呤氧化酶（Xanthine Oxidase，XO）的形成增多

黄嘌呤氧化酶（XO）的前身是黄嘌呤脱氢酶（XD）。这两种酶主要存在于毛细血管的内皮细胞内，正常时只有 10% 以 XO 的形式存在，90% 为 XD 的形式。当组织缺血、缺氧时，由于 ATP 减少，膜泵功能失灵，Ca^{2+} 进入细胞激活 Ca^{2+} 依赖性蛋白水解酶，使 XD 大量转变为 XO。同时 ATP 依次降解为 ADP、AMP 和次黄嘌呤，故在缺血组织内次黄嘌呤大量堆积。再灌注时，大量分子氧随血液进入缺血组织，黄嘌呤氧化酶在催化次黄嘌呤转变为黄嘌呤并进而催化黄嘌呤转变为尿酸的两步反应中，释放大量电子并以分子氧为接受体，从而产生 O_2^- 和 H_2O_2。因此再灌注时，组织内 O_2^-、OH 等氧自由基会大量增加。

2. 中性粒细胞的大量聚集与激活

组织缺血可激活补体系统，或经过细胞膜分解产生多种具有趋化活性的物质，如 C_3 片段、白三烯等，吸引并激活中性粒细胞。中性粒细胞在吞噬活动时耗氧量显著增加，所摄取的 O_2 绝大部分经细胞内的 NADPH 氧化酶和 NADH 氧化酶催化，接受电子，形成氧自由基，并用以杀灭病原微生物。如氧自由基产生过多或机体清除氧自由基的酶系活性不足或抗氧化剂不够，中性粒细胞形成的氧自由基就可损害组织。

3. 线粒体功能受损

由于缺血缺氧使 ATP 减少，Ca^{2+} 进入线粒体增多而使线粒体功能受损，细胞色素氧化酶系统功能失调，以致进入细胞内的氧经单电子还原形成的氧自由基增多，而经 4 价还原形成的水减少。

4．儿茶酚胺的自身氧化

交感—肾上腺髓质系统是机体在应激时的重要调节系统。在各种应激包括缺血缺氧的条件下，此系统分泌大量儿茶酚胺，儿茶酚胺具有重要的代偿调节作用，但过多的儿茶酚胺特别是它的氧化产物，往往会成为对机体有害的因素。实验证明，儿茶酚胺氧化能产生具有细胞毒性的氧自由基。肾上腺素代谢产生肾上腺素红的过程中就有 O_2^- 产生。

（三）自由基的损伤作用

自由基具有极为活泼的反应性，在缺血—再灌注组织中生成的自由基能和各种细胞成分（膜磷脂、蛋白、核酸）发生反应，造成细胞结构损伤和功能代谢障碍。

1．膜脂质过氧化损伤

自由基与细胞膜结构中的不饱和脂肪酸作用引发脂质过氧化反应。脂质过氧化物的形成使膜受体、膜蛋白酶和离子通道的脂质微环境改变。生物膜不饱和脂肪酸／蛋白质比例失常，膜的液态性、流动性改变，通透性增强。膜的基本特性如变构、离子传递、酶活性等发生改变。膜脂质过氧化可激活磷脂酶 C 和磷脂酶 D，进一步分解膜磷脂，促进花生四烯酸的代谢，在增加自由基产生及脂质过氧化的同时形成多种生物活性物质，如前列腺素、血栓素、白三烯等，导致再灌注损伤。

2．蛋白质功能抑制

在自由基的作用下，胞浆及膜蛋白及某些酶可交联（脂质—脂质交联、蛋白—蛋白交联、脂质—蛋白交联、蛋白—胶原交联）成二聚体或更大的聚合物。蛋白质的交联将使其结构改变，失去活性。

3．核酸及染色体破坏

自由基可使核酸碱基羟化或 DNA 断裂，导致染色体畸变或细胞死亡。

二、钙超载

由各种原因引起的细胞内钙离子含量异常增多并导致细胞结构损伤和功能代谢障碍的现象称为钙超载（Calcium Overload）。发生再灌注损伤时，再灌注区细胞内钙离子过量积聚，使细胞功能严重受损，甚至造成细胞死亡。有研究表明，细胞内钙离子的增加与细胞受损程度呈正相关。

（一）细胞内钙超载的机制

正常情况下，细胞外钙浓度高出细胞内约万倍，这种细胞内外的 Ca^{2+} 浓度差由以下五点来维持：细胞膜对钙的通透性低；钙与特殊配基形成可逆性复合物；细胞膜钙泵（Ca^{2+}-Mg^{2+}-ATP 酶）逆电化学梯度将 Ca^{2+} 主动转运到细胞外；通过肌浆网和线粒体膜上的 Ca^{2+} 泵和 Na^+-Ca^{2+} 交换将胞浆 Ca^{2+} 贮存到细胞器内；通过细胞膜 Na^+-Ca^{2+} 交换蛋白将胞质 Ca^{2+} 转运到细胞外等。

人们对缺血后再灌注时细胞内钙超载的机制尚无定论，但可能与下列因素有关。

1. Na^+/Ca^{2+} 交换异常

研究证明，细胞膜 Na^+/Ca^{2+} 交换蛋白是缺血—再灌注时钙离子进入细胞的主要途径。Na^+/Ca^{2+} 交换蛋白对细胞内外 Na^+/Ca^{2+} 进行双相转运，其活性受跨膜 Na^+ 浓度梯度调节和细胞内浓度的影响。在生理条件下，主要是将 Ca^{2+} 运出细胞，与肌浆网和细胞膜钙泵共同维持静息时细胞内的低钙水平。在缺血缺氧时，由于 ATP 减少，钠泵活性下降，细胞内 Na^+ 含量增加，直接激活 Na^+/Ca^{2+} 交换蛋白；缺氧引起细胞酸中毒，细胞内 pH 降低，再灌注时细胞内外形成 pH 梯度差，由于 Na^+/H^+ 交换加强，也导致细胞内 Na^+ 增加，即细胞内高 H^+ 间接激活 Na^+/Ca^{2+} 交换蛋白。迅速激活的 Na^+/Ca^{2+} 交换蛋白在加速 Na^+ 向细胞外转运的同时将大量 Ca^{2+} 运入细胞，造成细胞内钙超载。此外，缺血—再灌注时，内源性儿茶酚胺的释放增加可通过蛋白激酶活化间接激活 Na^+/Ca^{2+} 交换蛋白，促进胞浆 Ca^{2+} 浓度的升高。

2. 生物膜损伤

组织缺血缺氧造成细胞膜外板与糖被表面分离以及再灌注时生成的大量氧自由基使膜脂质过氧化反应均可使细胞膜通透性增高，细胞外钙顺浓度梯度大量内流，而细胞内钙增加可激活磷脂酶，使膜磷脂降解，细胞膜通透性进一步增高。自由基损伤和膜磷脂降解也可造成肌浆网膜和线粒体膜受损，肌浆网膜钙泵功能抑制使肌浆网摄钙减少，胞浆钙浓度升高。线粒体膜损伤抑制氧化磷酸化，ATP 生成减少，细胞膜和肌浆网膜钙泵能量供应不足，促进钙超载的发生。

（二）钙超载引起缺血—再灌注损伤的机制

1. 线粒体功能障碍

进入细胞的大量 Ca^{2+} 在被肌浆网、线粒体摄取的过程中消耗大量

ATP，同时进入线粒体的 Ca^{2+} 与磷酸根化合物结合，形成不溶性磷酸钙，使线粒体功能和结构严重受损，从而加重细胞能量代谢障碍，使 ATP 生成减少。

2. 激活磷脂酶

细胞内钙增加可激活多种磷脂酶，促进膜磷脂分解，使细胞膜和细胞器膜结构损伤。

3. 促进氧自由基生成

细胞内钙增加可通过增加 Ca^{2+} 依赖性蛋白酶活性，加速黄嘌呤脱氢酶转化为黄嘌呤氧化酶，从而促进氧自由基生成。

4. 心律失常

通过 Na^+/Ca^{2+} 交换形成一过性内向离子流，在心肌动作电位后形成延迟后除极，成为引起心律失常的原因之一。

5. 肌原纤维过度收缩

再灌注使缺血细胞重新获得能量供应，在细胞质存在高浓度的 Ca^{2+} 条件下，肌原纤维过度收缩，严重时可导致心肌纤维断裂。

三、微血管损伤和白细胞的作用

近年来的研究表明，内细胞聚集、激活导致的微血管损伤也是缺血—再灌注损伤的重要发病机制之一，血管内皮细胞和白细胞激活及其相互作用在微血管损伤中起到了主要作用。

（一）白细胞聚集的机制

实验证明，在缺血心肌内已有白细胞聚集，其数量可随缺血时间延长而增加；再灌注时，血管内皮细胞和白细胞（主要是中性粒细胞）激活进行性增加。血管内皮细胞的激活表现为：在缺血—再灌注早期（数秒～数分钟），血管内皮细胞内原先储存的一些蛋白质前体被活化，释放多种细胞黏附因子，促进中性粒细胞黏附和聚集；在再灌注数小时后，血管内皮细胞内一些蛋白质在转录水平上的表达增加，大量合成细胞黏附因子。细胞黏附因子是指由细胞合成的，可促进细胞与细胞之间、细胞与细胞外基质之间黏附的一大类分子的总称，如整合素、选择素、细胞间黏附因子、血管细胞黏附因子及血小板内皮细胞黏附因子等，在维持细胞结构完整和细胞信号转导中起重要作用。

再灌注损伤可使细胞膜磷脂降解，花生四烯酸代谢产物增多，其中有些物质，如白三烯具有很强的白细胞趋化作用，能吸引大量中性粒细胞黏附于血管内皮或进入组织，中性粒细胞与血管内皮细胞黏附后进一步激活，自身合成释放多种具有趋化作用的炎性介质，这一步加重炎性细胞浸润。

（二）血管内皮细胞与中性粒细胞介导的损伤

1. 微血管损伤

缺血—再灌注时，血管内皮细胞和中性粒细胞的激活可导致毛细血管嵌顿、堵塞，有助于形成无复流现象（No-reflow Phenomenon）。无复流现象是局部组织缺血后，血流重新开放时缺血区并不能得到充分的灌注，故称无复流现象或无再灌现象。这种无复流现象不仅见于心肌，也见于脑、肾、骨骼肌缺血—再灌注时，即再灌注损伤实际上是缺血的延续和叠加，缺血细胞并未能得到血液灌注，而是继续缺血，因而损伤加重。出现无复流现象的病理生理基础是：中性粒细胞黏附和血小板沉积以及红细胞作叠连状聚集，造成毛细血管阻塞，引起微血管血液流变学改变；再灌注时，损伤的内皮细胞肿胀，内皮细胞向管腔伸出突起造成管腔狭窄，阻碍血液灌流；同时，激活的血管内皮细胞和中性粒细胞可释放大量缩血管物质，如内皮素、血管紧张素 II、血栓素等，导致微血管口径狭窄；中性粒细胞黏附和自由基损伤可使微血管通透性增高，从而使细胞间质水肿压迫微血管。

2. 细胞损伤

激活的血管内皮细胞和中性粒细胞释放大量生物活性物质，如自由基、蛋白酶、细胞因子等，不但可改变自身的结构和功能，还会使周围组织细胞受到损伤。

总之，缺血—再灌注损伤的发生是上述多种因素共同作用的结果。缺血—再灌注时生成的自由基可促进钙超载，细胞内游离钙增加又加速自由基的产生，共同导致再灌注损伤。中性粒细胞作为再灌注时自由基、细胞黏附分子及其致炎因子的重要来源，在再灌注损伤的发生发展中亦起重要作用。此外，细胞代谢紊乱也参与再灌注损伤的发生。如再灌注导致的细胞内液迅速碱化，可激活多种酶，加速细胞的分解；线粒体损伤造成的能量生成不足；血管内皮细胞损伤的大量生物活性物质释放和血管舒缩功能紊乱，亦是引发缺血—再灌注损伤的重要因素。

第三节　主要器官缺血—再灌注损伤的特点

缺血—再灌注损伤的临床表现多种多样，从短暂的再灌注心律失常到致死性多器官功能障碍综合征，个体差异很大。心血管风险因子（糖尿病、高血压）通过增加氧化应激和内皮细胞功能障碍介导再灌注损伤。

一、心肌缺血—再灌注损伤

（一）心功能变化

1．心肌舒缩功能障碍

心肌舒缩功能障碍表现为心输出量降低、心室舒张末期压力（Ventricular End-Diastolic Pressure，VEDP）升高、左心室内压上升与下降的最大速率降低等。其机制与活性氧、钙超载等有关。

2．再灌注性心律失常（Reperfusion Arrhythmia）

在缺血心肌再灌注过程中出现的心律失常，称为再灌注性心律失常。缺血心肌数量多、缺血程度重、再灌注速度快，心律失常的发生率就高。再灌区功能上可恢复的心肌细胞越多，心律失常的发生率越高。其发生可能与下列因素有关。

（1）再灌注心肌之间动作电位时程的不均一性：研究发现，在再灌注的最初 30 秒，心肌动作电位迅速恢复，但缺血区心肌与正常区心肌动作电位的恢复明显不同，即使是缺血细胞，动作电位的恢复也不相同。有的幅度高，持续时间长；有的幅度低，持续时间短。再灌注心肌之间动作电位时程的不均一性增强了心肌兴奋折返，可能是导致心律失常的主要原因。

（2）活性氧和钙超载：造成静息膜电位负值变小，电位震荡，易发生早期后除极和延迟后除极。此外，再灌注时细胞内高 Na^+ 激活 Na^+/Ca^{2+} 交换蛋白进行反向转运，使动作电位平台期进入细胞内的 Ca^{2+} 增加，出现一过性内向电流，在心肌动作电位后形成短暂除极，即延迟后除极，可造成传导减慢，引发多种心律失常疾病。

（3）再灌注时被冲出的儿茶酚胺刺激 α 受体提高了心肌细胞的自律性。

（4）纤颤阈降低：再灌注可使纤颤阈降低，易致严重心律失常。

（二）心肌顿抑

1982 年，布朗沃尔德（Braunwald）等描述了在经短时间缺血后，心肌尚未发生坏死，但结构、代谢会发生变化，尤其是收缩功能的障碍在再灌注后数小时、数天或数周才恢复的现象。这种现象与心肌梗死引起的收缩功能异常不同，此时心肌并未发生坏死，形态改变主要以肿胀为主。这种损伤是可逆的，即经过数天或数周的抗损伤或修复后，心肌收缩及舒张功能最终可以完全恢复正常。这种缺血心肌在恢复血液灌注后一段时间内会出现可逆性舒缩功能降低的现象，称为心肌顿抑（Myocardial Stunning）。

目前认为，心肌顿抑是心肌缺血—再灌注损伤的表现形式之一，自由基爆发性生成和细胞内钙超载是心肌顿抑的主要发生机制。有人认为心肌顿抑是一种心肌的自身保护机制，通过降低心肌耗氧量而限制心肌坏死的发生。

（三）心肌能量代谢变化

心脏是一个耗氧量很大的器官，一旦缺血缺氧，心肌细胞就会迅速从有氧代谢转为无氧代谢，而后者产生 ATP 的能力只有前者的 1/18。能量代谢障碍可造成心肌细胞基因结构及表达异常。

（四）心肌细胞凋亡

在心肌缺血—再灌注过程中，大量心肌细胞会出现 DNA 梯状现象和核染色质浓缩等凋亡特征，其机制可能是与再灌注后氧自由基增多和钙超载有关。

二、脑缺血—再灌注损伤

脑是人体中对缺氧最为敏感的器官，脑组织缺血将会导致局部脑组织及其功能的损害。脑缺血后，ATP、磷酸肌酸、葡萄糖、糖原等均会在短时间内减少，而乳酸在短时间内会明显增加。再灌注后，cAMP 含量上升可激活磷脂酶，磷脂酶降解膜结构中的磷脂，生成以花生四烯酸和硬脂酸为主的游离脂肪酸，从而使其含量大大上升。再灌注后，缺血时脑组织中含量已升高的 cAMP 含量进一步增加，而 cGMP 含量则会进一步下降。再灌注生成的大量自由基一方面可直接同膜中不饱和脂肪酸发生反应；另一方面还可与游离脂肪酸反应，生成大量的脂质过氧化物，提示再灌注时脑发生了较强的脂质过氧化反应。

脑组织形态学中最明显的病变是脑水肿和脑细胞坏死。这是由于在缺血—再灌注时大量脂质过氧化物在脑组织中生成，使脑细胞膜结构破坏和钠泵发生功能障碍，从而造成细胞坏死。兴奋性氨基酸、自由基及钙超载是缺血—再灌注所致脑损伤的共同机制。近年人们提出的"神经—血管单元（Neurovascular Unit）"概念，为对脑缺血—再灌注损伤及其适应机制的研究拓展了新的领域。

三、其他器官缺血—再灌注损伤

肺缺血—再灌注损伤主要表现为肺动脉高压、肺出血、肺水肿和急性呼吸衰竭。

肝缺血—再灌注损伤主要表现为血清丙氨酸氨基转移酶、门冬氨酸氨基转移酶及乳酸脱氢酶活性明显增高，肝功能严重受损。

肾缺血—再灌注损伤主要表现为血清肌酐浓度明显增高，肾功能严重受损。

肠缺血—再灌注损伤主要表现为黏膜损伤和屏障功能障碍。

缺血—再灌注损伤的严重后果是导致多器官功能障碍综合征（Multiple Organs Dysfunction Syndrome，MODS）。

第四节　缺血—再灌注损伤防治的
病理生理基础

迄今为止，人们对缺血—再灌注损伤的研究，绝大部分是在实验动物身上进行的，这些实验资料为缺血—再灌注损伤的临床防治提供了重要的启示和借鉴，为临床研究奠定了重要的基础。目前，值得在临床上参考的防治措施有以下八点。

一、减轻缺血性损伤，控制再灌注条件

减轻缺血性损伤是防治再灌注损伤的基础，需要尽早恢复组织血流，缩短缺血时间。多次短暂缺血预处理可以增强细胞对缺血的耐受性，是调动机体内源性保护机制的有效措施。控制再灌注条件，采用低流、低压、低温、低 pH、低钠以及低钙灌注液可减轻再灌注损伤。低流、低压的意义在于使灌注氧的供应不至突然增加而导致大量氧自由基形成；低温则可以

使缺血器官代谢降低，代谢产物聚积减少；低 pH 可减轻细胞内碱化，抑制磷脂酶和蛋白酶对细胞的分解；低钙可减轻因钙超载所致的细胞损伤；低钠有助于减少心肌内钠积聚，减轻细胞肿胀。

二、改善缺血组织的代谢

缺血组织有氧代谢低下，酵解过程会增强，因而补充糖酵解底物，如磷酸己糖，有保护缺血组织的作用；外源性 ATP 作用于细胞表面受体，可使细胞膜蛋白磷酸化，有利于细胞膜功能的恢复，并可穿过细胞膜进入细胞直接供能；针对缺血时线粒体损伤所致的氧化磷酸化受阻，可以应用氢醌、细胞色素 C 等进行治疗，以增强 NAD- 黄素蛋白 - 细胞色素链的功能，延长缺血组织的可逆性改变期限。实验证明，细胞色素 C 能增加线粒体的 ADP 磷酸化；醌类化合物则能加速电子传递或将电子直接传递给氢。

三、清除自由基

机体对抗自由基损伤的防护系统主要有两大类：低分子清除剂和酶性清除剂。

（一）低分子清除剂

存在于细胞脂质部分的清除剂，如维生素 E、维生素 A 等；存在于细胞内外水相中的清除剂，如半胱氨酸、维生素 C、还原性谷胱甘肽等。低分子清除剂能提供电子使自由基还原。

（二）酶性清除剂

过氧化氢酶和过氧化物酶可以清除 H_2O_2。超氧物歧化酶（SOD）可以清除 O_2^-，从而保护细胞不受氧自由基的损伤。

四、减轻钙超载

在再灌注前或再灌注时，即刻应用维拉帕米等钙通道阻断剂，可抑制细胞内钙超载，减轻再灌注损伤。近年来的研究表明，应用 Na^+/Ca^{2+} 交换、Na^+/H^+ 交换抑制剂可有效地防止钙超载的发生。

五、尽快缩短脏器缺血时间、尽早恢复血流

所有器官均能耐受一定的缺血，如脑耐受缺血一般为 30 分钟，心脏为 1 小时左右。在器官所能耐受的缺血时间内恢复血液灌注，其功能可望恢复，超出这一时间，脏器进入不可逆性损伤期，再灌注有害无益。因此尽快缩

短脏器缺血时间、尽早恢复血流是疾病治疗或手术操作（如器官移植）成功与否的重要影响因素。

六、应用中性粒细胞抑制剂

如糖皮质激素等。

七、使用其他药物

药物有细胞保护剂、扩管、稳膜等。

八、启动内源性保护机制

应激蛋白表达、心肌缺血预处理。

第十二章

休 克

第一节　休克的原因和分类

一、病因

导致休克发生的病因很多，常见的有以下七种。

（一）失血与失液

1．失血

大量失血可导致失血性休克（Hemorrhagic Shock），见于创伤失血、食管静脉曲张出血、胃溃疡出血及产后大出血等。休克的发生与否取决于失血量和失血速度，一般 15～20min 的失血量少于全身总血量的 10%～15% 时，机体可通过代偿使血压和组织灌流量保持基本正常；若短时间内失血超过总血量的 20%，则超出了机体的代偿能力，可引起休克；失血超过总血量的50%，往往导致迅速死亡。

2．失液

剧烈呕吐、腹泻及肠梗阻、大汗淋漓等均可导致大量体液丢失，使血容量与有效循环血量锐减。

（二）烧伤

大面积烧伤可伴有大量血浆渗出，导致体液丢失、有效循环血量减少，引起烧伤性休克（Burn Shock）。烧伤性休克早期主要与疼痛及低血容量有关，晚期因继发感染可发展为感染性休克。

（三）创伤

严重的创伤可导致创伤性休克（Traumatic Shock），休克的发生不仅与大量失血有关，还和强烈的疼痛刺激及组织坏死有关。

（四）感染

严重的病原微生物感染，特别是革兰阴性细菌感染，易引起感染性休克（Infective Shock）。在革兰阴性细菌引起的休克中，细菌内毒素起重要作用。感染性休克常伴有败血症，故又称败血症休克。

（五）过敏

过敏体质者在注射某些药物、血清制剂或疫苗后，甚至进食某些食物或接触花粉等物质后，可引起过敏性休克（Anaphylactic Shock）。这种休克属Ⅰ型变态反应，发病与IgE和抗原在肥大细胞表面结合，使组胺和缓激肽大量释放入血，导致血管舒张、血管床容积增大，毛细血管通透性增加。

（六）强烈的神经刺激

强烈的神经刺激可导致神经源性休克（Neurogenic Shock），见于剧烈疼痛、高位脊髓麻醉或损伤、中枢镇静药过量等。正常情况下，血管运动中枢不断发出冲动，经过传出的交感缩血管纤维到达全身小血管，维持血管的一定张力。在出现神经源性休克时，由于血管运动中枢发生抑制或传出的交感缩血管纤维被阻断，小血管活动张力消失，使血管舒张、血管床容积增大，导致有效循环血量相对不足，使回心血量减少、血压下降。

（七）心功能障碍

大面积急性心肌梗死、急性心肌炎、心室壁瘤破裂、严重的心律失常（房颤、室颤）等心脏病变和心包填塞、肺栓塞、张力性气胸等影响血液回流和心脏射血功能的心外阻塞性病变，均可导致心排血量急剧减少、有效循环血量严重不足而引起心源性休克（Cardiogenic Shock）。

二、分类

（一）按病因分类

按病因分类有助于及时认识并消除病因，是目前临床上常用的分类方法。休克可分为失血性休克、失液性休克、创伤性休克、烧伤性休克、感染性休克、过敏性休克、神经源性休克和心源性休克等。

（二）按始动环节分类

尽管导致休克的原因很多，但大多数休克的发生都存在有效循环血量减少这个共同的发病学环节。而机体有效循环血量的维持是由足够的血容量、正常的血管舒缩功能、正常心泵功能三个因素决定的，各种病因均可通过这三个因素中的一个或几个来影响有效循环血量，使微循环功能出现障碍，导致组织灌流量减少而引起休克。因此人们将血容量减少、血管床容量增加和心泵功能障碍这三个因素称为休克的三个始动环节。据此，将休克分成以下三类。

1. 低血容量性休克（Hypovolemic Shock）

由血容量减少引起的休克称低血容量性休克。失血是最常见的原因，也可见于失液、烧伤等。大量体液丧失会使血容量急剧减少，静脉回流不足，心排血量减少和血压下降，压力感受器的负反馈调节冲动减弱，导致交感神经兴奋，外周血管收缩，组织灌流量减少。低血容量性休克患者出现"三低一高"的典型临床表现，即中心静脉压（Central Venous Pressure, CVP）、心排血量及动脉血压降低，而外周阻力增高。

2. 血管源性休克（Vasogenic Shock）

血管源性休克指由于外周血管扩张，血管床容量增加，大量血液淤滞在扩张的小血管内，使有效循环血量减少且分布异常，导致组织灌流量减少而引起的休克，又称低阻力性休克或分布异常性休克。机体的血管床容量很大，血管全部舒张开放时的容量远远大于血液量。如肝毛细血管全部开放时，就能容下全身血量。在正常情况下，机体毛细血管仅有 20% 开放，80% 处于关闭状态，毛细血管网中的血量仅占总血量的 6% 左右，并不会因血管床容量大于血液量而出现有效循环血量不足的现象；体内微血管的开放闭合交替进行，不会导致组织细胞缺血缺氧。在出现某些感染性休克或过敏性休克时，内源性或外源性血管活性物质可使小血管特别是腹腔内脏小血管扩张，血管床容量明显增加，大量血液淤滞在扩张的小血管内，使有效循环血量减少而导致微循环障碍。在出现神经源性休克时，严重的脑部、脊髓损伤或麻醉，以及创伤患者的剧痛等，可抑制交感缩血管功能，使动静脉血管张力难以维持，引起一过性血管扩张，使静脉血管容量明显增加，有效循环血量明显减少，血压下降。

3. 心源性休克（Cardiogenic Shock）

由于心脏泵血功能障碍，心排出量急剧减少，使有效循环血量下降所引起的休克，称心源性休克。其发生可由心脏内部（即心肌源性）的原因造成，见于心肌梗死、心肌病、严重的心律失常、瓣膜性心脏病及其他严重心脏病的晚期；也可由非心肌源性，即外部的原因引起，包括压力性或阻塞性的原因使心脏舒张期充盈减少，如急性心脏压塞或心脏射血受阻，肺血管栓塞、肺动脉高压等。它们最终导致心排血量下降，不能维持正常的组织灌流；心排血量下降还会导致外周血管阻力失调。

将病因和导致有效循环血量减少的起始环节结合起来进行分类，有助于临床诊断并针对发病学环节进行治疗。

第二节　休克机体代谢与功能变化

一、物质代谢紊乱

（一）物质代谢变化

物质代谢变化主要包括以下三点。

（1）糖酵解↑→一过性高血糖和糖尿。

（2）脂肪分解↑→血中游离脂肪酸和酮体增多。

（3）蛋白质分解↑合成↓→尿氮↑负氮平衡。

（二）氧债增大

氧债增大主要表现为：

（1）组织利用氧障碍。

血流减少，组织水肿，增大氧弥散距离。

（2）能量生成减少。

线粒体的结构和功能受损→氧化磷酸化障碍，ATP 生成减少。

二、电解质与酸碱平衡紊乱

（一）代谢性酸中毒

代谢性酸中毒出现的过程为：

（1）微循环障碍→无氧酵解增强→乳酸产生增加。

（2）肝功能受损→乳酸再利用障碍。

（3）肾功能受损→乳酸排出障碍。

（二）呼吸性碱中毒

休克早期，损伤性因素刺激→呼吸加深加快,过度通气→呼吸性碱中毒。

（三）高钾血症

高钾血症的发病过程为：

（1）能量不足、钠泵失灵→导致细胞水肿和高钾血症。

（2）酸中毒→细胞内外 H^+-K^+ 交换→高钾血症。

三、器官功能障碍

（一）肺功能障碍

1．早期

休克原因→呼吸中枢兴奋→呼吸加快、通气过度→低碳酸血症、呼吸性碱中毒。

2．晚期

急性呼吸窘迫综合征主要病理变化有以下四点。

（1）肺毛细血管微血栓形成。

（2）肺毛细血管通透性增强→间质性肺水肿；肺泡上皮损伤→肺泡水肿。

（3）肺泡萎缩。

（4）透明膜形成。

（二）肾功能障碍

1．休克初期

$$
\text{功能性肾衰竭} \left\{ \begin{array}{l} \text{肾血流量↓} \\ \text{血管紧张素Ⅱ↑} \\ \text{醛固酮、抗利尿素↑} \end{array} \right\} \rightarrow \text{肾小球滤过↓、肾小管重吸收↑} \rightarrow \text{尿量↓}
$$

2．休克后期

肾小管上皮细胞缺血坏死→器质性肾衰竭。

（三）胃肠道功能障碍

胃肠道功能障碍主要表现为以下两点。

（1）胃黏膜损害、肠缺血和应激性溃疡。

（2）临床表现为腹痛、消化不良、呕血和黑便。

（四）肝功能障碍

休克期的缺血、淤血引起肝脏的损害，可使由肠道入血的细菌内毒素不能充分解毒，促使内毒素血症的发生；肝脏的损害可引起或加重物质代谢的紊乱，进一步促进肝脏的解毒、屏障、代谢功能明显降低，最后导致肝功能障碍。肝功能障碍主要表现为黄疸、肝功能不全。

（五）心功能障碍

严重和持续时间较长的休克可导致心功能障碍，机制包括以下几点。

（1）交感神经兴奋→心肌耗氧增强；同时心率加快，心舒张期缩短，冠状动脉供血不足。

（2）酸中毒和高钾血症→心肌收缩力减弱、心律失常→心输出量下降。

（3）休克时炎症介质增多，心肌细胞受损内毒素也可直接或间接损伤心肌细胞、抑制心功能。

（4）并发 DIC →心脏微循环中有微血栓形成→导致局灶性坏死和出血，加重心功能障碍。

（六）脑功能障碍

1．休克初期

血液重新分布→烦躁不安、无明显脑功能障碍。

2．休克后期

$$\left\{\begin{array}{l}\text{血压明显}\downarrow \\ \text{弥散性血管内凝血} \\ \text{（DIC）}\end{array}\right\} \rightarrow \text{脑组织缺血、缺氧} \rightarrow \left\{\begin{array}{l}\text{乳酸等有害代谢产物}\downarrow \\ \text{细胞内外离子转运障碍} \\ \text{脑血管壁通透性增高}\end{array}\right\} \left\{\begin{array}{l}\text{神志淡漠、} \\ \text{脑水肿、} \\ \text{脑疝}\end{array}\right.$$

（七）凝血—纤溶系统功能障碍

出现凝血—抗凝血平衡紊乱的部分患者有 DIC。开始时血液高凝，通常因不易察觉而漏诊。以后由于凝血因子大量消耗、继发性纤溶亢进的发生，患者可有较为明显和难以纠正的出血或出血倾向。血液检查可见血小板计数进行性下降，凝血时间、凝血酶原时间和部分凝血活酶时间均延长，纤维蛋白原减少，并有纤维蛋白（原）降解产物增加。

（八）免疫系统功能障碍

休克患者的免疫功能会受到很大影响，一方面，抗感染的免疫防御功能受到抑制，使机体易于继发感染；另一方面，炎症介质的过度释放则可能对机体造成进一步的损害。休克患者血浆补体水平有明显变化，主要表现为 C3a 和 C5a 升高，两者均可影响微血管通透性，激活白细胞与组织细胞。革兰阴性细菌产生的内毒素具有抗原性，能形成免疫复合物激活补体，产生一系列血管活性物质。部分 MODS 患者由于过度表达 IL-4、IL-10 和 IL-13 等抗炎介质，使免疫系统处于全面抑制状态。此时体内中性粒细胞的吞噬和杀菌功能低下，单核巨噬细胞功能受抑制，外周血淋巴细胞数减少，

B 细胞分泌抗体的能力减弱，特异性免疫功能降低，炎症反应失控而无法局限化，因此，感染容易扩散，引起菌血症和败血症，十分难治，甚至会导致死亡。

应该指出的是，上述各器官系统的功能障碍在休克患者身上均可单独或同时发生。MODS 在发病过程中，多个系统器官功能变化的出现与各系统器官功能间的相互联系和相互作用是分不开的。它们之间可以相互影响，有密切的因果关系，从而形成恶性循环。例如，肺功能障碍发生后，由于患者肺血管阻力增加，右心负荷增大，引起右心衰竭，PaO_2 急剧降低，酸碱平衡紊乱，全身组织、细胞发生缺氧和酸中毒，从而导致多系统器官功能障碍；如果致病因素使肝首先受损，则占全身单核巨噬细胞系统功能 85% 的肝 Kupffer 细胞吞噬、清除有毒物质的功能会降低，来自肠道的细菌、毒素和微聚物等可大量滞留在肺部，导致 ARDS 的发生。肺的清除功能受损，细菌和微聚物又可经体循环到达全身，造成其他系统和器官的功能障碍。

第三节　休克的防治原则

休克的防治应在积极去除病因的前提下，采取正确的综合措施，抓紧时机，积极抢救。

一、治疗原发病

及时而积极地防治引起休克的原发病和各种致病因素，如止血、镇痛、控制感染、输液等。

二、改善微循环，提高组织灌流量

各种休克都存在有效循环血量相对或绝对不足的症状，因此应尽早、及时地补充血容量以提高心输出量，改善组织血液灌流。正确的输液原则是"需多少，补多少"。另外增强心脏的泵血功能，合理应用血管活性药物以及纠正电解质紊乱、酸中毒也十分必要。

三、改善细胞代谢，防止细胞损害

改善微循环灌流有利于对细胞代谢障碍的纠正。另外，一般的支持疗法、给予能量制剂和应用蛋白酶抑制剂等也有利于细胞代谢的改善。

四、保护重要脏器的功能

休克时易发生心、脑、肾和肺的功能衰竭。治疗时应有针对性地采取给氧、强心、利尿和人工冬眠等相应措施，尽可能减少患者体内重要脏器功能的损伤，这对治疗休克非常重要。

第十三章

弥散性血管内凝血

第一节　弥散性血管内凝血的病因和发病机制

一、弥散性血管内凝血的常见病因

弥散性血管内凝血（DIC）不是一种独立的疾病，而是许多疾病在发生、发展过程中出现的一种并发症。引起 DIC 的原因很多，其中常见的原发性疾病如表 13-1 所示。此外，心、肺、肾、肝等内脏疾患，如肺源性心脏病、发绀型先天性心脏病、严重的心力衰竭、肝硬化、急性或亚急性肝坏死、急进性肾小球肾炎、溶血尿毒综合征、出血坏死性小肠炎、出血坏死性胰腺炎、糖尿病酸中毒、系统性红斑狼疮；血液病，如血栓性血小板减少性紫癜、溶血性贫血及不调和输血引致的反应；其他，如中暑、移植物抗宿主病、过敏反应、毒蛇毒液蛰入等，均可能诱发 DIC。

表 13-1　DIC 的常见病

类型	所占比例（%）	主要疾病
感染性疾病	31～43	败血症（特别是革兰阴性细菌），斑疹伤寒，恶性疟疾，流行性出血热，流行性脑脊髓膜炎，出疹性病毒感染，传染性单核细胞增多症，巨细胞病毒感染，病毒性重症肝炎，病毒性心肌炎等
恶性肿瘤	24～34	急性早幼粒白血病，淋巴瘤，肺癌，消化道黏液腺癌，肝癌，胆囊癌，胰腺癌，结肠癌，肾癌，膀胱癌，前列腺癌，绒毛膜上皮癌，卵巢癌，子宫颈癌，恶性葡萄胎等
妊娠并发症	4～12	羊水栓塞，子宫破裂，感染性流产，妊娠中毒症，子痫及先兆子痫，胎盘早期剥离，宫内死胎滞留，腹腔妊娠，剖宫产手术等
创伤及手术	1～5	严重的复合性外伤，横纹肌溶解症，挤压伤综合征，大面积烧伤，前列腺、肝、脑、肺、胰腺等脏器大手术，使用体外循环机，器官移植术等

二、弥散性血管内凝血的发病机制

（一）组织因子释放，启动外源性凝血系统

体内的凝血过程根据启动方式及参与的凝血因子不同可分为外源性凝血过程和内源性凝血过程。临床发现，先天性缺乏凝血因子Ⅻ和前激肽释放酶的患者几乎没有出血症状，因此目前认为，外源性凝血系统在凝血启动中起重要作用。外源性凝血系统的激活从组织因子（Tissue Factor，TF）的释放开始。TF是一种跨膜糖蛋白，广泛存在于人体和动物的组织细胞中，脑、肺、胰腺、前列腺、子宫和胎盘中的含量最为丰富，而在生理情况下，与循环血液直接接触的血管内皮细胞、血细胞极有可能接触血液的巨噬细胞等不表达组织因子。

在严重创伤、烧伤、外科大手术、产科意外等导致的组织损伤，恶性肿瘤或实质性脏器的坏死，白血病放、化疗后所致的白血病细胞大量破坏等情况下，组织细胞释放大量组织因子入血，与血浆中的 Ca^{2+} 和凝血因子Ⅶ形成复合物，从而启动外源性凝血过程。FⅦa-组织因子复合物可通过传统通路激活FⅩ，生成的FⅩa又能反过来激活FⅦ，进而可使更多FⅩ激活，形成外源性凝血途径的正反馈效应。FⅩa与FVa、Ca^{2+} 在血小板磷脂膜表面形成凝血酶原酶复合物，进而激活凝血酶原成为凝血酶。凝血酶可使纤维蛋白原（四聚体）从N端脱下4段小肽，转变为可溶性的纤维蛋白单体，纤维蛋白单体在FⅧa的作用下相互聚合，最终形成不溶于水的交联的纤维蛋白多聚体。另外，FⅦa-组织因子复合物还可通过选择通路激活FⅨ，FⅨa与FⅧa、Ca^{2+} 在活化的血小板提供的磷脂膜表面结合形成因子Ⅹ酶复合物，可激活FⅩ为FⅩa，同时FⅨa也能反馈激活FⅦ。因此，内、外源性凝血途径通过FⅦa-组织因子复合物相互联系、相互促进，从而产生更多的凝血酶。凝血酶又可反馈激活FⅤ、FⅧ、FⅨ、FⅩ、FⅪ、FⅫ及血小板，扩大凝血反应，促进DIC的发生。

（二）血管内皮细胞损伤，凝血、抗凝调控失调

正常的血管内皮除发挥屏障作用外，还具有强大的抗凝血、抗血小板功能，具体表现为：

（1）血管内皮细胞正常时不表达组织因子，因而不会激活外源性凝血系统；血管内皮细胞可合成、分泌组织因子途经抑制物（Tissue Factor Pathway Inhibitor，TFPI）和抗凝血酶（Antithrombin），以防止局部凝血扩大化。

（2）血管内皮细胞表面可表达硫酸乙酰肝素，与抗凝血酶结合，从而增强其抗凝血作用。

（3）血管内皮细胞表面可表达血栓调节蛋白（Thrombomodulin，TM）。当凝血酶离开损伤部位而与正常血管内皮细胞上的血栓调节蛋白结合时，其凝血活性降低，而激活蛋白 C（Protein C，PC）的活性会大大加强。激活的蛋白 C 可水解灭活 F Ⅷa 和 FVa，从而抑制 F Ⅹ 和凝血酶原的激活；APC 还可限制 F Ⅹ a 与血小板结合，灭活纤溶酶原激活物抑制物，并促进纤溶酶原激活物的释放。因此，血栓调节蛋白是使凝血酶由促凝转向抗凝的重要的血管内凝血抑制因子。

（4）血管内皮细胞可合成、释放前列环素（PGI$_2$）、一氧化氮（NO）及 ADP 酶等物质，具有扩张血管、抑制血小板活化和聚集的作用。此外，血管内皮细胞还能合成、分泌组织型纤溶酶原激活物（tissue-type Plasminogen Activator，t-PA），t-PA 可激活纤溶酶原为纤溶酶，通过降解已形成的纤维蛋白，保证血管的通畅。

持续的缺血、缺氧、酸中毒及严重感染、细菌内毒素、抗原抗体复合物、肿瘤坏死因子等均可损伤血管内皮细胞，使内皮下胶原暴露。F Ⅶ与胶原或内毒素等表面带负电荷的物质接触时，构型会发生改变而被激活为 F Ⅶ a，F Ⅶ a 再激活 F Ⅺ成为 F Ⅺ a，从而启动内源性凝血途径。此外，F Ⅶ a 为前激肽释放酶（Prekallikrein，PK）激活物，可使前激肽释放酶变成激肽释放酶，后者使 F Ⅻ进一步活化，从而正反馈加速内源性凝血反应。损伤的血管内皮细胞还可异常表达组织因子，启动外源性凝血系统。同时受损血管内皮细胞的抗凝、纤溶活性以及抑制血小板黏附、聚集的功能降低，从而协同促进 DIC 的发生。

（三）血细胞大量破坏或激活

1. 红细胞大量破坏

异型输血、蚕豆病、恶性疟疾、阵发性睡眠性血红蛋白尿等可引起红细胞大量破坏，特别是在伴有强免疫反应的急性溶血时，破坏的红细胞大量释放 ADP 等促凝物质，促进血小板黏附、聚集，导致凝血；另一方面，红细胞膜磷脂也可浓缩并局限多种凝血因子，生成大量凝血酶，促进 DIC 的发生。

2. 白细胞被激活

各种感染、细菌毒素、抗原抗体复合物等激活体内白细胞，激活的白细胞可通过自分泌和（或）旁分泌产生很多炎性细胞因子，如肿瘤坏死因子α和白细胞介素-1（IL-1）、IL-6、IL-8等，使内皮细胞、单核细胞和中性粒细胞合成、释放大量组织因子，从而启动外源性凝血系统。白细胞释放的细胞因子、蛋白水解酶及活性氧等炎症介质还可损伤血管内皮细胞，引起DIC。另外，血管通透性增高、液体外渗、血液浓缩，也可促进血栓的形成。

3. 血小板被激活

当各种机械、生物化学、免疫学刺激损伤血管内皮细胞、暴露基底膜胶原时，血液中的血管性血友病因子（von Willebrand factor，简称vWF）首先与胶原纤维结合，导致vWF变构，然后血小板膜上的糖蛋白（Glycoprotein，GP）Ib/IX复合物与变构的vWF结合，从而使血小板黏附于胶原纤维上并被激活。除胶原外，凝血酶、ADP、肾上腺素、5-羟色胺（5-HT）、组胺、血栓烷（TXA_2）及细菌、病毒、免疫复合物、药物等均可作为血小板的激活剂，使血小板活化并发生聚集、释放反应。血小板释放的多种物质如ADP、5-HT、TXA_2等可进一步促进血小板的活化、聚集。临床上常通过测定血浆β-血小板球蛋白和血小板因子4（PF4）的含量来了解体内血小板的活化情况。在致聚剂的激活下，血小板膜GPⅡb/Ⅲa分子上的纤维蛋白原受体暴露，在Ca^{2+}的作用下纤维蛋白原可与之结合，从而连接相邻的血小板，使血小板聚集成团，形成血小板性血栓。血小板活化后，其表面出现带负电荷的磷脂，可通过带正电荷的Ca^{2+}与凝血因子相结合，使凝血因子在血小板磷脂表面浓缩、局限，并被激活。在DIC的发生发展中，血小板多起继发性作用，只有在少数情况下，如在血栓性血小板减少性紫癜中，血小板起原发性作用。

（四）促凝物质进入血液

蛋白水解酶、异常颗粒、蜂毒、蛇毒等物质入血，不但能损伤血管内皮、血细胞及组织，诱发DIC，还可直接激活凝血因子，促进DIC的发生。

（1）在出现急性坏死性胰腺炎和胰腺癌时，大量胰蛋白酶进入血液，除了酶性激活FⅫ外，还可直接激活FX和凝血酶原，促使凝血酶生成。

（2）羊水中富含组织因子样物质，故羊水栓塞可启动外源性凝血途径。此外，羊水中的角化上皮细胞、胎脂、胎粪等颗粒物质进入血液后可通过表面接触而激活FⅫ，启动内源性凝血途径。羊水中还含有纤溶酶原激活物，激活纤溶系统，从而使血液由高凝状态迅速转入低凝状态，发生严重的产后大出血。

（3）异常颗粒如转移的癌细胞或某些大分子颗粒（如细菌等）进入血液，可以激活FⅫ，启动内源性凝血途径。

（4）外源性毒素如某些蜂毒或蛇毒入血：斑蝰蛇毒中含有两种促凝成分，一种在 Ca^{2+} 参与下激活 FX，另一种可加强 F V 的活性；而锯鳞蝰蛇毒则可直接激活凝血酶原转变为凝血酶；响尾蛇蛇毒可直接使纤维蛋白原转变为纤维蛋白。

（五）继发性纤溶系统功能亢进

纤维蛋白溶解系统主要包括纤溶酶原激活物、纤溶酶原、纤溶酶及纤溶抑制物。其主要功能是清除沉积在血管壁上的纤维蛋白，溶解血凝块，维持血流通畅。正常情况下，由于血管内皮细胞分泌的纤溶酶原激活物抑制物（plasminogen activator inhibitor type-1，PAI-1）的量 10 倍于组织型纤溶酶原激活物（t-PA），加之 α_2- 抗纤溶酶（α_2-AP）对纤溶酶的灭活作用，血液中的纤溶活性会很低。

DIC 出现时，继发性纤溶系统功能亢进的发生机制如下。

（1）凝血系统被激活，激活的凝血因子如 F XII a、凝血酶及激肽释放酶作为内源性纤溶酶原激活物，可使纤溶酶原变成纤溶酶，继发性激活纤溶系统。

（2）由于血管内大量纤维蛋白形成，刺激相对正常的血管内皮细胞分泌组织型纤溶酶原激活物增多，纤维蛋白对组织型纤溶酶原激活物和纤溶酶原具有较高的亲和力，既可避免纤溶酶原激活物抑制物对组织型纤溶酶原激活物的灭活，又有利于组织型纤溶酶原激活物对纤溶酶原的激活，使其亲和力大大增加、激活效应增强。此外，结合于纤维蛋白上的纤溶酶还可避免血液中 α_2-AP 对它的灭活，从而导致全身性纤溶亢进。

（3）某些细胞因子如肿瘤坏死因子 α（TNF-α）也可使相对正常的血管内皮细胞、上皮细胞释放组织型纤溶酶原激活物和尿激酶增多，从而直接激活纤溶酶。

（4）应激时，交感—肾上腺髓质系统兴奋，肾上腺素等增多可促进血管内皮细胞合成、释放组织型纤溶酶原激活物。

（5）富含纤溶酶原激活物的器官，如子宫、卵巢、前列腺、心、肺、脑等，在大量微血栓形成、组织器官缺血、缺氧、变性坏死时，可释放大量纤溶酶原激活物，引起纤溶亢进。纤溶酶是血浆中活性最强的蛋白酶，特异性较低，除主要降解纤维蛋白（原）外，还能水解凝血酶、F V、F VII、FX 等，参与抗凝。因此，纤溶系统的异常亢进是 DIC 患者具有显著出血倾向的重要机制之一。

多数情况下，DIC 的病因通过多种机制导致 DIC 的发生、发展。例如，严重感染是目前国内引起 DIC 最常见的原因，其相关机制如下。

（1）白细胞被激活，可合成、释放大量组织因子。

（2）内毒素及白细胞激活后产生的细胞因子和炎症介质等均可损伤血管内皮细胞，使其组织因子表达增加，内皮下胶原暴露，从而启动内、外源性凝血途径；同时血管内皮细胞分泌、表达组织因子途经抑制物、抗凝血酶、凝血酶调节蛋白及硫酸乙酰肝素减少（可减少到正常的 50% 左右），使血管内皮细胞由抗凝变为促凝。

（3）内皮下胶原暴露导致血小板黏附、聚集，同时受损的血管内皮细胞合成、释放 PGI_2、NO 及 ADP 酶减少，其抑制血小板黏附、聚集的功能降低，从而促进血小板性微血栓的形成。此外，内毒素也可通过激活血小板活化因子，促进血小板活化、聚集。

（4）继发性纤溶系统功能亢进。

第二节　弥散性血管内凝血的分期和分型

一、分期

根据 DIC 的病理生理特点和发展过程，典型的 DIC 可分为高凝期、消耗性低凝期和继发纤溶亢进其三期。

（一）高凝期

由于各种原因导致凝血系统被激活，血液处于高凝状态，微血管中可有微血栓形成，严重者可因广泛微血栓形成出现器官功能障碍。

（二）消耗性低凝期

继高凝期之后，由于凝血因子、血小板的大量消耗，使血液转入低凝状态，此期由于继发性纤溶系统被激活，故有出血现象。

（三）继发纤溶亢进期

凝血酶及Ⅶa等激活了纤溶系统，产生了大量的纤溶酶，使纤维蛋白(原)大量降解为纤维蛋白降解产物（FDP），凝血过程进一步减弱，导致患者出现明显的出血倾向。

二、分型

（一）按 DIC 发生速度分型

1．急性型

常见于严重感染，特别是革兰阴性杆菌引起的败血症休克、异型输血、严重创伤、急性移植反应等。其特点是发病急，DIC 可在数小时或 1 ～ 2 天内发生，临床表现以休克和出血为主，病情迅速恶化，分期不明显。

2．慢性型

常见于恶性肿瘤、胶原病、慢性溶血性贫血等。由于机体有一定代偿能力，且单核巨噬细胞系统功能较健全，使异常表现不明显。此型 DIC 病程长，可达数日，临床诊断较困难，常以某器官功能不全为主要表现，在一定条件下可转变为急性型。

3．亚急性型

常见于恶性肿瘤转移、宫内死胎等患者，病情较缓慢，DIC 常在数日内逐渐形成，临床表现介于急性与慢性之间。

（二）按 DIC 代偿情况分型

根据凝血物质的消耗与代偿性增多之间的对比关系还可将 DIC 分为代偿型、失代偿型和过度代偿型。

1．代偿型

凝血因子与血小板的消耗与生成基本保持平衡，临床表现和实验室检查可无明显异常，常见于轻度 DIC。

2．失代偿型

凝血因子与血小板的消耗超过其生成。实验室检查可见血小板和纤维蛋白原等凝血因子明显减少。患者常有明显的出血和休克等症状，常见于急性 DIC。

3．过度代偿型

患者机体代偿功能较好，凝血因子与血小板代偿性生成迅速，甚至超过其消耗，可见纤维蛋白原等凝血因子暂时性升高，出血及栓塞症状不明显。实验室检查可见血小板和凝血因子的增加，常见于慢性 DIC 或 DIC 恢复期。

第三节　弥散性血管内凝血的临床表现

一、出血

出血常为 DIC 患者最初以及最常见的临床表现，发生率为 84% ~ 95%。特点是自发性、多发性，出血部位可遍及全身，轻者仅有少数皮肤出血点、手术切口周围渗血或注射部位出血；重症者可见皮肤、黏膜大片瘀斑或血肿、牙龈出血、鼻出血、咯血、呕血、便血、血尿、阴道出血甚至颅内出血等，用一般止血药治疗无效。其发生机制如下。

1. 凝血物质减少

在 DIC 微血栓形成的过程中，大量凝血因子和血小板被消耗，若代偿不足，则引起凝血过程障碍，导致出血。

2. 继发性纤溶系统激活

继发性纤溶系统的激活导致大量纤溶酶生成，不但使纤维蛋白（原）降解，拮抗凝血过程，纤溶酶还能水解多种凝血因子，如 F Ⅶ、F Ⅷ、F Ⅴ 和凝血酶等，使凝血物质进一步减少，从而导致凝血障碍和出血。

3. 纤维蛋（原）降解产物的形成

在 DIC 继发性纤溶亢进期，纤溶酶降解纤维蛋白单体及多聚体，形成 X′、Y′、D′、E′ 及各种二聚体、多聚体片段。同时纤溶酶也可将纤维蛋白原分解为 X、Y、D、E 片段。纤溶酶水解纤维蛋白（原）产生的各种片段，统称为纤维蛋白（原）降解产物（FgDP 或 FDP）。这些片段具有明显的抗凝作用，其中 X、Y、D 片段可与可溶性纤维蛋白单体聚合，从而抑制纤维蛋白多聚体的生成；Y、E 片段具有抗凝血酶作用；多数碎片可与血小板膜结合，降低血小板的黏附、聚集和释放功能。因此 FDP 可通过其强烈的抗凝作用引起出血。

各种 FDP 片段检查在 DIC 的诊断中具有重要意义。其中主要有"3P"试验和 D- 二聚体的检查。

（1）"3P"试验即血浆鱼精蛋白副凝试验（Plasma Protamine Paracoagulation Test）。凝血过程中形成的纤维蛋白单体可与纤溶过程中形成的 FDP（主要为 X 片段）结合形成可溶性复合物，将鱼精蛋白加入患者血浆后，可与 FDP 结合，使纤维蛋白单体从可溶性复合物中游离出来并彼此聚合，形成不溶性的纤维蛋白多聚体，呈纤维状、絮状或胶冻状沉淀，这种不需要加凝血酶而使血浆发生的凝固，称为副凝固。"3P"试验阳性常见于 DIC 伴继发性纤溶的早、中期。而在 DIC 后期，因纤溶亢进，纤维蛋白单体及 FDP 均被消耗，"3P"试验呈阴性。

（2）D－二聚体（D－Dimer，DD）是纤溶酶分解纤维蛋白多聚体的特异性产物。在出现原发性纤溶亢进时，因血中没有纤维蛋白多聚体形成，故 D－二聚体并不增高。只有在血管内血栓形成、继发纤溶亢进时，血液中才会出现 D－二聚体。因此，D－二聚体是反映继发性纤溶亢进的重要指标，DIC 患者呈阳性反应。

4. 微血管损伤

在 DIC 的发生、发展过程中，各种原发病因和继发性的缺氧、酸中毒、细胞因子和自由基产生增多等均可引起微血管损伤，导致微血管壁通透性增强，这也是 DIC 出血的机制之一。

二、多器官功能障碍

DIC 出现时，凝血系统被激活，全身微血管内形成广泛微血栓，导致局部缺血、缺氧，甚至组织坏死。其中以皮肤血栓栓塞最多见，指端、趾端、鼻尖、耳廓皮肤发绀，皮肤出现斑块状出血性坏死、干性坏死等。这些微血栓大部分为纤维蛋白性血栓，亦可为血小板性血栓。多数在微血管局部形成，也可以脱落流至他处发生栓塞。有时因血栓尚未形成或继发性纤溶亢进等原因，患者虽有典型的临床表现，病理检查却未见微血栓。

微血栓形成的临床表现，视其累及情况而有所不同。轻者，微血栓可被激活的纤溶酶水解，仅造成短暂的缺血性组织损伤。若微血栓广泛而持久，则可造成相应脏器的局灶性坏死，导致器官功能障碍。如发生在肾，则可累及入球小动脉或肾毛细血管，表现为局限的纤维蛋白块状沉淀及肾小管坏死，严重时导致双侧肾皮质坏死和急性肾衰竭，临床表现为少尿、无尿、氮质血症甚至尿毒症；如发生在肺，可有非栓塞性内膜炎或肺部透明样变，引起突发性胸痛、呼吸困难、发绀、咯血，严重者可致急性肺衰竭；累及心肌可导致心肌细胞变性、坏死，使心功能不全；累及肝脏可出现黄疸、肝衰竭；累及胃肠道可出现呕吐、腹痛、消化道出血等；在暴发型流脑引起感染性休克并继发 DIC 时，可累及肾上腺，引起皮质出血性坏死和急性肾上腺皮质衰竭，患者具有明显休克症状和皮肤大片瘀斑等体征，称为华—弗综合征（Waterhouse-Friderichsen Syndrome）；产科意外累及垂体发生坏死，可致垂体前叶即腺垂体功能减退，使催乳素及促性腺激素分泌减少，导致产后无乳、乳房萎缩、渐进性性征退化及性功能降低等，称为席汉综合征（Sheehan Syndrome）；累及神经系统可出现烦躁、嗜睡、意识改变、昏迷、惊厥、脑神经麻痹及肢体瘫痪等症状，这与微血管阻塞、脑皮质、脑干等出血有关。

三、休克或微循环衰竭

DIC，特别是血管内皮损伤引起的急性 DIC，常伴有休克，表现为一过性或持续性血压下降，与出血量不成比例，其发生率为 30% ～ 80%，以革兰阴性杆菌败血症最为常见。重度及晚期休克又可促进 DIC 的形成，两者互为因果，形成恶性循环。DIC 时出现休克的原因如下。

（1）由于毛细血管和微静脉内广泛微血栓的形成，导致微循环阻塞及血流瘀滞，使回心血量明显减少。

（2）广泛出血可使血容量减少。

（3）DIC 时缺氧、酸中毒、高血钾及心肌内 DIC 可使心肌细胞受损，出现舒缩功能障碍，导致心输出量减少。

（4）F Ⅶ a 可相继激活激肽、补体系统，补体 C3a、C5a 可使嗜碱性粒细胞和肥大细胞释放组胺等，激肽、组胺均可使微血管平滑肌舒张、管壁通透性增强，导致有效循环血量减少。

（5）出现继发性纤溶亢进时，FDP 的某些成分可引起微静脉及小静脉收缩，还可使毛细血管通透性升高、血浆外渗。这些因素均可使全身微循环障碍，导致休克发生、发展。

四、微血管病性溶血性贫血

约 25% 的 DIC 患者外周血涂片中可见一些形态特殊的变形红细胞，呈盔甲形、星形、新月形以及三角形等，统称为裂体细胞（Schistocyte）或红细胞碎片。由于该碎片脆性高，易发生溶血，故称为微血管病性溶血性贫血（Microangiopathic Hemolytic Anemia）。临床表现有寒战、高热、贫血、黄疸及血红蛋白尿等。

裂体细胞的产生是由于 DIC 早期，微血管中有广泛的纤维蛋白性微血栓形成，纤维蛋白丝在微血管内形成细网，当红细胞强行通过这些细网孔时，被黏着、滞留在纤维蛋白丝上，在血流的不断冲击下发生破裂，出现溶血现象。红细胞的破坏除机械性因素外，DIC 时缺氧、酸中毒等也可使红细胞变形性降低、容易破碎。败血症患者出现 DIC 时，内毒素可激活补体系统，引起白细胞的趋化反应，产生大量氧自由基，从而使红细胞代谢及结构破坏，易发生溶血。

第十四章

心功能不全

第一节　心功能不全的病因与诱因

一、概述

心功能不全是各种原因引起心脏结构和功能的改变，使心室泵血排血量和（或）充盈功能低下，以至不能满足组织代谢需要的病理生理过程，在临床上表现为静脉瘀血和心排出量减少的综合征。

心功能不全是心脏泵血功能受损后由完全代偿直至失代偿的全过程。

心力衰竭是患者出现明显的症状和体征，属于心功能不全的失代偿阶段。

充血性心力衰竭是由于钠、水潴留和血容量增加，出现心脏扩大，静脉瘀血及组织水肿的表现，称为充血性心力衰竭。

二、病因

1. 心肌收缩性降低

心肌收缩性是指不依赖于心脏前负荷与后负荷变化的心肌本身的收缩特性。

心肌病变主要有心肌梗死、心肌炎及心肌病等。

心肌代谢障碍主要有心肌缺血、缺氧及严重的维生素 B_1 缺乏。

2. 心脏负荷过度

前负荷：心脏收缩前所承受的负荷，相当于心室舒张末期容量或压力，又称容量负荷。通常表现为容量负荷过度；瓣膜闭锁不全，房室隔缺损；舒张末期容积。

后负荷：心室射血时所要克服的阻力，又称压力负荷。通常表现为压力负荷过度；高血压，肺动脉高压，主动脉、肺动脉及瓣膜狭窄；射血阻力。

3. 心室舒张及充盈受限

在静脉回心血量无明显减少的情况下，因心脏本身的病变引起的心脏舒张和充盈障碍。通常表现为舒张功能异常，心室顺应性减退，心肌缺血、能量不足，左心室肥厚、纤维化和限制性心肌病。

三、诱因

感染：直接损失心肌，增加心肌耗氧量。

心律失常：心室充盈不足，房、室收缩不协调。

水、电解质及酸碱平衡紊乱：过量、过快输液和重心肌负担，酸中毒抑制心肌收缩力，高钾血症。

妊娠及分娩：加重心脏前、后负荷。

第二节　心力衰竭的病因和分类

心脏和血管组成机体的血液循环系统，通过心脏协调的收缩与舒张（即心泵功能）推动血液在血管内循环流动，将含氧和营养物质丰富的血液运送至全身并及时带走各种代谢产物，以保证机体新陈代谢等多种生理功能的需要，维持正常的生命活动。除了泵功能外，心脏还能分泌多种生物活性物质，调节自身和其他器官的功能。心脏的正常功能对于机体来说，重要性不言而喻，所有动物的生命活动无时无刻不依赖于心脏功能的协调运行，任何先天和后天的心脏疾病都可能对机体造成严重后果，影响正常的生命活动和生活质量。我国2000多年前的医书《黄帝内经》对心脏已有非常深刻的认识，认为心脏为"君主之官"，对人体正常生命活动起决定性作用，在人体所有脏器中处于极其重要的地位。

协调、正常的心脏的排血量可随机体的代谢需要而变化，满足机体在静息和运动时的需要。但在病理条件下，各种致病因素引起心脏结构和功能的改变，导致心室充盈或（和）射血功能受损，以至不能满足组织代谢需要的病理生理过程，这种情况称为心功能不全（Cardiac Insufficiency）。临床上表现为在静息或较低运动水平时出现呼吸困难、乏力（活动耐量受限）以及液体潴留（肺淤血和外周水肿）等症状。心功能不全包括心脏泵血功能受损后由完全代偿直至失代偿的全过程，而心力衰竭（Heart Failure）则是指心功能不全的失代偿阶段，为心功能不全的晚期，两者在本质上是相同的，只是在程度上有所区别。部分患者由于钠、水潴留和血容量增加，出现心腔扩大、静脉淤血及组织水肿的症状，称为充血性心力衰竭（Congestive Heart Failure）。

　　心力衰竭的根本问题是心脏泵血功能下降。导致心脏泵血功能下降的原因是多方面的，主要分为心肌收缩和（或）舒张功能障碍、心脏负荷长期过重及心室充盈受限。

一、病因

（一）心肌舒缩功能障碍

　　心肌的结构损伤或代谢障碍可导致心肌的整体收缩性和舒张功能降低，使心输出量下降，这是引发心力衰竭特别是收缩性心力衰竭最主要的原因。

1. 心肌结构损伤

　　如心肌梗死、心肌炎、心肌病等造成心肌病变，导致心肌细胞变性、坏死及心肌组织纤维化，使心肌结构异常，心肌舒缩功能出现障碍。

2. 心肌代谢障碍

　　冠心病、肺心病、严重贫血等可造成心肌细胞缺血、缺氧，使心肌细胞能量代谢产生障碍。心肌细胞能量不足，久之可导致心肌细胞受损、死亡。

　　硒缺乏、多柔比星（阿霉素）等药物中毒和酒精等也会造成心肌的代谢和结构损伤，抑制心肌的收缩和舒张性能。

（二）心脏负荷过重

1. 压力负荷过重

　　压力负荷（Pressure Load）又称后负荷（After Load），是指心室射血时所承受的阻力负荷，它与输出道的口径、外周阻力等因素有关。造成左室压力负荷过大的原因有高血压、主动脉瓣狭窄、主动脉缩窄等；造成右室压力负荷过大的原因有肺动脉高压和肺动脉瓣狭窄等。

2. 容量负荷过重

　　容量负荷（Volume Load）又称前负荷（Preload），是指心肌收缩之前遇到的负荷，实际上是心室舒张末期容量或心室舒张末期室壁张力的反应。左室容量负荷过大的原因有主动脉瓣和二尖瓣关闭不全等；右室容量负荷过大的原因有肺动脉瓣或三尖瓣关闭不全和房间隔、室间隔缺损伴左向右分流等。动—静脉瘘、严重贫血及甲状腺功能亢进等患者，由于外周血管阻力降低，回心血量增加，左、右心室容量负荷都会增加。

（三）心室充盈受限

　　缩窄性心包炎、心包填塞等心包疾病，心肌本身无明显损伤，但由于心包伸缩性降低，会导致心室充盈减少。心肌纤维化和限制性心肌病使心肌的顺应性（Compliance）减退，出现心室充盈障碍。以上均可使心输出量降低。

二、诱因

临床上有许多因素可在心力衰竭基本病因的基础上诱发心力衰竭，这些因素称为心力衰竭的诱因。据统计，心力衰竭的发病都有诱因，它们通过不同途径和作用方式诱发心力衰竭。如能控制诱发因素，就可减少心力衰竭的发生。常见的诱因如下。

（一）感染

感染，特别是全身感染，可通过多种途径加重心脏负荷，易诱发心力衰竭。主要机制为：①发热时，交感神经系统兴奋，代谢增加，加重心脏负荷。②交感神经兴奋，心率加快，既加剧心肌耗氧，又通过缩短舒张期降低冠脉血液灌流量而减少心肌供血供氧。③内毒素直接损伤心肌细胞。④若发生肺部感染，则进一步减少心肌供氧。

（二）心律失常

心律失常既可以是心力衰竭的原因，也可以是心力衰竭的诱因。尤其在心房纤颤、室性心动过速等快速型心律失常中多见。其诱发心力衰竭的机制主要为：

（1）房室协调性紊乱，导致心室充盈不足、射血功能障碍。

（2）舒张期缩短，冠脉供血不足，心肌缺血缺氧。

（3）心率加快，耗氧量增加，加剧缺氧。

（三）妊娠与分娩

妊娠期血容量增多，至临产期可比妊娠前增加 20% 以上，特别是血浆容量增加比红细胞增加更多，可出现稀释性贫血，加之此时心率加快、心输出量增多，会使机体处于高动力循环状态，心脏负荷加重。分娩时由于精神紧张和疼痛的刺激，使交感—肾上腺髓质系统兴奋，一方面回心血量增多，增加了心脏的前负荷，另一方面外周小血管收缩，射血阻抗增大，使心脏后负荷加重，加上心率加快使心肌耗氧量增加、冠脉血流不足，从而诱发心力衰竭。

（四）酸中毒和电解质紊乱

酸中毒、高血钾、低血钙可减弱心肌收缩能力。酸中毒时 H^+ 竞争性抑

制 Ca^{2+} 与心肌肌钙蛋白的结合并抑制肌球蛋白 ATP 酶活性，造成心肌收缩力减弱和收缩功能障碍。钾离子可通过干扰心肌兴奋性、传导性和自律性引起心律失常，诱发心力衰竭。

（五）其他

任何加重心脏负荷的因素，如劳累、环境温度变化、情绪波动、过多过快的补液、外伤与手术等均可诱发心力衰竭。防止这些诱因对于减缓或阻止心功能的恶化有重要的意义。

三、分类

心力衰竭按照发病部位、心输出量高低、发生速度、舒缩特性及病情轻重可以有多种分类方式。

（一）根据心力衰竭的发病部位分类

1. 左心衰竭（Left Heart Failure）

左心衰竭是临床上常见的类型。高血压、冠心病、主动脉（瓣）狭窄及关闭不全等是左心衰竭的常见病因。左心室受损或负荷过度会导致搏出功能障碍，使心输出量降低，造成肺循环淤血甚至肺水肿。

2. 右心衰竭（Right Heart Failure）

右心衰竭常见病因有肺动脉狭窄、肺动脉高压、房室间隔缺损、慢性阻塞性肺疾病等，并可继发于左心衰竭。由于肺循环阻力增加，使右心室搏出功能出现障碍，右心室不能将体循环回流的血液充分输送至肺循环，右心室压力增加，故导致体循环淤血和静脉压升高，并常伴有下肢水肿甚至全身性水肿。

3. 全心衰竭（Whole Heart Failure）

左、右心室同时出现衰竭称为全心衰竭。心肌炎、心肌病等疾病发生时，常同时累及左右心而引起全心衰竭。但全心衰竭也可继发于一侧心力衰竭。例如，长期左心衰竭会继发性引起肺循环阻力增加，进而导致右心衰竭。

（二）根据心输出量的高低分类

1. 低心输出量性心力衰竭（Low Output Heart Failure）

在静息状态下，心输出量低于正常群体的平均水平。常见于冠心病、高血压病、心肌病、心脏瓣膜病等。

2. 高心输出量性心力衰竭（High Output Heart Failure）

此类心力衰竭发生时心输出量较发生前有所下降，但其值仍属于正常范围，或高于正常水平，故称为高输出量性心力衰竭。继发于代谢增高或心脏后负荷降低的疾病，如甲状腺功能亢进症、严重贫血、维生素缺乏和动静脉瘘等。上述疾病由于外周血管阻力降低、血容量扩大或循环速度加快，心输出量会明显高于正常水平，处于高动力循环状态。高心输出量性心力衰竭虽然其心输出量可稍高于正常水平，但比心力衰竭发生前有所降低，对于患者本身而言，其心输出量相对减少，不能满足上述病因造成的机体高水平代谢的需求。

（三）根据心力衰竭的发生速度分类

1. 急性心力衰竭

常见于急性大面积心肌梗死、严重心肌炎等。特点为发病急，发展迅速，机体来不及充分发挥代偿功能。因心输出量在短时间内急剧减少，故动脉血压进行性降低，常可导致心源性休克。

2. 慢性心力衰竭

常见于高血压病、心脏瓣膜病、肺动脉高压等。临床常见，发病缓慢，病程较长，心力衰竭发生前机体有较长的代偿期，在此阶段，患者心力衰竭症状往往不明显。随着疾病发展，机体代偿能力逐渐丧失，心力衰竭症状逐渐表现出来，心功能进入失代偿期。

（四）根据射血分数是否正常分类

射血分数（Ejection Fraction，EF）是每搏输出量与心室舒张末期容积的比值，能较为准确地反映心脏的泵血功能。EF 是目前绝大多数心力衰竭临床研究对患者进行分类的指标。

1. 低射血分数型心力衰竭（Heart Failure with a Reduced Ejection Fraction，HFrEF）

又称收缩性心力衰竭（Systolic Heart Failure）。这一类型的心力衰竭，其左心室射血分数低于正常值，EF ≤ 40%，大约占所有心力衰竭病例的50%。因心肌收缩功能受损或压力负荷过重而致泵血量减少，引发心力衰竭，常见于冠心病和扩张型心肌病等。

2. 正常射血分数带心力衰竭（Heart Failure with preserved Ejection Fraction，HFpEF）

又称舒张性心力衰竭（Diastolic Heart Failure）。左心室射血分数正常，EF ≥ 50%，统计数据估算此型心力衰竭病例占 50% 左右，有数据显示此型心力衰竭发病率正逐年增加。因心肌舒张功能受损、室壁顺应性下降而造成心室充盈降低，在心肌收缩功能相对正常的情况下，需要提高心室充盈压，以达到正常的心输出量，常见于高血压与肥厚型心肌病等。

（五）根据心力衰竭的病情分类

在心力衰竭的临床诊疗过程中，常按纽约心脏学会（NYHA）与美国心脏病学院／美国心脏学会（ACCF/AHA）的分类标准对心力衰竭的病情轻重程度进行分类。NYHA 的心力衰竭分类标准还是很多临床研究选择患者的标准。NYHA 提出按照患者病情的轻重程度将心力衰竭分为 4 级（表14-1）。ACCF/AHA 发布的《慢性心力衰竭诊疗指南》将患者分为 4 期（表14-1）。这种心力衰竭的新分期法是对 NYHA 分级的补充，更加强调在左心功能受损前对心力衰竭进行早期防治，这大大有利于降低心力衰竭患者的发病率与病死率。

表 14-1　心力衰竭病情的分类

NYHA 根据心功能状况分级	ACCF/AHA 心力衰竭分期
Ⅰ级：体力活动不受限，正常体力活动不会引起心力衰竭的症状	A 期：有发生心力衰竭的高危因素，如冠心病和心肌病患者，但尚无心脏结构性损伤或心力衰竭症状
Ⅱ级：体力活动轻度受限，静息时无症状，但正常体力活动引起心力衰竭症状	B 期：心脏有一定结构性损伤，但无心力衰竭的临床表现
Ⅲ级：体力活动明显受限，在静息时无症状，轻度活动即引起心力衰竭症状	C 期：心脏有结构性损伤，以往或目前有心力衰竭的临床表现
Ⅳ级：任何体力活动甚至静息时也引起心力衰竭症状	D 期：难治性终末期心力衰竭，需要积极的内科治疗，以干预疾病进程

第三节　心力衰竭的发生机制与功能代谢变化

一、心力衰竭的发生机制

（一）心肌收缩功能降低

心肌收缩功能降低的表现如下。

（1）心肌收缩相关的蛋白改变，如心肌梗死、心肌炎及心肌病。

（2）心肌能量代谢障碍，冠心病、休克、严重贫血等致心肌缺血、缺氧而引起 ATP 生成减少；维生素 B1 缺乏致丙酮酸氧化脱羧障碍，也可导致 ATP 生成不足。

（3）心肌兴奋—收缩耦联障碍，见于严重的肥大心肌、酸中毒和高钾血症。

（二）心肌舒张功能障碍

心肌舒张功能障碍的表现如下。

（1）钙离子复位延缓。

（2）肌球—肌动蛋白复合体解离障碍。

（3）心室舒张势能减少。

（4）心室顺应性降低。

（三）心脏各部分舒缩活动不协调

心脏各部分舒缩活动不协调主要见于各种严重的心律失常。其诱发心力衰竭的机制主要为：（1）房室协调性紊乱，导致心室充盈不足，射血功能障碍；（2）舒张期缩短，冠脉血流不足，心肌缺血缺氧；（3）心率加快，耗氧量增加，加剧缺氧。

二、心力衰竭时机体的功能与代谢变化

心力衰竭时，由于心脏泵功能降低，不能将回心血液完全排出，导致心输出量减少，使动脉系统血液充盈不足，静脉系统血液瘀滞，结果导致各器官组织血液灌流不足，发生缺氧、淤血和水肿，于是机体出现一系列的机能、代谢变化。归根结底，患者明显的临床症状和体征均由心输出量

不足、肺循环淤血和体循环淤血所致。

（一）心血管系统的功能变化

1. 心功能变化

心功能降低是心力衰竭时最根本的变化。通常用以评价心脏功能的指标都会发生显著变化。这些变化主要有以下七点。

（1）心输出量减少。心力衰竭时每搏及每分心输出量均降低。正常人心输出量（CO）为 3.4～5.5L/min，心力衰竭时往往低达 2.5L/min 以下（指低输出量心力衰竭）。

（2）心脏指数降低。心脏指数（Cardiac Index，CI）是单位体表面积的每分心输出量（CO/m^2），正常值为 2.5～3.5L/（min·m²），心力衰竭时心指数降低，多数在 2.5L/（min·m²）。但往往由于组织代谢率升高、血液加快等原因，这样的心指数会相对不足。

（3）射血分数降低。射血分数（Ejection Fraction，EF）是每搏输出量（Stroke Volume，SV）与心室舒张末期容积（Ventricular End Diastolic Volume，VEDV）的比值，正常为 0.56～0.78。心力衰竭时，由于心肌收缩性减弱，每搏输出量减少，会使心室收缩末期余血较多，心室舒张末期容积也必然增大，故 EF 降低。

（4）心肌最大收缩速度降低。心肌最大收缩速度（Vmax）是指负荷为 0 时的心肌最大收缩速度，须通过左室压力动态变化所投影的图来计算，测量比较复杂。但它能更准确地反映心肌的收缩性，因为上述 CO、CI 及 EF 等指标明显地受负荷状态的影响，不能独立反映心肌的收缩性。

（5）心室（dp/dt）max 减少。心室（dp/dt）max（Ventricular dp/dt/ maximum）表示心室内压力随时间的最大变化率，即心室内压力上升的最大速度，可反映心肌的收缩性，心肌收缩性减弱时此值减小。

（6）心室舒张末期容积增大、压力增高。心力衰竭时心室舒张末期容积（VEDV）增大。根据 Frank-Starling 关于长度—张力相关的定律可知，在一定范围内，心肌初长度的增大可使心肌收缩性加强，表现为每搏输出量增加或搏出功增大。

（7）肺动脉楔压升高。肺动脉楔压（PAWP）也称肺毛细血管楔压（PCWP），是用漂浮导管通过右心进入肺小动脉末端而测出的。PAWP 接近左房压和 LVEDP，可以反映左心功能。正常值为 0.93kPa（7mmHg）（平均压），左心衰竭时由于 LVEDP 异常升高，PAWP 也明显高于正常。

2. 动脉血压的变化

急性心力衰竭时，由于心输出量急剧减少，动脉血压可能下降，甚至可能发生心源性休克。但在慢性心力衰竭时，机体可通过窦弓反射使外周小动脉收缩和心率加快，通过血量增多等代偿活动使动脉血压维持在正常水平。动脉血压的正常有利于保证心、脑的血液供应，故有重要的代偿意义；然而，外周阻力的增高使心脏的后负荷加重，心率加快使心肌的耗氧量增多，血量的增多又使心脏的前负荷加重，这些又对机体不利。

3. 器官、组织血流量的改变——血液重分布

心输出量的减少可使动脉系统充盈不足，同时又通过窦弓反射引起外周小血管收缩，故可使器官组织的血液量减少。由于各脏器的血管对交感神经兴奋的反应不一致，会出现血液的重分布。心力衰竭时，肾脏的血流量减少最显著，其次是皮肤和肝脏等。在重度心力衰竭时，肾血流量的减少可使肾小球滤过率减少30%～50%。正常人在运动时器官血液量一般都有增加或保持不变，而心力衰竭患者在运动时肾、肝的血液量比在安静时明显减少。由于交感神经兴奋时脑血管并不收缩且冠状血管有所舒张，故脑和心脏的血液供应可不减少（指慢性心力衰竭患者动脉血压正常时）。这种血液的重分布具有重要的代偿意义。

4. 淤血、静脉压升高和水肿

心力衰竭时，淤血发生的机制如下：

（1）钠水潴留，导致血容量增加。

（2）心输出量减少，心脏收缩时射血不充分，心室内余血量增加，致使心室舒张末期容积增大和心室舒张末期压力增高，心房压力相继增高，导致静脉血难以回流。左心衰竭时，肺循环淤血，甚至可出现肺水肿。

静脉压升高：心力衰竭时，静脉淤血和交感神经兴奋会使小静脉收缩（也同时收缩小动脉），导致静脉压升高。

水肿：淤血和静脉压升高是引起水肿的重要机制。左心衰竭可使肺淤血和肺静脉压升高，导致肺水肿，临床表现为呼吸困难、两肺湿啰音、咳粉红色泡沫痰甚至咯血等。右心衰竭可导致体循环静脉淤血和静脉压升高。临床上表现为颈静脉怒张、肝颈静脉返流征阳性以及臂肺循环时间延长等，甚者出现心性水肿。

（二）肺呼吸功能的变化

1. 呼吸困难

呼吸困难是左心衰竭时最早出现的临床表现。左心衰竭所致的肺循环淤血是呼吸困难发病的病理生理学基础，其发生机制如下。

（1）肺的顺应性降低，因而要吸入与正常时同样量的空气，就必须增

大胸廓运动的幅度，也就是呼吸时做功和耗能增大，患者感到呼吸费力，即出现了呼吸困难。

（2）肺血管感受器受刺激，经迷走神经传入而使呼吸中枢兴奋，使呼吸运动增强，患者会感到呼吸费力。

（3）肺淤血水肿时，支气管静脉内血液含量增多，使支气管黏膜肿胀，呼吸道阻力增高，患者会感到呼吸费力。

（4）肺泡毛细血管与肺泡间气体交换障碍，动脉血氧分压可以降低，从而反射性地引起呼吸中枢兴奋。而且，呼吸困难时呼吸做功和耗能增加，又使全身耗氧量增多，这又可导致缺氧并加重呼吸困难。

2. 呼吸困难表现形式

呼吸困难表现形式包括劳力性呼吸困难、端坐呼吸和夜间阵发性呼吸困难。

（1）劳力性呼吸困难（Dyspnea on Exertion）指伴随着体力活动出现的呼吸困难。体力活动时机体需增加氧量，但衰竭的心脏不能提供相应的心输出量。体力活动时心率加快，舒张期缩短，冠脉灌注不足，加剧心肌缺氧；同时左室充盈减少加重肺淤血；加之体力活动时，回心血量增多，肺淤血加重，患者会感到呼吸困难。

（2）端坐呼吸（Orthopnea）即患者平卧时呼吸困难，被迫采取端坐位或半卧位以减轻呼吸困难的程度。其发生机制与平卧时下半身血液回流增加及水肿液回流入血增加、肺淤血加重，同时膈肌上移、胸腔容积减小，使肺活量降低有关。

（3）夜间阵发性呼吸困难（Paroxysmal Nocturnal Dyspnea）即患者入睡后突然感到气闷而惊醒，被迫坐起咳喘后好转。其发生机制如下。

①端坐呼吸的患者入睡后往往趋向平卧位，因而下半身静脉血液回流增多，而且在白天因重力关系积聚在下垂部位组织间隙中的水肿液也因体位改变而回流入血，故肺部的淤血水肿明显加剧。

②患者平卧后，胸腔容积减少，不利于通气。

③入睡时迷走神经中枢紧张性升高，支气管口径变小，通气阻力增大。

④熟睡时神经反射的敏感性降低，只有当肺淤血发展到比较严重的时候，才能刺激呼吸中枢，导致突发性的呼吸困难。发作时常伴有哮鸣音，故又称心源性哮喘（Cardiac Asthma），可能与患者有潜在的支气管炎有关。

3. 肺水肿

严重的急性左心衰竭可导致急性肺水肿。此时，患者表现为呼吸极度困难、发绀、咳嗽、咯粉红色泡沫痰、肺部啰音。其发生机制如下。

（1）肺毛细血管流体静压升高。当左心衰发展到一定程度时，肺毛细血管静压会急剧上升，超过30mmHg（4kPa）。当肺抗水肿的代偿能力不足抵抗时，会发生肺水肿。此外，如果左心衰患者输液不当，会导致肺血容量急剧增加，也可引起肺毛细血管静压上升而加速肺水肿发生。

（2）毛细血管通透性增加。肺循环淤血会导致肺泡通气／血流失调、动脉PaO_2下降，缺氧使毛细血管通透性加大，血浆渗入肺泡形成水肿。

（三）其他器官的功能变化

1. 肝脏和消化系统功能的变化

肝脏和消化系统的功能障碍，除因动脉血液灌流不足外，主要由体循环淤血所致。右心衰竭时，肝因淤血而肿大，并有压痛和上腹部不适感。若肝淤血持续时间过久，还可引起淤血性肝硬化及黄疸。胃肠淤血导致的消化功能障碍表现为消化不良、食欲缺乏以及胃肠道刺激症状，如恶心、呕吐、腹泻等。胰腺淤血影响至其内分泌和外分泌功能时，可致使食物的化学性消化和糖代谢出现障碍。

2. 肾功能的变化

心力衰竭时，肾血流量减少，致使肾小球滤过率下降、肾小管重吸收增加，临床表现为少尿、尿钠含量低而比重高，可伴有一定程度的氮质血症。在心力衰竭早期，肾脏功能的改变一般为功能性肾功能衰竭。若心力衰竭持续时间久、程度重，可发展为器质性肾功能衰竭。

3. 脑功能的变化

中枢神经系统对缺氧十分敏感，在严重心力衰竭时，脑组织缺血、缺氧，会出现功能紊乱，患者常有头晕、失眠、记忆力减退等症状，甚至昏迷。这与能量代谢障碍、酸中毒、钙超载、脑细胞水肿等诸多因素有关。

4. 皮肤黏膜

心力衰竭时，心输出量减少，会使交感神经兴奋、皮肤血管收缩，皮肤的血液灌流减少，患者皮肤苍白、皮温下降。由心力衰竭所致的低动力性缺氧患者，严重时可因血液中还原血红蛋白的含量超过5g/dl而出现发绀。

5. 水、电解质和酸碱平衡紊乱

心力衰竭时，可出现钠水潴留和心性水肿。另外，患者在忌盐、进食少和应用利尿剂等情况下，还常出现低钠血症、低钾血症和低镁血症等。

严重心力衰竭时，体循环淤血可引起低动力性缺氧，肺循环淤血可引起低张性缺氧。重度缺氧可引起代谢性酸中毒，在肾功能也出现障碍时，酸中毒则更易发生。

第四节　心功能不全时临床表现和防治的病理生理学基础

一、心功能不全时临床表现的病理生理学基础

（一）心输出量减少

1．心脏泵血功能降低

（1）心排出量减少及心脏指数降低。

（2）射血分数降低。

（3）心室充盈受损，心室收缩末容积增大。

（4）心率增快。

2．器官血流重新分配

动脉血压↓→交感—肾上腺髓质系统兴奋→维持动脉血压，保证心脑血流供应。

（二）静脉淤血

1．体循环淤血

体循环淤血主要见于右心衰竭和全心衰竭。

（1）静脉淤血和静脉压升高。

（2）水肿：毛细血管压↑和钠、水潴留。

（3）肝大及肝功能损害：可发生心源性肝硬化。

（4）胃肠功能改变：胃肠道淤血导致功能障碍。

2．肺循环淤血

肺循环淤血主要见于左心衰竭，表现为呼吸困难。左心衰竭时呼吸困难的表现形式及发生机制见表14-2。

$$呼吸困难的基本机制 \begin{cases} 肺淤血、肺水肿导致肺顺应性降低 \\ 支气管黏膜肿胀及气道内分泌物导致气道阻力增大 \\ 肺毛细血管压↑和间质水肿使肺间质压↑ \\ 刺激肺毛细血管旁J受体 \end{cases}$$

表 14-2　左心衰竭时呼吸困难的表现形式及发生机制

类型	表现形式	发生机制
劳力性呼吸困难	指呼吸困难仅出现于体力活动时,休息后消失	因体力活动时: ①四肢血流量增加,回心血量增多 ②心率加快,舒张期缩短,左心室充盈减少,肺循环淤血加重 ③机体需氧量增加,但衰竭的左心室不能相应地提高心输出量,使机体缺氧进一步加重
端坐呼吸	静息时出现的呼吸困难,平卧时加重,被迫端坐位	①端坐位时下肢血液回流减少,肺淤血减轻 ②膈肌下移,胸腔容积增大,肺活量增加,通气改善 ③端坐位可减少下肢水肿液的吸收,使血容量降低,减轻肺淤血
夜间阵发性呼吸困难	夜间睡眠时突然发作的呼吸困难,患者突然惊醒,被迫坐起后缓解	①平卧位时下半身静脉回流增多,水肿液吸收入血增多,加重肺淤血 ②入睡后迷走神经兴奋性升高,使小支气管收缩,气道阻力增大 ③入睡后中枢敏感性降低,只有当肺淤血导致动脉血氧分压降低到一定程度时,方能刺激呼吸中枢,使患者感到呼吸困难而惊醒

二、心功能不全时防治的病理生理学基础

心功能不全是一种进行性的病变,一旦开始,即使没有新的心肌损害,心力衰竭仍可不断发展。随着人们对心功能不全发生机制认识的不断深入,心功能不全的治疗模式也发生了很大的变化,治疗方式已从过去的短期血流动力学/药理学措施转变为长期的、修复性策略,治疗目标不仅是改善症状,更重要的是抑制神经体液系统的过度激活,防止和延缓心肌重构的发展,从而降低心力衰竭的死亡率和住院率,提高患者的生活质量,延长患者寿命。

(一)积极治疗原发病,消除诱因

积极治疗原发病是防治心力衰竭的根本措施,消除诱因可以减轻症状或控制病情。例如,对于由维生素 B_1 严重缺乏引起的心力衰竭,只要及时补充维生素 B_1,即可恢复正常的心肌代谢,心力衰竭就可得到控制。与此同时,及时消除各种心力衰竭诱因(如发热、感染等)也可起到减轻症状、

控制病情的作用。

（二）改善心肌的舒缩功能

对于收缩性心力衰竭且心腔扩大明显、心率过快的患者，可选择性应用洋地黄类药物（地高辛）、拟交感胺类（多巴胺）、磷酸二酯酶抑制剂等，以增强心肌的收缩性；改善心肌舒张功能可选用钙拮抗剂、β受体阻滞剂、硝酸酯类等。

（三）减轻心脏后负荷，调整心脏前负荷

心力衰竭时交感神经兴奋，大量缩血管物质的分泌导致周围血管强烈收缩，外周阻力上升，心脏后负荷增大。通过合理使用血管扩张剂，如血管紧张素转换酶抑制剂、钙拮抗剂等，可以降低外周血流阻力，减轻心脏后负荷。

适度的前负荷是维持心功能稳态的条件之一。前负荷过高可引起或加剧心力衰竭，前负荷过低会导致心输出量下降。心力衰竭时前负荷可出现过高或过低的情况，当血容量扩大、回心血量增多时，前负荷会增大，可选用静脉血管扩张剂如硝酸甘油等，以减少回心血量，减轻前负荷；前负荷过低时应在严密监测中心静脉压或肺毛细血管压的情况下，适当补充血容量，以利于心输出量的增加。

（四）控制水肿

水、钠潴留是心力衰竭，特别是慢性心力衰竭代偿过度或代偿失调的后果，使用利尿药可排出多余的水、钠，降低血容量；并适当控制钠盐的摄入。

第十五章

呼吸功能不全

第一节　呼吸功能不全的病因和发病机制

呼吸功能主要是保证机体不断地获取氧气、排出二氧化碳，以维持机体血气平衡和内环境稳定。完整的呼吸功能包括三个基本过程。①外呼吸，包括肺通气和肺换气，即肺泡与外界气体交换过程和肺泡气与血液之间的气体交换过程。②气体在血液中的运输。③内呼吸，包括血液与组织细胞间的气体交换，以及细胞内生物氧化的过程，肺作为一个重要的呼吸器官，主要保障气体的正常交换。此外，肺还具有重要的非呼吸功能，例如肺的屏障防御、免疫、肺内分泌及代谢等功能。

一、肺通气功能障碍

正常成人在静息时有效通气量约为 4L/min。当肺通气功能障碍使肺泡通气不足时，可发生呼吸衰竭。肺通气障碍包括限制性通气不足和阻塞性通气不足。

（一）限制性通气不足（Restrictive Hypoventilation）

限制性通气不足指吸气时肺泡扩张受限引起的肺泡通气不足。通常吸气运动是呼吸肌收缩引起的主动过程，呼气则是肺泡弹性回缩和肋骨与胸骨借重力作用复位的被动过程。主动过程更易发生障碍，原因如下。

1. 呼吸肌活动障碍

中枢或周围神经的器质性病变如脑外伤、脑血管意外、脑炎、脊髓灰质炎、多发性神经炎等由过量镇静药、安眠药、麻醉药引起的呼吸中枢抑制；呼吸肌本身的收缩功能障碍如由长时间呼吸困难和呼吸运动增强引起的呼吸肌疲劳、由营养不良所致的呼吸肌萎缩；由低钾血症、缺氧、酸中毒等引起的呼吸肌无力等，均可累及呼吸肌收缩功能而导致限制性通气不足。

2. 胸廓的顺应性降低

严重的胸廓畸形、胸膜纤维化等可限制胸部的扩张。

3. 肺的顺应性降低

如严重的肺纤维化或肺泡表面活性物质减少可降低肺的顺应性，使肺泡扩张的弹性阻力增大而导致限制性通气不足。

4．胸腔积液和气胸

胸腔大量积液或张力性气胸压迫肺，使肺扩张受限。

（二）阻塞性通气不足（Obstructive Hypoventilation）

阻塞性通气不足指由气道狭窄或阻塞所致的通气障碍。成人气道阻力正常为 $0.75 \sim 2.25mmHg \cdot s/L$，呼气时阻力略高于吸气时。影响气道阻力的因素有气道内径、长度和形态、气流速度和形式等，其中最主要的是气道内径。气道痉挛、管壁肿胀或纤维化，管腔被黏液、渗出液、异物等阻塞，肺组织弹性降低以致对气道管壁的牵引力减弱等，均可使气道内径变窄或不规则而增加气流阻力，从而引起阻塞性通气不足。生理情况下的气道阻力 80% 以上位于直径大于 2mm 的支气管与气管，不足 20% 位于直径小于 2mm 的外周小气道。

因此，气道阻塞可分为中央性气道阻塞与外周性气道阻塞。

1．中央性气道阻塞

中央性气道阻塞指气管分叉处以上的气道阻塞。阻塞若位于胸外（如声带麻痹、炎症、水肿等），吸气时气体流经病灶引起的压力降低，可使气道内压明显低于大气压，导致气道狭窄加重；呼气时则因气道内压大于大气压而使阻塞减轻，故患者表现为吸气性呼吸困难（Inspiratory Dyspnea）。如阻塞位于中央气道的胸内部位，吸气时由于胸膜腔内压降低使气道内压大于胸膜腔内压，故使阻塞减轻；呼气时由于胸膜腔内压升高而压迫气道，使气道狭窄加重，患者表现为呼气性呼吸困难（Expiratory Dyspnea）。

2．外周性气道阻塞

外周性气道阻塞主要指内径小于 2mm 的小气道阻塞。内径小于 2mm 的细支气管无软骨支撑，管壁薄，又与管周围的肺泡结构紧密相连，因此会随着吸气与呼气时胸膜腔内压的改变，其内径也随之扩大和缩小。吸气时随着肺泡的扩张，细支气管受周围弹性组织牵拉，其口径变大和管道伸长；呼气时则小气道缩短变窄。慢性阻塞性肺疾患主要侵犯小气道，不仅可使管壁增厚、痉挛和顺应性降低，而且管腔也可被分泌物堵塞，肺泡壁的损坏还可降低对细支气管的牵引力，小气道阻力大大增加，患者主要表现为呼气性呼吸困难。

外周性气道阻塞的患者用力呼吸时可导致小气道闭合，从而出现严重的呼气性呼吸困难。其机制为：用力呼气时胸膜腔内压和气道内压均高于大气压。在呼出气道上，压力由小气道至中央气道逐渐下降，通常将气道内压与胸膜腔内压相等的气道部位称为"等压点"（IP）。等压点下游端（通向鼻腔的一端）的气道内压低于胸膜腔内压，气道可能被压缩。正常人气道的等压点位于有软骨环支撑的大气道，即使气道外压力大于气道内压力，也不会使大气道闭合。

慢性支气管炎时，大支气管内黏液腺增生，小气道管壁炎性充血水肿、炎症细胞浸润、上皮细胞与成纤维细胞增生、细胞间质增多，两者均可使气道管壁增厚狭窄；气道高反应性和炎症介质可使支气管痉挛；炎症累及小气道周围组织，导致组织增生和纤维化，可压迫小气道；气道炎症使表面活性物质减少，表面张力增加，使小气道缩小而加重阻塞；黏液腺及杯状细胞分泌增多可加重炎性渗出物形成黏痰堵塞小气道。由于小气道阻塞，患者在用力呼气时，气体通过阻塞部位形成的压差较大，使阻塞部位以后的气道压低于正常，以致等压点由大气道上移致无软骨支撑的小气道，在用力呼气时小气道外的压力大于小气道内的压力，使气道阻塞加重，甚至使小气道闭合。

肺气肿时，由于蛋白酶与抗蛋白酶失衡，如炎症细胞释放的蛋白酶过多或抗蛋白酶不足，可导致细支气管与肺泡壁中弹性纤维降解，肺泡弹性回缩力下降，此时胸内负压降低（即胸膜腔内压升高），可压迫小气道，导致小气道阻塞；肺气肿患者肺泡扩大而数量减少，使细支气管壁上肺泡附着点减少，肺泡壁通过密布的附着点牵拉支气管壁是维持细支气管的形态和口径的重要因素，附着点减少则牵拉力减少，可使细支气管缩小变形，阻力增加，气道阻塞。上述因素会造成肺气肿患者胸内压力（气道外的压力）增高，用力呼气时使等压点上移至小气道，导致小气道闭合而出现呼气性呼吸困难。

（三）肺泡通气不足时的血气变化

总肺泡通气量不足会使肺泡气氧分压（Alveolar PO_2，PAO_2）下降，肺泡气二氧化碳分压（$PACO_2$）升高，流经肺泡毛细血管的血液不能被充分动脉化，导致 PaO_2 降低、$PaCO_2$ 升高，最终出现 II 型呼吸衰竭。此时，$PaCO_2$ 的增值与 PaO_2 降值成一定比例关系，其比值相当于呼吸商（Respiratory Quotient，RQ）。在呼吸空气的条件下，P_ACO_2 与肺泡通气量（V_A）和体内每分钟产生的二氧化碳量（Carbon Dioxide Production，VCO_2，ml/min），可以用下式表示：

$$PaCO_2 = P_ACO_2 = \frac{0.863 \times VCO_2}{V_{A\,(L/min)}}$$

由此可见，$PaCO_2$ 是反映总肺泡通气量变化的最佳指标。

二、肺换气功能障碍

肺换气功能障碍包括弥散障碍、肺泡通气与血流比例失调以及解剖分流增加。

（一）弥散障碍（Diffusion Impairment）

弥散障碍指由肺泡膜面积减少或肺泡膜异常增厚和弥散时间缩短引起的气体交换障碍。肺泡气与肺泡毛细血管血液之间的气体交换是一个物理弥散过程。气体弥散速度取决于肺泡膜两侧的气体分压差、气体的分子量和溶解度、肺泡膜的面积和厚度。气体弥散量还取决于血液和肺泡接触的时间。

1. 弥散障碍的常见原因

主要包括肺泡膜面积减少与厚度增加。

（1）肺泡膜面积减少。正常成人肺泡总面积约为 $80m^2$。静息时参与换气的面积为 $35 \sim 40m^2$，运动时增大。由于储备量大，只有当肺泡膜面积减少一半以上时，才会发生换气功能障碍。肺泡膜面积减少常见于肺实变、肺叶切除等。

（2）肺泡膜厚度增加。肺泡膜的薄区为气体交换的部位，它由肺泡上皮、毛细血管内皮及两者共有的基底膜所构成，其厚度不到 $1\mu m$，是气体交换的部位。虽然气体从肺泡腔到达红细胞内还需经过肺泡表面的液体层、血管内血浆和红细胞膜，但总厚度不到 $5\mu m$，故正常气体交换很快。当肺水肿、肿泡透明膜形成、肺纤维化及肺泡毛细血管扩张等导致血浆层变厚时，可因弥散距离增宽使弥散速度减慢。

2. 弥散障碍时的血气变化

肺泡膜病变患者在静息时一般不会出现血气异常。因为在正常静息时，血液流经肺泡毛细血管的时间约为 0.75 秒，而血液氧分压只需 0.25 秒就可升至肺泡气氧分压水平。肺泡膜病变时虽然弥散速度减慢，但在静息时气体交换在 0.75 秒内仍可达到血气与肺泡气的平衡，因而不会导致血气的异常。在因体力负荷增加等使心输出量增加和肺血流加快时，血液和肺泡接触时间缩短，导致低氧血症。肺泡膜病变加上肺血流增快只会使 PaO_2 降低，不会使 $PaCO_2$ 升高，因为 CO_2 能够较快弥散入肺泡使 $PaCO_2$ 与 PaO_2 达到平衡。只要患者肺泡通气量正常，就可保持 $PaCO_2$ 与 PaO_2 正常。如果存在代偿性通气过度的情况，则可使 $PaCO_2$ 与 PaO_2 低于正常。

（二）肺泡通气与血流比例失调

血液流经肺泡时能否获得足够的氧充分地排出 CO_2，使血液动脉化，还取决于肺泡通气量与血流量的比例。如肺的总通气量和总血流量正常，但肺通气或（和）血流不均匀，造成部分肺泡通气与血流比例失调（ventilation-perfusion imbalance），也可引起气体交换障碍，导致呼吸衰竭。这是肺部疾患引起呼吸衰竭最常见和最重要的机制。

正常成人在静息状态下，肺泡每分钟通气量（V_A）约为 4L，每分钟肺血流量（Q）约为 5L，两者的比率（V_A/Q）约为 0.8。健康人肺各部分通气与血流的分布也是不均匀的。直立位时，由于重力的作用，胸腔内负压上部比下部大，故肺尖部的肺泡扩张的程度较大，肺泡顺应性较低，因而吸气时流向上肺肺泡的气量较少，使肺泡通气量自上而下递增。重力对血流的影响更大，上肺与下肺血流量的差别比通气量的差别更明显，故使肺部的（V_A/Q）自上而下递减。正常青年人肺尖部（V_A/Q）可高达 3.0，而肺底部仅有 0.6，且随年龄的增长，这种差别更大。这种生理性的肺泡通气与血流比例不均衡是造成正常 PaO_2 比 P_AO_2 稍低的主要原因。当肺发生病变时，由于肺病变轻重程度与分布的不均匀，使各部分肺的通气与血流比例不平衡，可能造成严重的肺泡通气与血流比例失调，导致换气功能障碍。

1. 部分肺泡通气不足

支气管哮喘、慢性支气管炎、阻塞性肺气肿等引起的气道阻塞，以及肺纤维化、肺水肿等引起的限制性通气障碍的分布往往是不均匀的，可导致肺泡通气的严重不均。病变重的部分肺泡通气明显减少，而血流未相应减少，甚至还可因炎性充血等使血流增多（如大叶性肺炎早期），使 V_A/Q 显著降低，以致流经这部分肺泡的静脉血未经充分动脉化便掺入大动脉血内。这种情况类似动一静脉短路，故称功能性分流（Functional Shunt），又称静脉血掺杂（Venous Admixture）。正常成人由于肺内通气分布不均匀形成的功能性分流约占肺血流量的 3%，慢性阻塞性肺疾患严重时，功能性分流可增加到肺血流量的 30% ～ 50%，从而严重地影响换气功能。

部分肺泡通气不足时动脉血的血气改变：部分肺泡通气不足时，病变肺区的 V_A/Q 可低达 0.1 以下，流经此处的静脉血不能充分动脉化，其氧分压与氧含量降低，而二氧化碳分压与二氧化碳含量则增高。这种血气变化可导致代偿性呼吸运动增强和总通气量恢复正常或增加，主要是使无通气障碍或通气障碍较轻的肺泡通气量增加，以致该部分肺泡的 A/ 显著大于 0.8，流经这部分肺泡的血液 PO_2 显著升高，但氧含量则增加很少（由氧离曲线特性决定），而二氧化碳分压与二氧化碳含量均明显降低（由二氧化碳解离曲线特性决定）。由 V_A/Q 降低区与 V_A/Q 增高区的血液混合而成的动脉血的氧含量与氧分压均降低，二氧化碳分压和二氧化碳含量则可正常。如代偿性通气增强过度，尚可使 $PaCO_2$ 低于正常值。如肺通气障碍的范围较大，加上代偿性通气增强不足，使总的肺泡通气量低于正常，则 $PaCO_2$ 高于正常值。

2．部分肺泡血流不足

肺动脉栓塞、弥散性血管内凝血、肺动脉炎、肺血管收缩等都可使部分肺泡血流减少，V_A/Q 可显著大于正常，如果患部肺泡血流少而通气多，肺泡通气不能充分被利用，则会成为死腔样通气（Dead Space Like Ventilation）。正常人的生理死腔（Dead Space，VD）约占潮气量（Tidal Volume，VT）的 30%，疾病时功能性死腔（Functional Dead Space，VDf）可显著增多，使 VD/VT 达 60% ～ 70%，从而导致呼吸衰竭。

部分肺泡血流不足时动脉血的血气改变：部分肺泡血流不足时，病变肺区肺泡 V_A/Q 可高达 10 以上，流经的血液 PaO_2 显著升高，但其氧含量却增加很少（由氧离曲线特性决定）；而健康肺区却因血流量增加而使其 V_A/Q 低于正常，这部分血液不能充分动脉化，其氧分压与氧含量均显著降低，二氧化碳分压与含量均明显增高。最终混合而成的动脉血 PaO_2 会降低，$PaCO_2$ 的变化则取决于代偿性呼吸增强的程度，可以降低、正常或升高。

总之，无论是部分肺泡通气不足引起的功能性分流增加，还是部分肺泡血流不足引起的功能性死腔增加，均可导致 PaO_2 降低，而 $PaCO_2$ 可正常或降低，极严重时也可升高。

（三）解剖分流增加

在生理情况下，肺内也存在解剖分流，即一部分静脉血经支气管静脉和极少的肺内动—静脉交通支直接流入肺静脉。这些解剖分流（Anatomic Shunt）的血流量正常时占心输出量的 2% ～ 3%。支气管扩张症可伴有支气管血管扩张和肺内动—静脉短路开放，使解剖分流量增加，静脉血掺杂异常增多，而导致呼吸衰竭。解剖分流的血液完全未经气体交换过程，故称为真性分流（True Shunt）。在肺实变和肺不张时，病变肺泡完全失去通气功能，但仍有血流，流经的血液完全未进行气体交换而掺入动脉血，类似解剖分流。吸入纯氧可有效地提高功能性分流的 PaO_2，而对真性分流的 PaO_2 则无明显作用，用这种方法可对两者进行鉴别。

三、常见呼吸系统疾病导致呼吸功能衰竭的机制

在呼吸衰竭的发病机制中，单纯通气不足、单纯弥散障碍、单纯肺内分流增加或单纯死腔增加的情况较少见，往往是几个因素同时存在或相继发生作用。例如在急性呼吸窘迫综合征时，既有由肺不张引起的肺内分流，有微血栓形成和肺血管收缩引起的死腔样通气，又有由肺水肿引起的气体弥散功能障碍等。

1. 急性呼吸窘迫综合征（Acute Respiratory Distress Syndrome，ARDS）与呼吸衰竭

ARDS 是由急性肺损伤（Acute Lung Injury，ALI）引起的一种急性呼吸衰竭。导致急性肺损伤的原因很多，可以是化学性因素，如吸入毒气、烟雾、胃内容物等；可以是物理性因素，如化学损伤、放射性损伤等；可以是生物因素，如肺部冠状病毒感染引起的严重急性呼吸综合征（Severe Acute Respiratory Syndrome，SARS）等；或全身性病理过程，如休克、大面积烧伤、败血症等；或由某些治疗措施，如作体外循环、血液透析等所致。

急性肺损伤的发生机制很复杂，尚未完全阐明。有些致病因子可直接作用于肺泡膜，进而引起肺损伤；有的则主要通过激活白细胞、巨噬细胞和血小板间接地引起肺损伤。大量中性粒细胞在趋化因子，如肿瘤坏死因子 α（TNF-α）、白细胞介素（IL-8）、脂多糖（LPS）、补体 5a（C5a）、白三烯 B4（LTB4）、血栓素 A^2（TXA_2）、血小板活化因子（PAF）、纤维蛋白降解产物（FDPs）等作用下，聚集于肺、黏附于肺泡毛细血管内皮，释放氧自由基、蛋白酶和炎症介质等，损伤肺泡上皮细胞及毛细血管内皮细胞。血管内膜的损伤和中性粒细胞及肺组织释放的促凝物质会使血管内凝血，形成微血栓，后者通过阻断血流引起肺损伤，通过形成 FDP 及释放 TXA_2 等血管活性物质进一步使肺血管通透性增高。

急性肺损伤引起呼吸衰竭的机制是由于肺泡—毛细血管膜的损伤及炎症介质的作用，使肺泡上皮和毛细血管内皮通透性增高，引起渗透性肺水肿，致肺弥散性功能障碍。肺泡 II 型上皮细胞损伤使表面活性物质生成减少，加上水肿液的稀释和肺泡过度通气消耗表面活性物质，使肺泡表面张力增高，肺的顺应性降低，形成肺不张。肺不张、肺水肿以及炎症介质引起的支气管痉挛均可使肺泡通气量降低，导致肺内功能性分流增加；肺内 DIC 及炎症介质引起的肺血管收缩可导致死腔样通气增加。肺弥散功能障碍、肺内功能性分流和死腔样通气均使 PaO_2 降低，导致 I 型呼吸衰竭。在上述机制中，肺泡通气血流比例失调是 ARDS 患者呼吸衰竭的主要发病机制。患者

由于 PaO_2 降低对血管化学感受器的刺激和肺充血、水肿对肺泡毛细血管旁的 J 感受器的刺激，使呼吸运动加深、加快，导致呼吸窘迫和 $PaCO_2$ 降低。故 ARDS 患者通常发生 I 型呼吸衰竭，极端严重患者，由于肺部病变广泛，肺总通气量减少，使 $PaCO_2$ 升高，从而导致 ARDS 患者从 I 型呼吸衰竭加重为 II 型呼吸衰竭。

2. 慢性阻塞性肺疾病（Chronic Obstructive Pulmonary Disease，COPD）与呼吸衰竭

COPD 指由慢性支气管炎和肺气肿引起的慢性气道阻塞，简称"慢阻肺"，其特征是管径小于 2mm 的小气道阻塞和阻力增高。COPD 是引起慢性呼吸衰竭的最常见原因。其机制如下。

（1）阻塞性通气障碍。炎细胞浸润、充血、水肿、黏液腺及杯状细胞增生、肉芽组织增生引起的支气管壁肿胀；气道高反应性、炎症介质作用引起的支气管痉挛；黏液分泌多、纤毛细胞损伤引起的支气管腔堵塞；小气道阻塞、肺泡弹性回缩力降低引起的气道等压点上移。

（2）限制性通气障碍。II 型上皮细胞受损及表面活性物质消耗过多引起的肺泡表面活性物质减少；营养不良、缺氧、酸中毒、呼吸肌疲劳引起的呼吸肌衰竭。

（3）弥散功能障碍。肺泡壁损伤引起的肺泡弥散面积减少和肺泡膜炎性增厚。

（4）肺泡通气与血流比例失调。气道阻塞不均引起的部分肺泡低通气；微血栓形成引起的部分肺泡低血流。

四、临床常用肺通气功能评价指标

肺通气功能检测是临床诊断呼吸系统疾病和评价呼吸功能的重要辅助检测指标，临床常用的指标如下。

1. 每分钟静息通气量（VE）

VE 指在安静状态下测定的每分通气量。该指标可以反映肺通气储备功能，VE 降低说明肺通气功能损伤严重。

2. 每分钟肺泡通气量（VA）

VA 指每分钟肺泡交换气体的体积。VA ＝（潮气容积－无效腔容积）×呼吸频率，VA 可以直接反映有效通气量。

3. 用力肺活量（FVC）和 1 秒用力呼气容积（FEV$_1$）

FVC 指深吸气后，用力以最快速度所呼出的气体容积，正常在 3 秒内全部呼出。FEV$_1$ 指深吸气后，用力以最快速度在第一秒呼出的气体容积。FEV$_1$% ＝ FEV$_1$/FVC×100%，临床上常用其反映气道阻力。

4. 最大通气量（MVV）

MVV 指每分钟最大和最快深呼吸所测定的通气总量。MVV 可以反映气道的动态功能。

5. 最大呼气中段流量（MMEF）

MMEF 指将用力呼出的气体容积分成四等份，其中间呼出气体（即 MMEF25% ～ 75%）的容积除以呼气所需的时间。MMEF 可以比较准确地反映气道的阻塞程度，是评价小气道功能的最佳指标。

第二节　呼吸衰竭时机体的主要功能代谢变化

呼吸衰竭是肺通气或（和）肺换气功能严重障碍的结果。外呼吸功能障碍导致的呼吸衰竭对机体影响的直接效应就是血气的变化，即 PaO$_2$ 降低或伴有 PaCO$_2$ 的升高。低氧血症、高碳酸血症和酸碱平衡紊乱是呼吸衰竭时机体各器官、系统功能和代谢变化的基础。它们对机体的影响取决于其发生的速度、程度、持续的时间和机体自身原有的功能状态等情况。在发病过程中，尤其是慢性、轻度的呼吸衰竭的患者，首先出现的是一系列的代偿性反应，以改善组织的供氧，调节酸碱平衡，改变组织器官的功能、代谢，适应新的环境。急性、重症的呼吸衰竭患者，机体来不及代偿或代偿不全，可出现严重的功能、代谢紊乱，甚至成为死亡的直接原因。

一、血气变化

无论是通气障碍还是换气障碍引起的呼吸衰竭，其直接效应是血液气体的变化，即低氧血症或伴有高碳酸血症。这也是呼吸衰竭时机体发生功能和代谢变化的基础。不同原因引起的呼吸衰竭，其血气变化的程度和类型可各不相同。

（一）肺泡通气不足时的血气变化

总的肺泡通气量不足，导致肺泡氧分压（P_AO_2）下降和肺泡气二氧化碳分压（P_ACO_2）升高，此时流经肺泡毛细血管的血液不能充分动脉化，因此导致脉血氧分压（PaO_2）降低和二氧化碳分压（$PaCO_2$）增高，发生Ⅱ型呼吸衰竭。此时，$PaCO_2$的增值与PaO_2降值呈一定比例关系。

（二）弥散障碍时的血气变化

肺泡膜面积减少或增厚以及肺血流增快只能使PaO_2降低，不会使$PaCO_2$增高。因为气体扩散速率不仅与气体分子量的平方根呈反比，还与气体在溶液中的溶解度呈正比。CO_2的分子量（44）虽然比O_2（32）大，但CO_2在血浆中的溶解度（51.5）是O_2（2.14）的24倍，CO_2的弥散系数是O_2的20倍，CO_2的弥散速率是O_2的2倍。因而血液中的CO_2能较快地弥散入肺泡，使$PaCO_2$与P_ACO_2取得平衡。如果患者肺泡通气量正常，则$PaCO_2$与P_ACO_2正常。如果存在代偿性通气过度，则可使$PaCO_2$与P_ACO_2低于正常。因此，弥散障碍常导致Ⅰ型呼吸衰竭。

（三）肺泡通气与血流比例失调时的血气变化

无论是由部分肺泡通气不足引起的功能性分流增加，还是由部分肺泡血流不足引起的无效腔样通气增加，均可导致PaO_2降低，而$PaCO_2$可为正常值、降低或升高。

（1）部分肺泡通气不足时，病变肺部的V_A/Q降低，甚至可达0.1以下，流经该处的静脉血不能充分动脉化，其氧分压与氧含量（C_aO_2）降低而二氧化碳分压与含量（C_aCO_2）增高。一定程度的PaO_2降低和$PaCO_2$升高会使无通气障碍的肺泡通气增强，该部位肺泡V_A/Q增高，流经血液的PaO_2显著升高，但由氧离曲线特性会使C_aO_2增加有限，而二氧化碳解离曲线特性会使$PaCO_2$与$CaCO_2$均明显降低。V_A/Q降低区域和V_A/Q增高区域的血液混合后，PaO_2和CaO_2均降低，而$PaCO_2$和C_aCO_2则可正常。如代偿性通气增强过度，可使$PaCO_2$低于正常；如代偿不足，则$PaCO_2$高于正常。

（2）部分肺泡血流不足时，病变肺泡V_A/Q增高，甚至可达10以上，流经的血液PaO_2显著升高，但其C_aO_2增加有限，而$PaCO_2$和C_aCO_2均明显降低。流经健康区肺泡的血流量增加，使其V_A/Q低于正常，这部分血液氧合障碍，不能充分动脉化，其PaO_2和C_aO_2均显著降低，$PaCO_2$与C_aCO_2均明显增高。V_A/Q增高区域和V_A/Q降低区域的血液混合后的动脉血PaO_2

和 C_aO_2 均降低，P_aCO_2 的变化则取决于代偿程度，既可以为正常值，也可以降低或升高。

二、酸碱平衡及电解质紊乱

Ⅰ型呼吸衰竭和Ⅱ型呼吸衰竭时均伴有低氧血症，因此均可引起代谢性酸中毒；而Ⅱ型呼吸衰竭时还伴有高碳酸血症，因此可有代谢性酸中毒合并呼吸性酸中毒；某些肺部疾患可因代偿性通气过度而出现代谢性酸中毒合并呼吸性碱中毒；在纠正代谢性酸中毒过程中，可由医源性因素（如人工呼吸机不恰当应用、过量利尿剂或碳酸氢钠的应用）导致代谢性碱中毒。通常情况下，呼吸衰竭时以混合性酸碱平衡紊乱多见。

（一）呼吸性酸中毒

主要见于通气障碍所致的Ⅱ型呼吸衰竭，因大量二氧化碳潴留可引起呼吸性酸中毒。此时血液中电解质主要变化如下。

1. 血清钾浓度增高

急性呼吸性酸中毒时，细胞内 K^+ 外移而使血钾浓度升高；慢性呼吸性酸中毒时，由于肾小管泌 H^+ 增多而排 K^+ 减少，也可导致血清钾升高。

2. 血清氯浓度降低

当血液中二氧化碳潴留时，在缓冲系统及碳酸酐酶作用下，红细胞中 HCO_3^- 生成增多，细胞内 HCO_3^- 与细胞外 Cl^- 交换，使细胞内 HCO_3^- 进入细胞外，而细胞外 Cl^- 进入细胞内；酸中毒时，肾小管上皮细胞排泌 H^+ 增多，产 NH_3 及 $NaHCO_3$ 重吸收增多，使尿中 NH_4Cl 和 $NaCl$ 排出增加，均导致血清氯浓度降低。

（二）代谢性酸中毒

各种类型的呼吸衰竭都有低氧血症，严重缺氧时，组织无氧代谢增强，乳酸等酸性产物增多，可引起代谢性酸中毒；一些原发病或病理过程如休克、感染等，既可导致呼吸衰竭，又可引起代谢性酸中毒；此外，呼吸衰竭合并肾功能不全时，肾小管排酸能力降低，也可成为代谢性酸中毒的原因。此时血液电解质的主要变化为高血钾和高血氯发生变化。血氯增高的原因是：代谢性酸中毒时由于血清 HCO_3^- 浓度原发性降低，肾排 Cl 减少。当出现代谢性酸中毒合并呼吸性酸中毒时，血清钾浓度升高更明显，但血氯可正常。

（三）呼吸性碱中毒

见于弥散障碍、肺通气血流比例失调而又有代偿性通气过度的患者，

此时血浆中 H_2CO_3 的浓度原发性减少。由于细胞外钾离子转移入细胞内，血清钾浓度降低。由于 CO_2 排出较多，红细胞内 HCO_3^- 生成减少，血浆中的 HCO_3^- 向红细胞内转移，氯离子则向红细胞外转移；而且在碱中毒时，肾小管泌 H^+ 减少，HCO_3^- 重吸收减少，以 NH_4Cl 和 $NaCl$ 的形式由尿排出的氯也会减少，所以血清氯浓度增高。

（四）代谢性碱中毒

代谢性碱中毒主要与临床上治疗呼吸衰竭所采取的一些不当措施有关。如给 II 型呼吸衰竭患者使用人工呼吸机改善通气，大量的 CO_2 排出，血浆中 H_2CO_3 浓度急剧降低，使体内原来代偿性增加的 HCO_3^- 不能迅速排出，出现代谢性碱中毒；纠正酸中毒时，碱性药物（如 $NaHCO_3$）使用过量会导致代谢性碱中毒；长期应用排钾利尿剂或因禁食、进食过少等造成钾摄入不足导致的低钾血症，均可出现代谢性碱中毒。

三、呼吸系统变化

呼吸衰竭时伴有的低氧血症和高碳酸血症会影响呼吸功能。PaO_2 降低刺激颈动脉体与主动脉体外周化学感受器，反射性增强呼吸运动，当 PaO_2 低于 60mmHg（8kPa）时作用才明显。当 PaO_2 为 30mmHg（4kPa）时，肺通气量最大。缺氧对呼吸中枢有直接抑制作用，当 PaO_2 低于 30mmHg 时，此作用可大于反射性兴奋作用而使呼吸抑制。$PaCO_2$ 升高主要作用于中枢化学感受器，使呼吸中枢兴奋，导致呼吸加深、加快。当 $PaCO_2$ 超过 80mmHg（10.7kPa）时，反而抑制呼吸中枢，此时呼吸运动主要依赖动脉血低氧分压对血管化学感受器的刺激。这一点对于指导临床上给呼吸衰竭患者吸氧的浓度有重要意义。在这种情况下，氧疗只能吸入浓度不高于30%的氧，以免缺氧完全纠正后反而抑制呼吸，使 CO_2 进一步潴留，加重高碳酸血症而使病情恶化。

呼吸衰竭时呼吸运动的形式和导致呼吸衰竭的原发病及机制有关。中枢性呼吸衰竭可出现呼吸浅慢，或出现潮式呼吸、间歇呼吸、抽泣样呼吸、吸气样呼吸、下颌呼吸等呼吸节律紊乱，其中以潮式呼吸最为常见。其发生机制为：由于呼吸中枢的兴奋性降低，血液中正常的 CO_2 浓度不足以引起呼吸中枢兴奋而致呼吸暂停；呼吸暂停后血液中的 CO_2 浓度逐渐升高，对呼吸中枢的刺激逐渐增强，而促进 CO_2 排出，CO_2 浓度逐渐降低，对呼吸中枢的刺激又逐渐减弱，呼吸逐渐抑制，以至停止。如此周而复始，即潮式呼吸。限制性通气障碍的患者，由于牵张感受器或肺毛细血管旁感受器（J

感受器）受刺激反射性引起呼吸变浅、变快。阻塞性通气障碍患者，由于气道阻力增加，呼吸深慢、呼吸时间延长，因阻塞部位不同，可出现吸气性呼吸困难或呼气性呼吸困难。

四、循环系统变化

轻度的 PaO_2 降低和 $PaCO_2$ 升高可兴奋交感神经和心血管运动中枢，使心率加快、心肌收缩力增强，使腹腔内脏血管收缩、心输出量增加、血压升高。这样可增加组织血流量，同时还使血流重新分配，以保证心、脑的血液供应。这一反应特别在急性呼吸衰竭时有代偿意义。但严重的缺氧和二氧化碳潴留可直接抑制心血管中枢，并直接造成心肌损害，导致心率减慢，心肌收缩力降低；同时，CO_2 的浓度升高可直接扩张血管（肺血管例外），导致血压下降，甚至发生休克。

在慢性肺部病变的过程中，肺血管阻力增加、肺动脉压升高、右心负荷增加，会造成右心室肥大，同时伴有心肌损害，最后发展为右心衰竭，称为慢性肺源性心脏病（Chronic Cor Pulmonale）。而呼吸衰竭累及心脏主要引起右心肥大和衰竭，即肺源性心脏病，其发生机制比较复杂，主要包括以下三个方面。

（一）肺动脉高压

目前认为，不论是急性或慢性呼吸衰竭，还是肺血管功能性改变，在肺动脉高压的发病中都起很大作用。其形成主要与下列机理有关。

1. 肺小血管收缩

缺氧（主要是肺泡气氧分压降低）可导致肺血管收缩，若合并二氧化碳潴留，血液氢离子浓度增高，更会增加肺血管对缺氧的敏感性，使肺血管收缩进一步加重，从而大大增加肺循环的阻力，导致肺动脉压力增高。

2. 肺小动脉管壁增厚、口径变小

慢性缺氧导致肺小动脉壁增生、肥大；如果肺部炎症波及肺小动脉，会使小动脉纤维化、内膜增生、管壁增厚，从而导致管腔狭窄、阻力增大，引起肺动脉高压。

3. 肺毛细血管网减少

肺气肿时，肺泡内压力增高，肺泡壁的毛细血管受压，或肺泡壁萎缩、断裂，使毛细血管遭受破坏，由此造成毛细血管床减少，亦可增加肺循环阻力而导致肺动脉高压。

4. 血量增多、血液黏滞性增高

有的慢性呼吸衰竭患者血液中的红细胞会增多，使血液黏滞性增高，而血液粘滞性的增高又可因合并酸中毒而加重，这也是肺动脉高压发病的一个因素；某些患者可因血量增多，或因呼吸深快以致胸腔负压增大，或因体循环外周血管扩张、阻力降低，以致静脉回流增加而加重肺动脉压力。

（二）心肌受损

缺氧、高碳酸血症、酸中毒和高钾血症均可直接损害心肌，降低心肌的舒缩性；长期持续缺氧还可引起心肌变性、坏死、纤维化等病变。

（三）心室缩舒活动受限

呼吸困难时，用力呼气则胸膜腔内压明显增高，心脏受压，影响心脏的舒张功能；用力吸气时则胸膜腔内压异常降低（心脏外面的负压增大），心室收缩时负荷增加，心肌受损加上负荷过重，导致右心衰竭。

呼吸衰竭也可以影响左心功能。近年来临床发现肺源性心脏病患者出现肺水肿者并不少见，失代偿性的肺心病患者，约有半数肺动脉楔压增高。由此可见，呼吸衰竭同样可累及左心。其发生机制有以下几个方面。

（1）低氧血症、高碳酸血症、酸中毒及高钾血症等因素同样对左心有损害作用，同样可降低左心心室肌收缩力。

（2）血量增加、血液黏滞性增高，也可使左心负荷加重。

（3）胸膜腔内压的高低同样影响左心的收缩与舒张功能。

（4）右心扩大，右心室压力增高，将室间隔左推，使左室的顺应性降低、左室舒张末期压力增高导致左室舒张功能障碍。

五、中枢神经系统变化

中枢神经系统对缺氧最敏感，当 PaO_2 降至 60mmHg（8kPa）时，可导致智力和视力轻度减退。如 PaO_2 迅速降至 $40 \sim 50$mmHg（$5.33 \sim 6.67$kPa），会引起一系列神经精神症状，如头痛、定向与记忆障碍、嗜睡以致昏迷。当 PaO_2 低于 20mmHg（2.67kPa）时，几分钟就可造成神经细胞的不可逆损害。脑组织部位不同，其耐缺血缺氧的时间也有所差异：大脑 $3 \sim 4$ 分钟，中脑 $5 \sim 10$ 分钟，小脑 $10 \sim 15$ 分钟，延髓 $20 \sim 30$ 分钟。

当 $PaCO_2$ 超过 80mmHg（10.7kPa）时，患者可出现头痛、头晕、烦躁不安、精神错乱、嗜睡、抽搐和呼吸抑制等表现，称为"CO_2 麻醉"。当 $PaCO_2$ 达到正常的 3 倍，即 120mmHg（16kPa）时，患者不可避免地会发生昏迷。

由呼吸衰竭引起的中枢神经功能障碍称为肺性脑病（Pulmonary

Encephalopathy）。肺性脑病的发病机制可能与低氧血症、高碳酸血症和酸中毒所致的脑血管的改变以及脑细胞功能障碍有关。

（一）缺氧和酸中毒对脑血管的作用

缺氧和二氧化碳增加可扩张脑血管，增加脑血流量，造成脑充血。$PaCO_2$ 升高 10mmHg（1.33kPa），可使脑血流量增加 50%。缺氧和酸中毒使血管内皮细胞受损，血管的通透性增加，造成脑间质水肿。缺氧时 ATP 生成减少，脑细胞膜上"钠泵"失灵，造成脑细胞水肿。脑充血、水肿使颅内压增高，压迫脑血管，使脑缺氧进一步加重，形成恶性循环，重者可形成脑疝。

（二）缺氧和酸中毒对脑细胞的作用

缺氧和酸中毒可以使脑组织和脑脊液 pH 降低。由于存在血脑屏障，正常时脑脊液 pH 较血液低（pH 7.33 ～ 7.4），缓冲作用也较弱，PCO_2 比动脉血高。当 CO_2 潴留时，脂溶性的 CO^2 能自由通过血脑屏障，使脑脊液内碳酸很快增加，同时血液中 HCO_3^- 又不易通过血脑屏障进入脑脊液，故脑内 pH 降低更为明显。由脑脊液进入脑细胞，使细胞酸中毒。神经细胞内酸中毒一方面可增加脑谷氨酸脱羧酶活性，使 γ 氨基丁酸生成增多，导致中枢抑制；另一方面增强磷脂酶活性，使溶酶体酶释放，引起神经细胞和组织的损伤。另外，缺氧导致能量生成减少，可引起脑细胞肿胀、变性、坏死，细胞功能出现严重障碍。

六、肾功能变化

呼吸衰竭患者严重时可发生急性肾功能衰竭，出现少尿、氮质血症和代谢性酸中毒，此时肾结构往往并无明显改变，为功能性肾功能衰竭。肾功能衰竭的发生是由缺氧与高碳酸血症反射性通过交感神经使肾血管收缩，肾血流量严重减少所致。

七、胃肠道变化

缺氧使胃壁血管收缩，从而导致胃壁黏膜的屏障作用降低，呼吸衰竭的晚期可出现胃肠道黏膜的糜烂、坏死出血和急性溃疡等。CO_2 潴留可增加胃壁细胞碳酸酐酶的活性，使胃酸分泌过多，参与溃疡的形成。

第三节　防治呼吸衰竭的病理生理学基础

一、防治与去除呼吸衰竭的原因

如慢性阻塞性肺疾患的患者若出现感冒与急性支气管炎，可诱发呼吸衰竭和右心衰竭，故应注意预防，一旦发生呼吸道感染应积极进行抗感染治疗。

二、提高 PaO_2

呼吸衰竭者必有低张性缺氧，应尽快将 PaO_2 提高到 50mmHg 以上。Ⅰ型呼吸衰竭患者只有缺氧而无 CO_2 潴留，可吸入较高浓度的氧（一般不超过 50%）。Ⅱ型呼呼吸衰竭患者的吸氧浓度不宜超过 30%，并控制流速，使 PaO_2 上升到 50～60mmHg 即可。因为在这种情况下，氧疗吸入低于 30% 的氧，可以避免在缺氧完全纠正后，由高碳酸血症引起呼吸抑制，进而加重高碳酸血症而使病情更加恶化。

三、降低 $PaCO_2$

$PaCO_2$ 增高是由肺总通气量减少所致的，应通过增加肺泡通气量以降低 $PaCO_2$。增加肺通气的方法有以下四种。

（一）解除呼吸道阻塞

如用抗生素治疗气道炎症、平喘药扩张支气管、体位引流，必要时向气管内插管，以清除分泌物。

（二）增强呼吸动力

对原发于呼吸中枢抑制所致的限制性通气障碍可用呼吸中枢兴奋剂尼可刹米等，但对一般慢性呼吸衰竭患者用中枢兴奋剂，在增加肺通气的同时也增加呼吸肌耗氧量和加重呼吸肌疲劳，反而会得不偿失。

（三）人工辅助通气

用人工呼吸维持必需的肺通气量，同时也使呼吸肌得以休息，有利于呼吸肌功能的恢复，这也是治疗呼吸肌疲劳的主要方法。呼吸肌疲劳是由呼吸肌过度负荷引起的呼吸肌（主要是膈肌）衰竭，表现为收缩力减弱和收缩与舒张速度减慢，往往出现在 $PaCO_2$ 升高之前，是 II 型呼吸衰竭的重要发病因素。

（四）补充营养

慢性呼吸衰竭患者由于呼吸困难，会影响进食量，也会使胃肠消化及吸收功能变差，常有营养不良，导致体重和膈肌重量减轻，膈肌萎缩也可使收缩无力，更易发生呼吸肌疲劳，故除呼吸肌休息外，还应补充营养以改善呼吸肌功能。

四、改善内环境及保护重要器官的功能

纠正酸碱平衡及电解质紊乱，保护心、脑、肝和肾等重要器官的功能，预防与治疗严重并发症，如肺源性心脏病与肺性脑病等。

第十六章

肾功能不全

第一节　肾功能不全的基本发病环节

肾脏的功能是在神经和体液的调节下，通过肾小球滤过、肾小管的重吸收和分泌作用及肾的内分泌与生物代谢活动实现的。肾小球滤过、肾小管或肾脏内分泌发生异常都可导致肾功能不全。

一、肾小球滤过功能障碍

肾小球的滤过功能主要用肾小球滤过率（Glomerular Filtration Rate, GFR）来衡量，肾小球仅允许水和小分子物质自由通过，而没有血浆蛋白等大分子的丢失，表现为选择性滤过功能。肾小球滤过率下降和（或）滤过膜通透性的改变均可导致肾小球滤过功能障碍。

（一）肾小球滤过率降低

GFR受肾血流量、肾小球有效滤过压及肾小球滤过膜的面积等因素的影响。GFR降低主要与以下三个因素有关。

1．肾血流量减少

当平均动脉压在 $80 \sim 180$ mmHg 范围波动时，肾脏可通过自身调节保持肾血流量和 GFR 相对恒定。但当休克、心力衰竭等使动脉压降到 80mmHg 以下时，可使肾血流量显著减少，GFR 随之降低。

2．肾小球有效滤过压降低

肾小球有效滤过压＝肾小球毛细血管血压－（囊内压＋血浆胶体渗透压）。神经体液因素异常可使入球动脉收缩，肾小球毛细血管血压随之下降；尿路梗阻、肾小管阻塞、肾间质水肿压迫肾小管时，肾小球囊内压升高，导致肾小球有效滤过压降低。

3．肾小球滤过面积减少

肾脏具有较大的代偿储备功能，切除一侧肾脏使肾小球滤过面积减少50%，健侧肾脏往往可代偿其功能。但是，肾单位大量破坏时，肾小球滤过面积会大量减少，使 GFR 降低，出现肾功能障碍。

（二）肾小球滤过膜通透性的改变

肾小球滤过膜由肾小球毛细血管内皮细胞、基底膜和肾小球囊的脏层上皮细胞（足细胞）三层结构组成。三层结构具有一定大小的孔隙，具有滤过膜的机械屏障作用。细胞表面覆有带负电荷的糖蛋白和唾液酸，具有电荷屏障作用。炎症、损伤和免疫复合物可破坏滤过膜的完整性或降低其负电荷而导致通透性增加，这是引起蛋白尿和血尿的重要原因。

二、肾小管功能障碍

肾小管具有重吸收、分泌功能，对调节水、电解质和酸碱平衡，维持机体内环境的稳定起着关键作用。不同区段的肾小管，功能特性各异，损伤后所表现的功能障碍也有所不同。

（一）近曲小管功能障碍

近曲小管主要负责重吸收原尿中的水、葡萄糖、氨基酸、蛋白质、磷酸盐、重碳酸盐、钠（60%～70%）、钾（绝大部分）等物质，因此，近曲小管功能障碍可导致肾性糖尿、氨基酸尿、钠水潴留和肾小管性酸中毒等。此外，近曲小管具有分泌功能，能分泌对氨马尿酸、酚红、青霉素及某些泌尿系统造影剂等，故其障碍可导致上述物质在体内潴留。

（二）髓襻功能障碍

髓襻升支粗段对 Cl^- 主动重吸收，伴有 Na^+ 被动重吸收（10%～20%），但对水的通透性低，故形成肾髓质间质的高渗状态，这是原尿浓缩的重要条件。当髓襻功能障碍时，肾髓质高渗环境受到破坏，原尿浓缩障碍，可出现多尿、低渗或等渗尿。

（三）远曲小管和集合管功能障碍

远曲小管和集合管是尿液最终成分调节的主要场所。这些小管在醛固酮的作用下，能重吸收 Na^+、分泌 H^+、K^+ 和 NH_3，在调节电解质和酸碱平衡中起重要作用。远曲小管功能障碍可导致钠、钾代谢障碍和酸碱平衡紊乱。远曲小管和集合管在抗利尿激素（Antidiuretic Hormone，ADH）作用下，对尿液进行浓缩和稀释，若集合管功能障碍，可出现肾性尿崩症。

三、肾脏内分泌功能障碍

肾脏内分泌功能包括：合成和分泌肾素、促红细胞生长素、活化维生素 D3、前列腺素和激肽，灭活甲状旁腺素和胃泌素等。肾脏内分泌功能障碍主要表现在以下六个方面。

（一）肾素（Renin）分泌增多

肾脏通过肾素—血管紧张素—醛固酮系统（Renin-Angiotensin-Aldosterone System，RAAS）参与调节循环血量、血压及水钠代谢。当全身动脉压降低、循环血量减少、肾动脉狭窄等造成肾血流不足或血钠降低时，可刺激肾近球细胞肾素释放增多，激活肾素—血管紧张素—醛固酮系统，从而提高动脉血压和促进钠水潴留。

（二）激肽释放酶—激肽系统（Kallikrein Kinin System，KKS）功能障碍

肾激肽释放酶—激肽系统是体内重要的内源性降压系统。近曲小管细胞可分泌激肽释放酶，进而催化激肽原生成激肽。激肽可以对抗血管紧张素的作用，扩张小动脉，使血压下降，同时还可使前列腺素释放。如果 KKS 发生功能障碍，则易促进高血压发生。

（三）前列腺素（Prostaglandin，PG）合成不足

肾内产生的 PG 主要有 PGE_2、PGI_2 和 PGF_2，主要由肾髓质间质细胞和髓质集合管上皮细胞合成。PGE_2、PGI_2 能抑制近球小管和髓襻升支粗段对钠的重吸收，导致尿钠排出增多。集合管的 PGE_2、PGI_2 能抑制 ADH 对集合管的作用，减少集合管对水的重吸收，促进水的排泄。前列腺素还可抑制平滑肌收缩，使血管扩张，外周阻力降低。因此 PG 具有强大的降压作用。肾脏受损时可使 PG 合成不足，这可能是高血压的另一个重要发病因素。

（四）促红细胞生成素（Erythropoietin，EPO）合成减少

大约 90% 的 EPO 是由肾脏生成的，EPO 能促进红系祖细胞的增生与分化，并促进骨髓内网织红细胞释放入血，使红细胞生成增多。慢性肾病患者，由于肾组织受损，EPO 生成明显减少，导致红细胞生成减少，进而可出现肾性贫血。

（五）1，25-（OH）$_2$-D$_3$ 减少

1，25-（OH）$_2$-D$_3$ 是维生素 D_3 的活化形式。肾脏是体内唯一能生成 1，25-（OH）$_2$-D$_3$ 的器官。1，25-（OH）$_2$-D$_3$ 可促进小肠、肾小管对钙磷的吸收和骨骼钙磷的代谢。当肾实质损害时，由于 1-α 羟化酶生成障碍，可使 1，25-（OH）$_2$-D$_3$ 生成减少，从而导致肾性骨营养不良。

（六）甲状旁腺激素和胃泌素灭活障碍

甲状旁腺激素（PTH）促进骨基质和骨盐的溶解，增加肾小管对钙的

重吸收，具有升高血钙的作用，同时它还能抑制肾小管对磷的重吸收，而降低血磷。胃泌素具有调节消化腺的分泌和消化道运动的作用。当出现肾功能障碍时，PTH 灭活障碍可导致肾性骨营养不良，胃泌素灭活减少，导致胃酸分泌增多和肾性溃疡形成。

第二节　急性肾功能衰竭

急性肾功能衰竭（Acute Renal Failure，ARF）是指由各种原因引起的肾泌尿功能在短期内急剧障碍，以致机体内环境严重紊乱的病理过程，主要表现为氮质血症、水中毒、高钾血症和代谢性酸中毒。多数患者伴有少尿（成人每天尿量＜ 400ml）或无尿（成人每天尿量＜ 100ml），即少尿型 ARF（Oliguric ARF）。少数患者尿量并不减少，但会出现肾功能排泄功能障碍，氮质血症明显，称为非少尿型 ARF（Nonoliguric ARF）。

一、急性肾功能衰竭的病因和分类

引起急性肾功能衰竭的病因很多，一般根据解剖部位和发病环节将其分为肾前性、肾性和肾后性三类。

（一）肾前性急性肾功能衰竭

肾前性急性肾功能衰竭（Prerenal Failure）是指由肾脏血液灌流量急剧减少所致的急性肾功能衰竭。常见于各型休克早期和急性心力衰竭。肾脏无器质性病变，一旦肾灌流量恢复，则肾功能可迅速恢复。因此又称功能性肾功能衰竭（Functional Renal Failure）或肾前性氮质血症（Prerenal Azotemia）。

（二）肾性急性肾功能衰竭

肾性急性肾功能衰竭是由各种原因引起肾实质病变而产生的急性肾功能衰竭，又称器质性肾功能衰竭（Parenchymal Renal Failure）。肾性肾功能衰竭是临床常见的危重病症，其主要病因如下。

1. 肾小球、肾间质和肾血管病

如急性肾小球肾炎、狼疮性肾炎、急进型高血压病、急性肾盂肾炎、坏死性肾乳头炎以及肾动脉粥样栓塞和肾动脉狭窄等都能引起急性肾功能衰竭。

2. 急性肾小管坏死

急性肾小管坏死（Acute Tubular Necrosis，ATN）是引发肾性 ARF 的最常见、最重要原因。导致 ATN 的因素主要包括以下两点。

（1）肾缺血和再灌注损伤。肾前性肾功能衰竭的各种病因（如休克），在早期未能得到及时的防治，因持续的肾缺血而引起 ATN，即由功能性肾功能衰竭转为器质性肾功能衰竭。此外，休克复苏后的再灌注损伤也是导致 ATN 的主要因素之一。

（2）肾中毒。引起肾中毒的毒物很多，可概括为外源性肾毒物和内源性肾毒物两类。常见的外源性肾毒物包括重金属（如汞、铋、铅、锑、砷等化合物）、药物（如氨基甙类抗生素、磺胺类药物、关木通、造影剂等）、有机溶剂（如四氯化碳、乙二醇和甲醇等）、生物毒素（如生鱼胆、蛇毒、蜂毒等）。内源性肾毒物主要包括血红蛋白、肌红蛋白和尿酸等。以上毒物均可直接损害肾小管，引起 ATN。

在许多病理条件下，肾缺血与肾毒物常同时或相继发生作用。例如，肾毒物可引起局部血管痉挛而致肾缺血；反之，肾缺血也常伴有毒性代谢产物的蓄积。

（三）肾后性急性肾功能衰竭

肾后性急性肾功能衰竭是指由从肾盏到尿道口的尿路梗阻引起的急性肾功能衰竭。常见于双侧输尿管结石、盆腔肿瘤和前列腺肥大等引起的尿路梗阻。尿路梗阻可使肾盂积水、肾间质压力升高、肾小球囊内压升高，导致肾小球有效滤过压下降而使 GFR 降低。肾后性 ARF 早期，肾并无实质性损害，如及时解除梗阻，肾泌尿功能可迅速恢复。

二、急性肾功能衰竭的发病机制

急性肾功能衰竭的发病机制十分复杂，至今尚未完全阐明。不同原因所致 ARF 的机制不尽相同，但其中心环节均为 GFR 降低。肾血管及血流动力学的异常是 ARF 初期 GFR 降低和少尿的主要机制，肾小管上皮细胞损伤是 GFR 持续下降和少尿维持的机制。少尿型 ARF 的发病机制如下。

（一）肾血管及血流动力学异常

1. 肾灌注压降低

当动脉血压低于 80mmHg、有效循环血量减少程度超过肾脏自身调节的范围时，肾脏血液灌流量明显减少，GFR 降低。

2．肾血管收缩

主要是肾皮质肾单位入球动脉收缩影响 GFR，其机制主要与以下因素有关。

（1）交感—肾上腺髓质系统兴奋。休克、创伤等因素刺激交感—肾上腺髓质系统兴奋，使血中儿茶酚胺水平升高，通过刺激 α- 受体使肾血管收缩、肾血流量减少，导致 GFR 降低。皮质肾单位入球小动脉对儿茶酚胺敏感，因而皮质呈缺血性改变。

（2）肾素—血管紧张素系统激活。肾缺血刺激肾小球球旁细胞分泌肾素，另外交感神经兴奋时，释放肾上腺素和去甲肾上腺素，亦可刺激球旁细胞释放肾素。肾素产生增多，促使肾内血管紧张素Ⅱ（Ang Ⅱ）生成增加，引起入球小动脉及出球小动脉收缩。因肾皮质中的肾素含量丰富，故 RAS 系统激活，致使肾皮质缺血更甚。

（3）肾内收缩及舒张因子释放失衡、肾缺血或肾中毒使肾血管内皮细胞受损，可引起血管收缩因子（如内皮素，ET）分泌增多，而舒张因子（如一氧化氮，NO）释放减少。此外，肾缺血、肾中毒可使肾内前列腺素产生减少，其扩血管作用减弱。

3．肾毛细血管内皮细胞肿胀

肾缺血、缺氧及肾中毒时，会使ATP生成不足，Na^+-K^+-ATP酶活性减弱，细胞内钠、水潴留，细胞发生水肿。肾细胞水肿，特别是肾毛细血管内皮细胞肿胀，可使血管管腔变窄、血流阻力增加、肾血流量减少。

4．肾血管内凝血

其发生与血液流变学的变化有关：纤维蛋白原增多使血液黏度升高、红细胞聚集和变形能力降低、白细胞黏附和嵌顿、血小板黏附聚集，这些变化可使血流缓慢、血管狭窄，甚至形成微血栓堵塞血管。

（二）肾小管损伤

肾小管细胞损伤可表现为坏死性损伤和凋亡性损伤，可由缺血、缺血后再灌注、毒物以及缺血和中毒共同作用引起。肾小管细胞的严重损伤和坏死脱落可导致肾小管阻塞、原尿回漏。

1．肾小管阻塞

肾缺血、肾毒物引起肾小管坏死时的细胞脱落碎片，异型输血时的血红蛋白、挤压综合征时的肌红蛋白，均可在肾小管内形成各种管型，阻塞肾小管管腔，使原尿不易通过，导致少尿。同时，由于管腔内压升高，会使肾小管囊内压增加、有效滤过压降低，导致 GFR 减少。

2. 原尿回漏

在持续肾缺血和肾毒物作用下，肾小管上皮细胞坏死、脱落，甚至基底膜断裂，原尿通过受损的部位进入肾间质，除直接造成尿量减少外，还会引起肾间质水肿，压迫肾小管和管周毛细血管，这不仅加重肾小管阻塞，造成囊内压升高，使 GFR 减少，而且使血流进一步减少，加重肾小管损伤，形成恶性循环。

（三）肾小球滤过系数降低

GFR 的大小不仅取决于肾小球有效滤过压，与肾小球滤过系数（Filtration Corffcient，K_f）也密切相关。肾小球滤过率＝滤过系数 × 有效滤过压。K_f 代表肾小球的通透能力，与滤过膜的面积及其通透性的状态有关。肾缺血和肾中毒时 K_f 降低，这也是导致 GFR 降低的机制之一。K_f 的降低与肾小球毛细血管内皮细胞肿胀、足细胞足突结构变化、滤过膜上的窗孔大小及密度减少有关。此外，肾缺血或肾中毒可促进许多内源性及外源性的活性因子释放，如血管紧张素 II 和血栓素 A_2（Thromboxane A_2，TXA_2）等可引起肾小球系膜细胞收缩，从而导致肾小球、滤过面积减少，K_f 降低。

三、急性肾功能衰竭的发病过程及功能代谢变化

急性肾功能衰竭按其发病时尿量是否减少，可分为少尿型 ARF 和非少尿型 ARF。

（一）少尿型急性肾功能衰竭

少尿型 ARF 的发病过程包括少尿期、多尿期和恢复期三个阶段。

1. 少尿期

为病情最危重阶段，内环境严重紊乱，可持续数天至数周，持续愈久，预后愈差。少尿期有以下五种表现。

（1）尿的变化如下所示。

①少尿或无尿：发病后尿量迅速减少而出现少尿或无尿。少尿的发生由肾血流减少、肾小管损伤及滤过系数降低等因素综合作用所致。

②低比重尿：比重常为 1.010 ～ 1.015，由肾脏对尿液的浓缩和稀释功能障碍所致。

③尿钠增高：由肾小管对钠的重吸收减少引起。

④血尿、蛋白尿、管型尿：由于肾小球滤过障碍和肾小管损伤，尿中可出现红细胞、白细胞和蛋白质，还可见到透明、颗粒或细胞管型。

功能性急性肾衰竭患者的肾小管功能未受损，其少尿主要是由于 GFR 显著降低，以及远曲小管和集合管对钠水的重吸收增加。因此，功能性 ARF 与器质性 ARF，尿液成分有本质上的差异（表 16-1）。鉴别功能性和器质性 ARF，对于判断预后和指导治疗都具有重要意义。

表 16-1 功能性和器质性 ARF 尿液变化的不同特点

指标	功能性肾衰（肾前性肾衰）	器质性肾衰（ANT 少尿期）
尿比重	> 1.020	< 1.015
尿渗透压（mmol/L）	> 700	< 250
尿钠（mmol/L）	< 20	> 40
尿 / 血肌酐比值	> 40 : 1	< 20 : 1
尿蛋白	阴性或微量	+ ～ ++++
尿常规	正常	红细胞、白细胞、坏死脱落的上皮细胞及各种管型

（2）水中毒。ARF 时，因少尿、分解代谢加强所致内生水增多以及治疗不当输入液体过多等原因，可发生体内水潴留，引起稀释性低钠血症。水中毒可导致细胞水肿，严重时可出现脑水肿、肺水肿和心力衰竭，为 ARF 的常见死因之一。

（3）高钾血症是 ARF 患者的最危险变化，常为少尿期致死原因。其主要发生原因如下。

①尿量减少使肾排钾减少。

②组织损伤和分解增强使细胞内钾大量释放到细胞外。

③酸中毒时，细胞内钾离子外逸。

④低钠血症使远曲小管的钾钠交换减少。

⑤摄入含钾量高的食物或药物及输入库存血等。高钾血症可导致心脏传导阻滞和心律失常，严重时可出现心室颤动或心脏停搏。

（4）代谢性酸中毒具有进行性、不易纠正的特点，其发生原因如下。

① GFR 降低，使酸性代谢产物（硫酸、磷酸、有机酸等）在体内蓄积。

②肾小管泌 H^+ 和泌 NH_3、重吸收 HCO_3^- 减少。

③分解代谢增强，固定酸产生增多。酸中毒可使心肌收缩力减弱，降低心脏和血管对儿茶酚胺的反应性，从而使心输出量下降、血管扩张、血压下降。酸中毒还可抑制中枢神经系统，影响体内多种酶的活性，并促进

高钾血症的发生。

（5）氮质血症。血中尿素、肌酐、尿酸等非蛋白氮（Non-Protein Nitrogen，NPN）含量显著升高，称为氮质血症（Azotemia）。主要是由肾脏排泄功能障碍和体内蛋白质分解增加（如感染、中毒、组织严重创伤等）所致。严重氮质血症可使机体自身中毒而发生尿毒症。

2. 多尿期

当尿量增加到每天大于 400ml 时，表示进入多尿期，提示肾小管上皮细胞已开始修复再生，是肾功能开始好转的信号。此期尿量每天可达 3000ml 或更多。多尿期产生多尿（Polyuria）的机制如下。

（1）肾血流量和肾小球滤过功能逐渐恢复正常。

（2）肾小管上皮细胞开始再生修复，但是新生的肾小管上皮细胞功能尚不成熟，钠水重吸收功能仍低下。

（3）肾间质水肿消退，肾小管阻塞解除。

（4）少尿期潴留在血中的尿素等代谢产物经肾小球大量滤过，产生渗透性利尿。

在多尿期早期，由于肾功能尚未彻底恢复，氮质血症、高钾血症和酸中毒等内环境紊乱还不能立即改善。后期，由于尿量明显增加，水和电解质大量排出，易出现脱水、低钾血症和低钠血症。多尿期持续 1 ～ 2 周，然后进入恢复期。

3. 恢复期

尿量和尿成分逐渐恢复正常，血尿素氮和血肌酐基本恢复到正常水平，水、电解质和酸碱平衡紊乱得到纠正。但肾小管的功能需要数月甚至更长时间才能完全恢复。少数患者由于肾小管上皮细胞和基底膜破坏严重，出现肾组织纤维化而转变为慢性肾功能衰竭。

（二）非少尿型急性肾功能衰竭

非少尿型 ARF，指患者在进行性氮质血症期内每天尿量持续在 400ml 以上，甚至可达 1000 ～ 2000ml，尿钠含量较低，尿比重也较低，主要由肾小管浓缩功能障碍所致。患者临床症状较轻，病程相对较短，并发症较少，预后较好；但如果治疗不当，可转变为少尿型，表示预后不良。

近年来，非少尿型 ARF 有增多趋势，其原因在于以下五点。

（1）血、尿生化参数异常的检出率提高。

（2）药物中毒性 ARF 的发病率升高，如氨基甙类抗生素肾中毒常引起非少尿型 ARF。

（3）大剂量强效利尿药及肾血管扩张剂的预防性使用，使此类患者尿量不减。

（4）危重患者的有效抢救与适当的支持疗法。

（5）与过去的诊断标准不同，过去常把内环境严重紊乱并需透析治疗作为诊断标准，目前采用血肌酐进行性增高来判断 ARF。

四、急性肾功能衰竭防治的病理生理学基础

（一）预防

积极治疗原发病，消除导致或加重急性肾功能衰竭的因素，是防治 ARI 的重要原则，如抗感染、抗休克，解除肾血管痉挛，尽快恢复肾血液灌注；解除肾中毒和尿路梗阻；合理用药，避免使用对肾脏有损害作用的药物。

（二）治疗

ARI 诊断一旦确立，有透析指征者，应尽快进行早期透析治疗，这样不但可以减少 ARI 的致命并发症如心力衰竭、消化道出血、感染等，而且有利于对原发病的恢复和治疗。对于尚未达到透析指征者，主要对症处理如下。

（1）纠正水、电解质的紊乱，少尿期严格控制水钠的摄入，多尿期注意补充水和钠、钾等电解质，防止脱水、低钠和低钾血症。

（2）处理高钾血症。

（3）纠正代谢性酸中毒。

（4）控制氮质血症。

（5）供给足够的热量，限制蛋白质摄入。

（6）预防和治疗并发感染。

第三节　慢性肾功能衰竭

慢性肾功能衰竭（Chronic Renal Failure，CRF）是指各种肾脏疾病导致肾单位进行性、不可逆性破坏，残存的肾单位不足以充分排出代谢废物和维持内环境恒定，使代谢废物和毒物逐渐在体内积聚，水、电解质和酸碱平衡紊乱，以及肾内分泌功能障碍，并伴有一系列临床症状的病理生理过程。

CRF 发展呈渐进性，病程迁延，病情复杂，常以尿毒症为结局而导致死亡。

一、慢性肾功能衰竭的病因

凡能引起肾单位进行性破坏的疾病均能导致 CRF，包括原发性肾脏病和继发性肾脏病。引起 CRF 的原发性肾脏病包括慢性肾小球肾炎、间质性肾炎。由继发于全身性疾病的肾损害如糖尿病肾病、高血压性肾损害、过敏性紫癜肾炎、狼疮性肾炎等所致的 CRF 逐年增多，因此继发性肾病在 CRF 中的作用越来越受人们重视。

二、慢性肾功能衰竭的发展过程

肾脏具有强大的代谢储备能力，因此，CRF 呈现一个缓慢而渐进的发展过程。根据肾功能变化和内环境紊乱程度，可将慢性肾功能衰竭过程分为以下四期。

1. 肾储备功能降低期（代偿期）

部分肾单位受损，内生肌酐清除率在正常值的 30% 以上。健存肾单位发挥代偿功能，肾脏能维持机体内环境的稳定，无临床症状，血液生化指标也无异常。但是，在感染和水、钠、钾负荷突然增加时，会出现内环境紊乱。

2. 肾功能不全期

肾单位损伤超过 50%，内生肌酐清除率降至正常的 25% ～ 30%。此时，肾脏已不能维持内环境稳定，可出现多尿、夜尿、轻度氮质血症和贫血等。

3. 肾功能衰竭期

肾单位进一步受损，内生肌酐清除率降至正常的 20% ～ 25%。临床表现明显，出现明显的氮质血症、酸中毒、高磷血症、低钙血症、严重贫血、多尿、夜尿等，有部分尿毒症中毒的症状。

4. 尿毒症期

肾衰竭发展到最严重的阶段，内生肌酐清除率降至正常的 20% 以下，有明显的水、电解质和酸碱平衡紊乱以及多系统功能障碍，临床上出现一系列尿毒症中毒症状。

三、慢性肾功能衰竭的发病机制

CRF 是肾单位不断地被破坏，有功能的肾单位逐渐减少，肾功能进行性减退的过程。其发生机制十分复杂，迄今为止尚未完全阐述清楚。目前主要有以下学说。

（一）健存肾单位学说（Intact Nephron Hypothesis）

该学说于 1960 年由布里克（Bricker）提出：各种损害肾脏的因素持续不断地作用于肾脏，造成部分肾单位功能丧失，而另一部分损伤较轻或未受损伤的"残存"或"健存"肾单位加倍工作以进行代偿，从而适应机体需要。当代偿不足以完成肾脏的排泄和调节功能时，机体则表现出代谢废物和毒物潴留，水、电解质及酸碱平衡紊乱等 CRF 的症状。因此健存肾单位的多少是决定 CRF 发展的重要因素。

（二）肾小球过度滤过学说（Glomerular Hyperfiltration Hypothesis）

该学说是对健存肾单位学说的修正和补充：部分肾单位被破坏后，健存肾单位进行代偿，单个健存肾单位的血流量和血管内流体静压增高，使 GFR 相应增高，形成肾小球高压力、高灌注和高滤过的"三高"状态。健存肾单位的过度灌注和过度滤过使肾小球纤维化和硬化，进一步破坏健存肾单位，导致继发性肾单位丧失，从而促进肾功能衰竭。肾小球过度滤过是 CRF 发展至尿毒症的重要原因之一。

（三）矫枉失衡学说（Trade-off Hypothesis）

该学说于 1972 年由布里克（Bricker）等提出：某些引起毒性作用的液体因子，其浓度增高并非都是肾清除减少所致，与肾小球滤过率降低时机体的代偿过程，或称"矫枉"过程也密切相关。在"矫枉"过程中出现了新的失衡，会使机体进一步受损。CRF 时，甲状旁腺激素（PTH）水平升高是反映矫枉失衡学说的一个例子。CRF 早期，由于 GFR 降低、肾脏排磷减少，出现血磷暂时性升高并引起低钙血症，后者使 PTH 分泌增多，促进肾脏排磷增多，血磷维持在正常水平。但随病情进展，健存肾单位明显减少，在 GFR 极度降低时，继发性增多的 PTH 已不能使聚集在体内的磷充分排出，血磷浓度将明显增高。而血中 PTH 的持续增加可加强其溶骨过程，大量骨磷入血使血磷进一步升高，从而形成恶性循环。同时，PTH 的溶骨作用增加了骨质脱钙，可引起肾性骨营养不良。

（四）肾小管—间质损伤假说（Rend Tubular and Interstitial Cells Lesion Hypothesis）

该学说强调肾小管—间质损伤在 CRF 发生发展中的作用。许多病理因素如慢性炎症、缺氧、尿蛋白、肾小管的高代谢等均可引起肾小管—间质损伤，其病理变化主要为肾小管肥大或萎缩，肾小管腔内细胞显著增生、堆积、堵塞管腔、间质炎症与纤维化。

四、慢性肾功能衰竭的功能代谢变化

（一）泌尿功能障碍

1. 尿量的改变

慢性肾功能衰竭的早期和中期主要变现为夜尿和多尿，晚期发展成为少尿。

（1）夜尿：CRF 患者，早期即有夜间排尿量增多的症状，夜间尿量和白天尿量相近，甚至超过白天尿量，这种情况称为夜尿（Nocturia）。夜尿的发生机制目前尚不清楚。

（2）多尿：成人 24 小时尿量超过 2000ml 时称为多尿（Polyuria）。这是 CRF 较常见的变化，其发生机制如下。

①原尿流速增快。肾血流集中在健存肾单位，使其 GFR 增高、原尿生成增多，流经肾小管时流速增快，肾小管来不及充分重吸收。

②渗透性利尿。健存肾单位滤出的原尿中溶质（如尿素等）含量代偿性增高，产生渗透性利尿。

③尿液浓缩功能障碍。肾小管髓襻和远曲小管损伤时，因髓质高渗环境形成障碍以及对 ADH 的反应性降低，使尿液浓缩功能降低。在 CRF 时，多尿的出现能排出体内一部分代谢产物（如 K^+ 等），有一定代偿意义，但此时由于肾单位被广泛破坏，肾小球滤过面积减少，滤过的原尿总量少于正常值，不足以排出体内不断生成的代谢产物。因此，在出现多尿情况的同时，血中非蛋白氮（NPN）仍可不断升高。

（3）少尿：CRF 晚期，由于肾单位极度减少，尽管每一个健存肾单位生成尿液仍多，但 24 小时总尿量还是少于 400ml。

2. 尿渗透压的变化

因测定方法简便，临床上常以尿比重来判定尿渗透压变化。正常尿比重为 1.003 ~ 1.030。CRF 早期主要表现为肾浓缩功能降低，因此出现低比重尿或低渗尿（Hyposthenuria）。随着病变的加重，肾稀释功能亦丧失，以致尿比重常固定在 1.008 ~ 1.012，尿渗透压为 260 ~ 300mmol/L，接近血浆晶体渗透压，故称为等渗尿（Isosthenuria）。

3. 尿成分的变化

CRF 时，由于肾小球滤过膜通透性增强，会导致肾小球滤过蛋白质增多，和（或）肾小管重吸收功能受损，因此可出现蛋白尿。蛋白尿的程度与肾功能受损严重程度为正相关。在肾小球严重损伤时，尿中还可出现红细胞和白细胞。在肾小管内尚可凝固形成各种管型，随尿排出，其中以颗粒管型最为常见。

（二）氮质血症

CRF 时，肾小球滤过下降，导致含氮的代谢终产物如尿素、肌酐、尿酸等在体内蓄积，进而引起血中非蛋白氮含量增高，称为氮质血症。血浆尿素氮（BUN）的浓度与肾小球滤过率的变化、外源性（蛋白质摄入量）与内源性（感染、肾上腺皮质激素的应用、胃肠出血等）尿素负荷的大小有关。血浆肌酐浓度与蛋白质摄入无关，主要与肌肉中磷酸肌酸分解产生的肌酐量及肾脏排泄肌酐的功能有关。在肾功能衰竭的早期（GFR＞40%时），两者的变化均不明显。因此临床上常采用内生肌酐清除率（尿中肌酐浓度×每分钟尿量／血肌酐浓度）来判断病情的严重程度，因为内生肌酐清除率与 GFR 的变化为平行关系。

（三）水、电解质和酸碱平衡紊乱

1. 水代谢障碍

CRF 时，肾脏对水代谢的调节适应能力减退。在摄入水不足或因某些原因使水丢失过多时，由于肾对尿的浓缩功能障碍，易导致血容量降低和脱水等；而在摄入水过多时，由于肾稀释能力障碍，又可导致水潴留、水肿和水中毒。

2. 钠代谢障碍

CRF 时，有功能的肾单位进一步被破坏，肾潴钠能力降低，易导致机体钠总量的减少和低钠血症。其发生原因主要有以下两种。

（1）渗透性利尿导致钠的重吸收减少。

（2）体内甲基胍的蓄积可直接抑制肾小管对钠的重吸收。CRF 晚期，如摄钠过多，常因尿钠排出减少而致血钠增高，极易导致钠、水潴留，水肿和高血压。

3. 钾代谢障碍

CRF 患者只要尿量不减少，血钾可长期维持正常。醛固酮代偿性分泌增多、肾小管上皮和集合管泌钾增多以及肠道代偿性排钾增多，可使血钾维持在正常水平。但在出现 CRF 时，机体对钾代谢平衡的调节适应能力减弱，在内源性或外源性钾负荷剧烈变化的情况下可出现钾代谢失衡。如果患者进食甚少，或伴有呕吐、腹泻及长期应用排钾利尿剂，则可引起严重的低钾血症。到了晚期，则可发生高钾血症，机制如下。

（1）晚期因尿量减少而排钾减少。

（2）长期应用保钾类利尿剂。

（3）酸中毒。

（4）感染等使分解代谢增强。

（5）溶血。

（6）含钾饮食或药物摄入过多。高钾血症和低钾血症均可影响神经肌肉和心脏功能，严重时可危及生命。

4. 镁代谢障碍

CRF 晚期由于 GRF 降低，镁排出减少可引起高镁血症。常表现为恶心、呕吐、血管扩张、全身乏力、中枢神经系统抑制等。当血清镁浓度 > 3mmd/L 时，可出现反射消失、呼吸麻痹、昏迷和心跳停止等严重症状。

5. 钙磷代谢障碍

CRF 往往伴有高磷血症和低钙血症。

（1）高磷血症：CRF 早期，由于 GFR 降低，肾脏排磷减少，血磷暂时性升高并引起低钙血症，后者导致甲状旁腺功能亢进，使 PTH 分泌增多。PTH 可抑制健存肾单位肾小管对磷的重吸收，使肾脏排磷增多，血磷会维持在正常水平。但随病情进展，健存肾单位会明显减少，GFR 极度降低，PTH 的增多也不能使聚集在体内的磷充分排出，导致血磷升高。

（2）低钙血症原因如下。

①血液中钙磷浓度的乘积是常数，血磷升高则血钙降低。

②由于肾实质破坏，1, 25-（OH）$_2$-D$_3$ 生成不足，肠道钙吸收减少。

③血磷升高时，肠道磷酸根分泌增多，磷酸根可在肠内与食物中的钙结合形成磷酸钙，从而影响肠道对钙的吸收。

④毒物损伤肠道，影响肠道钙磷吸收。CRF 患者血钙降低但很少出现手足抽搐，主要因为患者常伴有酸中毒，使血中结合钙趋于解离，游离钙浓度得以维持。同时 H$^+$ 离子对神经肌肉的应激性具有直接抑制作用。

6. 代谢性酸中毒

CRF 均会导致代谢性酸中毒发生，其主要机制是：在 CRF 早期，肾小管上皮细胞泌 NH$_4^+$ 减少，使 H$^+$ 排出障碍；当 GFR 降至 10ml/min 以下时，硫酸、磷酸等固定酸排出减少而在体内蓄积；继发性 PTH 分泌增多可抑制近曲小管上皮细胞碳酸酐酶活性，使近曲小管泌 H$^+$ 和重吸收 HCO$_3^-$ 减少。

酸中毒除对神经和心血管系统有抑制作用外，尚可影响体内许多代谢酶的活性，并可导致细胞内钾外逸和骨盐溶解。

（四）肾性骨营养不良

肾性骨营养不良（Renal Osteodystrophy）又称肾性骨病，是 CRF 和尿毒症的严重并发症，包括儿童的肾性佝偻病和成人的骨质软化、纤维性骨炎、骨质疏松和骨囊性纤维化等。其发生机制与钙磷代谢障碍、维生素 D3 活化障碍、继发性甲状旁腺功能亢进、酸中毒和铝积聚等有关。

（五）肾性高血压

由肾实质病变引起的高血压称为肾性高血压（Renal Hypertension），为继发性高血压中最常见的一种类型。引发肾性高血压的机制主要包括以下三点。

1．钠水潴留

CRF 时，肾脏对钠水的排泄能力下降，可出现钠水潴留，从而导致血容量增多、心脏收缩加强、心输出量增加、血压升高；动脉系统灌注压升高可以反射性地引起血管收缩，使外周阻力增加；长时间血管容量扩张可刺激血管平滑肌细胞增生、血管壁增厚、血管阻力增加。上述这些因素共同促进了肾性高血压的发展。主要由钠水潴留所致的高血压称为钠依赖性高血压。

2．肾素分泌增多

主要见于慢性肾小球肾炎、肾小动脉硬化症等疾病引起的 CRF，常伴有肾素—血管扩张素系统的激活。血管紧张素 II 可直接导致小动脉收缩和外周阻力增加，又能促使醛固酮分泌，导致钠水潴留，并叮兴奋交感—肾上腺髓质系统，使儿茶酚胺释放和分泌增多，故可导致血压上升。这种主要由肾素和血管紧张素 II 增多引起的高血压称为肾素依赖性高血压（Renin-dependent Hypertension）。

3．肾脏降压物质生成减少

肾单位被大量破坏，肾脏产生的激肽、PCE_2、PGA_2 等降压物质减少，会导致血压升高。

（六）出血倾向

CRF 患者常伴有出血倾向，表现为皮下瘀斑和黏膜出血，如鼻衄、胃肠道出血等。这主要是由体内蓄积的毒性物质（如尿素、胍类、酚类化合物等）

抑制血小板的功能所致。血小板功能异常表现为：血小板第III因子的释放受到抑制，使凝血酶原激活物生成减少；血小板的黏着和聚集功能减弱。

（七）肾性贫血

97%的 CRF 患者常伴有贫血，且贫血程度与肾功能损害程度往往一致。肾性贫血的发生机制如下。

（1）肾实质破坏促使红细胞生成素产生减少，导致骨髓红细胞生成减少。

（2）血液中蓄积的毒性物质（如甲基胍）对骨髓造血有抑制作用。

（3）CRF 时，由于 ATP 生成不足以及红细胞 ATP 酶活性降低或毒性物质如甲基胍使红细胞破坏增加，导致溶血。

（4）CRF 时，肠道对铁和叶酸等造血原料的吸收减少或利用障碍。

（5）出血加重贫血。

第十七章

肝功能不全

第一节　概　述

肝脏是腹腔内最大的实质性器官，参与体内的物质代谢、药物的代谢或解毒、凝血物质的生成和消除、胆汁的生成与排泄、调节血液循环及参与免疫反应等。因此，肝脏在机体进行物质代谢等方面起着重要的作用。

一、肝脏的正常生理

肝脏是人体内最大的腺体，正常人的肝脏重量约 1500g，主要由肝实质细胞（肝细胞）和非实质细胞（包括肝巨噬细胞、肝星型细胞、肝窦内皮细胞和肝脏相关淋巴细胞）组成。肝脏正常时接受来自门静脉（提供各种营养成分等）和肝动脉（提供氧）的双重血液供应，最后在肝内形成血窦。

肝脏在体内扮演着相当重要的角色，其功能繁多，主要包括：参与糖、蛋白质、脂肪、维生素等物质的中间代谢及营养物质的贮存；参与脂类与激素的代谢和生物转化，是激素灭活、药物解毒及胆红素代谢的重要场所；合成和清除凝血与抗凝血物质，参与凝血与抗凝血平衡的调节；摄入、运载、排泄胆汁酸，促进脂肪和脂溶性维生素的消化和吸收；调节血液—肝细胞间的物质交换及免疫防御功能等。除此之外，肝脏还具有强大的储备能力，主要体现在肝细胞具有旺盛的、活跃的再生能力。肝实质细胞具有迅速核分裂的能力。实验证明，切除大鼠 2/3 的肝脏，大鼠一般不会出现肝功能障碍，并且约半个月左右即可恢复到原来的肝脏大小。因此轻度的肝脏损害并不能导致肝功能的障碍，只有肝脏损伤严重时才会使肝功能不全。

二、肝功能不全的概念和病因

各种致肝损伤的因素使肝脏形态结构破坏（变性、坏死、肝硬化），并使其代谢、解毒、分泌、合成、免疫等功能异常改变，机体出现黄疸、出血、感染、肾功能障碍及肝性脑病等一系列临床综合征，称为肝功能不全。严重肝功能损害到晚期，称为肝功能衰竭（Hepatic Failure）。临床上，肝功能衰竭患者往往因并发肝性脑病而导致死亡。导致肝功能不全的原因很多，可概括为以下五类。

（一）生物因素

感染寄生虫（血吸虫、华支睾吸虫、阿米巴）、钩端螺旋体、细菌、病毒均可造成肝脏损害，其中以病毒最为常见，目前已经发现七种病毒可引起病毒性肝炎。其中人们研究最多、发病率最高的当属由 HBV 引起的乙型肝炎，其发病率高，危害性较大。

（二）化学因素

肝组织对化学物质具有很高的结合力，因此有些化学物质如四氯化碳、氯仿、磷、锑、砷剂等，均可致肝细胞变性、坏死；有些药物，如氯丙嗪、某些碘胺药物和抗生素，也可造成肝脏损害；如果人长期大量饮酒，酒精就会直接或间接损伤肝脏，如慢性酒精中毒可以导致脂肪肝、酒精性肝炎和肝硬化。

（三）免疫因素

肝病可以导致免疫反应异常，免疫反应异常又是重要的造成肝脏损害的原因之一。例如乙型肝炎病毒引起的体液免疫和细胞免疫都能损害肝细胞；又如原发性胆汁性肝硬化，可能是一种自身免疫性疾病。

（四）营养因素

机体在缺乏胆碱、甲硫氨酸时，可能会出现肝脂肪变性。一般来说，单纯的营养缺乏不能导致肝病的发生，但可起到促进、加速作用。

（五）遗传因素

某些肝病是由遗传缺陷引起的。例如，肝脏不能合成铜蓝蛋白，使铜代谢发生障碍而引起肝豆状核变性；又如原发性血色素沉着病，是因为含铁血黄素在肝内沉积，而导致肝纤维化。

三、肝功能障碍对机体的影响

由肝细胞的损伤导致的肝功能障碍，主要表现在以下六个方面。

（一）物质代谢障碍

肝功能不全时，代谢的变化是多方面的，包括蛋白质、脂质、糖、维生素等。

1. 糖代谢障碍

肝脏在糖代谢中具有合成、贮藏及分解糖原的作用，在维持血糖浓度的相对恒定上起重要作用。当肝细胞发生弥漫性的严重损害时，可导致低血糖，其发生的可能机制为：肝细胞损伤使肝糖原贮备减少、肝糖原转变为葡萄糖过程出现障碍；肝受损后使胰岛素灭活减少，从而使血糖浓度降低。

2. 蛋白质代谢障碍

主要表现为血浆白蛋白和蛋白质代谢产物的含量改变。血浆蛋白主要有白蛋白、球蛋白、纤维蛋白原等。正常人血浆蛋白总量为6g%～7.5g%，其中白蛋白有3.8g%～4.8g%，球蛋白有2g%～3g%，白蛋白／球蛋白的比值为1.5～2.5。当肝细胞受到损害时，血浆白蛋白合成减少，一方面会使血浆胶体渗透压下降，导致肝性水肿；另一方面使白蛋白担负的物质运输功能受到影响。

3. 脂类及维生素代谢障碍

在出现肝功能障碍时，磷脂和脂蛋白生成减少会导致肝内脂肪输出障碍而导致脂肪肝；胆汁的分泌减少可妨碍脂类物质的消化和吸收；肝胆系统疾病可引起胆固醇的形成、酯化及排泄障碍。另外在出现肝脏疾患时，可导致多种维生素的吸收、储存和代谢障碍。

（二）水、电解质代谢紊乱

1. 肝性腹水

肝性腹水是临床较为常见的肝病晚期症状，发生机制如下。

（1）门静脉高压。肝硬化时，一方面肝内纤维组织增生和假小叶形成可压迫门静脉的分支；另一方面，肝动脉和门静脉之间有异常吻合支的形成，都可使门静脉压力增高，从而使肠系膜毛细血管内液体漏入腹腔增多，产生腹水。

（2）血浆胶体渗透压降低。由肝功能障碍引起的低白蛋白血症可使血管内外液体交换失衡，导致腹水形成。

（3）淋巴循环障碍。肝硬化时，进入肝组织间隙的血浆成分增多，超出了淋巴回流的能力，这些液体可从肝表面漏入腹腔，形成腹水。

（4）钠、水潴留。是引起肝性腹水形成的全身性因素，由肾小球滤过率下降并伴有某些激素（如醛固酮、心房钠尿肽等）分泌异常改变所致。

2. 低钾血症

肝病晚期由于醛固酮的生成增多、灭活减少，可使肾脏排钾增多，导致低钾血症的发生。

3. 低钠血症

钠、水潴留是引起稀释性低钠血症的重要原因，可能与抗利尿激素的分泌增多和灭活障碍有关。低钠血症易引发脑细胞水肿并产生中枢神经系统功能障碍。

（三）胆汁分泌和排泄障碍

胆汁分泌、排泄障碍既是肝功能不全的原因，也是其后果。胆红素及胆汁酸的摄取、运载、排泄等过程均由肝细胞来完成。肝细胞受损，可导致高胆红素血症和肝细胞内胆汁淤积症。

（四）凝血功能障碍

正常肝脏可合成体内大部分的凝血因子以及部分抗凝成分，在机体凝血与抗凝血平衡中起重要作用。肝细胞受损后，其调节凝血与抗凝血平衡的作用丧失，故肝病患者在临床上多表现为自发性的出血，如皮下瘀斑、鼻衄等，严重肝病时还可诱发 DIC。

（五）生物转化功能障碍

1. 药物代谢障碍

很多药物都需要在肝脏代谢、转化，当肝脏损伤时，一方面肝对药物的代谢能力降低；另一方面，肝对药物的结合减少，影响药物在体内的分布、代谢及排泄；此外肝硬化时，侧支循环的建立可使药物不经过肝脏而避免被肝细胞代谢。

2. 解毒功能降低

肝脏是人体重要的解毒器官。机体代谢过程中产生的有毒物质（如氨、胺类、吲哚、酚类等）以及直接来自体外的毒物，随血液进入肝脏后，在肝细胞中经生物转化作用，变成无毒或毒性较小，随尿或胆汁排出体外。当肝细胞受损时，其解毒功能障碍，来自肠道的有毒物质可大量入血或经侧支循环直接进入体循环，严重时可导致肝性脑病。

3. 对激素的灭活作用降低

许多激素的分解代谢和灭活都是在肝脏进行的，如雌激素、抗利尿激素、醛固酮等。动物实验及人体研究证明，肝脏受损害后，对雌激素的灭活作用减退，患者出现蜘蛛痣、肝掌，并伴有内分泌功能紊乱；肝脏对抗利尿激素及醛固酮灭活作用减弱，可致水、电解质代谢紊乱。

（六）屏障解毒功能障碍

肝脏的屏障解毒功能主要是通过肝脏的非实质细胞（Kupffer 细胞）来实现的，非实质细胞在吞噬、清除来自肠道的异物、病毒、细菌等方面起着重要作用，并参与机体的免疫防御。肝脏损伤会影响非实质细胞的正常功能，从而导致肠源性内毒素血症的发生。

除此之外，肝的非实质细胞，如肝星型细胞、肝窦内皮细胞和肝脏相关淋巴细胞等还可导致肝纤维化、微循环功能障碍、免疫功能异常等，加重肝细胞的损害和肝功能障碍。

第二节　肝功能不全时机体的功能、代谢变化

肝细胞功能障碍是肝脏疾病临床表现的基础。理解这些表现的机制对于了解急性和慢性肝脏疾病的发病机制具有重要意义。

一、代谢障碍

肝功能障碍一个首要的表现是其介导的糖类、脂肪和蛋白代谢的改变。

（一）糖代谢障碍

严重的肝脏疾病可以导致高血糖或低血糖。肝细胞功能障碍导致低血糖，其机制与下列因素有关：肝细胞大量死亡使肝糖原储备明显减少；受损肝细胞内质网葡萄糖 -6- 磷酸酶活性降低，肝糖原转变为葡萄糖过程障碍；肝细胞灭活胰岛素功能降低，使血中胰岛素含量增加，出现低血糖。门一体分流降低了餐后肝细胞摄取门静脉流经的葡萄糖，从而升高了血糖。

（二）脂类代谢障碍

在肝损伤早期即可以导致肝脏脂质沉积。这可能是因为脂质的合成暂时尚未受损，而使胆固醇和三酰甘油（甘油三酯）运出肝脏的脂蛋白合成比较复杂，因此更容易遭到破坏，其结果是脂质无法通过极低密度脂蛋白（VLDL）而被输送出肝脏。常见的慢性肝脏疾病如原发性胆汁性肝硬化，其胆管受到破坏，因此胆汁分泌出现障碍。导致通过胆汁清除的脂质下降，出现继发性高脂血症。这类患者皮肤会出现黄色斑块，称为黄疣（Xanthoma）。

（三）蛋白质代谢障碍

任何肝脏的蛋白质代谢紊乱都可以导致精神状态和意识障碍，即肝性

脑病。肝细胞衰竭或门—体分流均可以导致蛋白质代谢障碍，使中枢毒性物质堆积，包括在氨基酸代谢中产生的氨。

肝对维持血中氨基酸浓度的相对稳定有重要作用，肝功能受损后血浆芳香族氨基酸水平升高而支链氨基酸水平降低。近 31 种血浆蛋白在肝细胞合成，特别是白蛋白，约占肝合成蛋白的 25%。肝细胞受损使白蛋白合成减少，导致低蛋白血症。此外，肝细胞合成运载蛋白出现障碍，如运铁蛋白、铜蓝蛋白等，也可导致相应的病理改变。

二、水、电解质代谢紊乱

（一）肝性腹水

肝硬化等肝病晚期可出现腹水。其发生机制如下。

1. 门静脉高压

门静脉压增高使肠系膜毛细血管压增高、液体渗透入腹腔增多，形成腹水。

2. 血浆胶体渗透压降低

肝功能障碍导致合成白蛋白减少、血浆胶体渗透压降低，使水肿液渗透入腹腔。

3. 淋巴循环障碍

肝硬化时，肝静脉受挤压导致肝窦内压增高，血浆成分经肝窦壁进入肝组织间隙并进一步漏入腹腔，形成腹水。

4. 钠、水潴留

机体在出现肝衰竭或肝肾综合征时有效循环血量减少、肾血流量减少、肾小球滤过率降低，激活肾素—血管紧张素—醛固酮系统（RAS），加上肝脏灭活醛固酮减少，使醛固酮过多，并激活抗利尿激素（ADH），这些因素共同导致水、钠潴留。

（二）电解质代谢紊乱

（1）低钾血症：肝硬化晚期，醛固酮过多使肾排钾增多，或利用排钾利尿剂等可致低钾血症。

（2）低钠血症：肝衰竭尤其是伴随水肿时，可造成稀释性低钠血症。

三、胆汁分泌和排泄障碍

在出现肝功能障碍时，肝细胞对胆红素的代谢会发生障碍，可产生高胆红素血症（Hyperbilirubinemia），称为黄疸（Jaundice or Icterus）。高胆汁血症具有毒性作用，在慢性胆汁淤积的情况下，如果原发性胆汁性肝硬化长期暴露于高胆汁酸盐中可导致门静脉细胞损伤和炎症反应，最终导致纤维化和肝硬化。对于新生儿来说，过高浓度的胆红素会损伤神经系统，导致胆红素脑病（核黄疸）。

四、凝血功能障碍

大部分凝血因子都由肝细胞合成，并且，肝细胞也可以清除很多凝血因子和纤溶酶原激活物。因此，肝功能障碍可致机体凝血与抗凝平衡紊乱，严重时可诱发 DIC。

五、生物转化功能障碍

1. 药物代谢障碍

受损肝细胞对药物的代谢能力降低，药物的代谢动力学发生改变。

2. 解毒功能障碍

受损的肝细胞解毒功能障碍。肠道的有毒物质由于肠黏膜水肿或经侧支循环绕过肝脏解毒功能，会直接进入腹腔或体循环。

3. 激素灭活功能减弱

肝脏受损或合并门—体分流后，类固醇激素的灭活功能减弱。肝脏蛋白合成和分泌功能发生改变，细胞色素 P450 代谢酶被激活，会使部分在肝脏合成的蛋白增加，而另外一部分则下降。P450 细胞色素氧化酶的活性增高能够部分弥补血液中高雌激素血症导致的高代谢状态。患者血中雌激素水平升高，可出现蜘蛛痣、肝掌、男性女性化等症状。

六、免疫功能障碍

肝功能不全时，库普弗细胞功能下降，常可导致肠道细菌移位。严重时可导致肠源性内毒素血症，其主要原因有：严重肝损伤时由于肠壁水肿和肠黏膜屏障功能障碍，使内毒素通过肠壁进入腹腔或直接进入体循环；门静脉高压、侧支循环可使来自肠道的内毒素绕过肝脏解毒，直接进入循环。

七、肝肾综合征

肝肾综合征（Hepatorenal Syndrome）是肝脏疾病导致的一种特殊的肾

损伤，是肝脏发展到后期，患者全身和内脏动脉舒张而诱导肾脏血管收缩的后果。肝肾综合征在第 1 年诊断的患者中发病率为 18%，5 年内的发病率可达 40%。该综合征通常发生在肝硬化合并腹水患者之中，以进展性血肌酐升高为特征，48 小时内给予抑制利尿和白蛋白扩容处理后无疗效，并且不伴有休克，无肾毒性药物的使用，也无肾脏实质性损伤。尿液极度低钠，但无管型，属于肾前性氮质血症。如果测定中心静脉压，会发现患者没有出现循环衰竭，并且对生理盐水无反应性。由于肝肾综合征的肾脏没有明显的病理学改变，因此其肾功能障碍是功能性。而如果将肝肾综合征死亡患者的肾脏移植给其他无肝病患者，其肾脏功能也是正常的。

肝肾综合征有两种。1 型肝肾综合征属于急性进展型，血肌酐浓度在 2 周内翻倍，甚至高于 221mmol/L（2.5mg/dl）。通常该型伴随多器官功能衰竭。相对而言，2 型肝肾综合征的肾功能不全损伤相对较轻，并且进展缓慢，通常发生在对利尿剂抵抗的肝腹水患者身上。肝肾综合征发病可以较隐匿，也可以因为被许多急性事件诱发而较急发作，比如感染、上消化道出血或者过度利尿等。肝肾综合征的愈后不乐观（1 年的总生存率约 50%）。如果未经治疗，1 型肝肾综合征的生存率仅为数周，2 型肝肾综合征的生存率为 4～6 个月。

肝肾综合征的病理生理学改变主要是严重肝功能障碍时的血液动力学和循环改变。门静脉高压导致器官脏器动脉扩张，并降低了全身血管的阻力，因而无法继续代偿过高的心输出量增加。器官循环内增加的代谢产物或者血管扩张物质，特别是一氧化氮、一氧化碳和内源性大麻素等，介导了上述血管的扩张。随后，血管收缩物质合成分泌增加，包括肾素—血管紧张素系统、交感神经系统和抗利尿激素系统等，这些代偿因素可以协助维持有效的动脉血压，使其保持在相对正常的范围内。但是此时已导致肾内血管收缩及肾的低灌注，从而损伤肾功能，进一步还可以促进钠和水的潴留，加重水肿和腹水。

对于上述的病理生理学机制，目前肝肾综合征的最佳治疗方式是使用血管收缩物质。血管加压素类似物、特利加压素与白蛋白联合应用是治疗肝肾综合征的首选治疗方案。肝移植也是可选的治疗方案。

第三节　防治肝功能不全的病理生理学基础

一、肝性脑病

（一）概述

肝性脑病（Hepatic Encephalopathy）是继发于急性肝功能衰竭或严重慢性肝实质病变的神经精神综合征，以意识障碍为主要表现。它是各种严重肝病的并发症或终末表现。

肝性脑病患者的临床表现包括从轻度的精神、神经症状到陷入深度昏迷的整个过程。按 West Haver 标准可分为：Ⅰ级，有轻微的精神症状（如欣快、淡漠、注意力不集中、易激惹或烦躁不安等）；Ⅱ级，表现为性格、行为异常（如定向障碍、理解力减退等）以及扑翼样震颤；Ⅲ级，以昏睡和严重精神错乱为主；Ⅳ级，完全丧失神志，不能唤醒，呈昏迷状态。

肝性脑病多由严重肝病所致，最常见为晚期肝硬变，其次为急性或亚急性肝坏死（重型病毒性肝炎、中毒）、肝癌晚期、严重胆道疾患以及一部分门—体静脉分流术后表现等。上述情况造成的肝功能严重损害和门体分流是导致肝昏迷的重要原因。

（二）肝性脑病防治的病理生理学基础

肝性脑病是肝功能不全发展至晚期失代偿阶段的最终临床表现，死亡率高。鉴于肝性脑病的发病机制较为复杂，而且其发病是多因素综合作用的结果，治疗上应采用针对性、综合性措施，原则上是将发病学治疗与防止诱因相结合，这样才能提高治疗成功率。

1．防止或消除诱因

（1）严格限制蛋白质摄入量（一般每天不超过 40g），同时应输注葡萄糖液以保证供能，减少组织蛋白分解。

（2）严禁摄入粗糙质硬食物，以免食管下段曲张静脉破裂出血，对已有食管下段曲张静脉破裂出血者迅速给予临床止血。

（3）防止便秘，必要时可通过导泻或灌肠来清洁肠道。

（4）防止低钾血症、低钠血症、脱水、缺氧、低血容量和碱中毒。

（5）避免使用催眠、麻醉、镇静药，如病情需要，仅用最低量，并警惕其蓄积中毒。

2. 降低血氨

多年来，临床上常用精氨酸、谷氨酸来降低血氨。谷氨酸的作用在于可结合氨生成谷氨酰胺，精氨酸的作用则在于维持鸟氨酸循环，促进尿素合成，但效果均不理想。口服或鼻饲非吸收性抗生素（如新霉素）可抑制肠菌过度生长以减少氨生成。采用口服乳果糖来控制肠道产氨是因为：乳果糖可在肠道细菌作用下形成乳酸和少量醋酸，从而抑制肠道细菌的产氨作用；肠道 pH 下降，不仅可减少氨的吸收，而且还可吸引血中氨向肠道扩散，以利排出。

3. 氨基酸治疗

近年来，有些研究者试图利用含有高支链氨基酸、低芳香族氨基酸再加精氨酸的混合氨基酸制剂，以矫正肝性昏迷时血浆氨基酸的失衡。临床上已证明输入氨基酸溶液能获得较好疗效。

4. 左旋多巴

补充正常神经递质，使其与脑内假性神经递质竞争，从而恢复正常的神经系统功能。左旋多巴是脑合成正常神经递质的原料，且易通过血脑屏障入脑，有助于儿茶酚胺类递质多巴胺、去甲基肾上腺素的生成，可竞争性取代神经末梢突触中的假性神经递质，正常神经冲动的传递便可恢复。对处于昏迷状态的患者起较明显的苏醒作用。

5. 其他

国内在用中草药治疗肝功能不全和肝性脑病方面已作了不少研究，且取得了一定效果，原则是视病情辨证论治，进行清热解毒、血补阴、清心开窍等；目前肝移植的应用前景已大为改观，相信随着研究的进展、移植技术的提高，最终定会彻底解决肝性脑病的治疗问题。

二、肝肾综合征

（一）概述

1. 定义

"肝肾综合征"（Hepatorenal Syndrome，HRS）这一术语是在 1932 年，

被赫尔温（Helwig）提出来的，表示胆道手术后原因不明的肾功能衰竭。具体是指在肝硬化失代偿期或急性重症肝炎时，继发于肝功能衰竭基础上的功能性肾衰竭。有人把肝肾综合征分为真性和假性两类。真性肝肾综合征是继发于肝功能障碍之后的肾功能衰竭；假性肝肾综合征则是由于同一病因，而使肝和肾同时受到损害。

2. 肝肾综合征的病因和类型

（1）肝性功能性肾功能衰竭：肝性功能性肾功能衰竭指发病初期肾无器质性变化，但肾血流量明显减少，肾小球滤过率降低，而肾小管功能正常。多见于肝硬化晚期患者和少数重性重型肝炎患者，临床可见黄疸、肝脾肿大、低蛋白血症及门脉高压等症状，晚期会出现严重少尿和进行性高血压。

（2）肝性器质性肾功能衰竭：多见于急性肾功能衰竭，如急性重型肝炎时伴发的急性肾小管坏死。其发病机制可能与肠源性内毒素血症有关。

（二）肝肾综合征对肝功能衰竭的影响

肝功能不全患者，一旦出现肝肾综合征，将促使和加重肝性脑病的发生和发展。原因如下。

（1）氮质血症，有更多的尿素透入肠腔，氨生成增多。

（2）芳香族氨基酸代谢产物，如假性神经递质羟苯乙醇胺经肾排出减少，而在体内潴留。

（3）代谢性酸中毒、血钾升高、血钠降低都可加重中枢神经系统功能障碍。因此肝功能和肾功能两者的损伤会进一步加重。

三、黄疸

（一）概述

黄疸（Jaundice）是指由血清胆红素浓度增高引起的巩膜、皮肤、黏膜、大部分内脏器官和组织以及某些体液的黄染。黄疸一般是胆红素代谢障碍的临床表现，由新生儿胆红素代谢特点所致的黄疸称为新生儿生理性黄疸。正常血清胆红素浓度为 $5.13 \sim 18.8/\mu mol/L$（$0.3 \sim 1.1mg/dl$）；如血清胆红素超过 $18.8\mu mol/L$，但仍低于 $34.4\mu mol/L$，且巩膜等部位未见黄染，称为隐性黄疸；若血清胆红素超过 $34.4\mu mol/L$（$2.1mg/dl$），且巩膜等部位出现黄染，称为显性黄疸。

黄疸的原因和种类很多，临床上根据发病学原因可将黄疸分为溶血性、肝细胞性和梗阻性三类；根据病变发生部位可将黄疸分为肝前性、肝性和肝后性三类；根据血清中胆红素增多的种类可分为非酯型（未结合）胆红素性黄疸和酯型（结合）胆红素性黄疸。

（二）胆红素的正常代谢

胆红素的正常代谢过程主要包括下面四个环节。

1．胆红素的生成

体内的胆红素主要来自于衰老的红细胞，占到胆红素浓度的80%～85%，正常成年人每天约有6g血红蛋白转变为胆红素。其余则为旁路胆红素，包括肌红蛋白、细胞色素以及骨髓中无效造血时的原料血红蛋白分解。

胆红素的生成过程：单核吞噬细胞系统对衰老的红细胞进行吞噬，除去珠蛋白并分离出血红素；血红素在单核吞噬细胞内微粒体的血红素加氧酶的作用下，形成胆绿素；胆绿素在胆绿素还原酶催化下生成胆红素。这种胆红素为脂溶性，易透过细胞膜而进入血液，称游离胆红素。

2．胆红素在血中的转运

游离胆红素进入血流后几乎全部立即与白蛋白结合，少量与球蛋白结合。游离胆红素与白蛋白结合后有利于其在血液中运输，可透过生物膜，但不能由肾小球滤过而由尿排出。这种与白蛋白结合而存在于血浆中的胆红素，尚未进入肝脏被肝细胞中的葡萄糖醛酸酯化，临床上称为非酯型胆红素，这种胆红素必须在甲醇、乙醇、胆盐和胆固醇存在时才能与偶氮试剂发生变色反应，故又称为间接胆红素或未结合胆红素。

3．胆红素在肝内的代谢

肝脏是胆红素代谢的主要场所。在胆红素随血液运输到肝后，由于肝细胞具有极强的摄取胆红素的能力，故可迅速被肝细胞摄取，并通过以下步骤进行代谢。

（1）摄取：非酯型胆红素到达肝窦后，即脱掉白蛋白，然后经细胞膜进入肝细胞内。目前关于肝细胞对胆红素摄取的详细机制尚未清楚，可能通过肝细胞窦面的非离子扩散或通过特殊的活性系统进行摄取。

（2）运载：肝细胞内的胆红素与Y蛋白和Z蛋白结合，进而被运载到细胞器内进行处理。生理情况下，Y蛋白在肝脏内含量较多，是胆红素的主要载体蛋白。

（3）酯化：大部分胆红素在滑面内质网上经胆红素葡萄糖醛酸基转移酶（BGT）的催化，与葡萄糖醛酸基结合形成胆红素葡萄糖酸酯；少部分胆红素经硫酸转移酶催化，与硫酸基结合形成胆红素硫酸酯。酯化后的胆红素称为酯型胆红素，呈水溶性，很容易通过胆道从肠道排泄，也能通过肾小球滤过，但不易透过血脑屏障和脂质膜。因酯型胆红素能与偶氮试剂发生直接的变色反应，故又被称为直接胆红素或结合胆红素（Conjugated Bilirubin）。

（4）排泄：酯型胆红素形成后，经肝细胞排泄器（包括内质网、高尔基体及溶酶体等）快速排入肝细胞毛细胆管，毛细胆管侧膜上有排泄胆汁ATP 依赖的载体。该载体出现功能障碍时，会导致酯型胆红素排泄障碍而反流入血。

4．胆红素在肠道内的转化及尿胆原的肠肝循环

随胆汁排入肠道的酯型胆红素，在回肠末端至结肠部位，在肠道菌丛的作用下经水解及多次加氢还原生成无色的胆素原（包括粪胆原、尿胆原），80%～90%的胆素原随粪便排出体外，在肠道下段与空气接触，氧化成粪胆素，使粪便呈黄色。10%～20%的胆素原再吸收入血，经门静脉入肝，绝大部分再经肝细胞酯化后排入肠腔，这一过程称为胆素原的肠肝循环。只有极少量胆素原经肝静脉入体循环从肾脏随尿排出，遇空气氧化成尿胆素。尿胆素原、尿胆素和尿胆红素在临床上被称为尿三胆，正常时，胆红素的生成、转运、肝及肠内代谢过程始终保持动态平衡，从而维持血中正常胆红素浓度，如果其中某一或某些环节发生紊乱，则会导致胆红素的代谢障碍。

（三）黄疸对机体的影响

黄疸对机体的影响主要是非酯型胆红素的毒性作用、胆汁入肠的障碍及胆汁成分的毒性作用。

1．非酯型胆红素的影响

非酯型胆红素对组织、细胞有较强的毒性作用，其机制可能在于干扰脑细胞内氧化磷酸化过程，从而阻断脑的能量供应，妨碍神经细胞的正常功能。如果新生儿血中非酯型胆红素过多，又不能完全与白蛋白结合，且肝细胞内 Y 蛋白相对不足、GBT 不够成熟，加上新生儿血脑屏障尚未发育成熟，或因窒息、缺氧等原因使血脑屏障开放，血中非酯型胆红素就可通过血脑屏障进入脑组织，与脑神经核（特别是大脑基底核）的脂类结合导致神经细胞变性、坏死，并将神经核染成黄色。临床上出现肌肉抽搐、全身痉挛、锥体外系运动障碍等神经症状，患儿往往因而死亡，或留有紧张性肢体瘫痪、智力减退等后遗症。这就是核黄疸，或称为胆红素性脑病。其发病机制尚未完全阐明，可能与新生儿血中游离胆红素浓度增高、血脑屏障的可复性

开放、脑细胞缺乏 Y 蛋白及非酯型胆红素对许多 NAD 依赖性脱氢酶的抑制作用等因素有关。

2．肠道胆汁减少的影响

长期梗阻性黄疸患者由于胆汁不能进入肠道，脂肪的消化、吸收都将发生障碍，因而可以引起脂肪痢；同时，脂溶性维生素 A、维生素 D、维生素 E、维生素 K 等亦不能被正常吸收，会出现凝血时间延长和出血倾向等情况。

3．胆汁成分的影响

梗阻性黄疸患者由于胆汁成分逆流入血，胆汁酸盐刺激皮肤感觉神经末梢，会使皮肤瘙痒；对神经系统刺激，可以导致兴奋后抑制，如抑郁、软弱等。胆汁酸盐还可使心动过缓，严重时可使动脉血压降低；长期梗阻性黄疸还可导致肝细胞变性。

参考文献

［1］ 陈灏珠，林果为，王吉耀．实用内科学［M］．北京：人民卫生出版社，2013.

［2］ Chen-Scarabelli C，Agrawal PR，Saravolatz L，et al. The role and modulation ofautophagy in experimental models of myocardial ischemia-reperfusion injury［J］． GeriatrCardiol，2014，11（4）：338-348.

［3］ 黄岚．心力衰竭的发病机制研究现状［J］．中华临床医师杂志，2013，7（11）.

［4］ 唐锦龙，张红河，来茂德．自噬、凋亡与肿瘤［J］．中华病理学杂志，2012，41（8）：573-575.

［5］ Chouchani ET，Pell VR，Laude E，et al. Ischaemic accumulation of succinatecontrols reperfusion injury through mitochondrial ROS［J］． Nature，2014，515（7527）：431-435.

［6］ 王建枝，殷莲华．病理生理学［M］．北京：人民卫生出版社，2013.

［7］ Karin C，VanMeter，Robert J，Huhert. Gould's Pathophysiology for the Health Professions，5e［M］．Missouri：Saunders，2014.

［8］ 王建枝，钱睿哲．病理生理学［M］．北京：人民卫生出版社，2015.

［9］ YuD，Li M，Tian Y，et al. Luteolin inhibits ROS-activated MAPK pathway in myocardial ischemia/reperfusion injury［J］．Life Sciences，2015，122：15-25.

［10］ 张延龄，吴肇汉．实用外科学［M］．北京：人民卫生出版社，2014.

［11］ 中华医学会心血管病学分会，中华心血管病杂志编辑委员会．中国心力衰竭诊断和治疗指南2014［J］．中华心血管病杂志，2014，42（2）：98-122.

［12］ 朱大年，王庭槐．生理学［M］．北京：人民卫生出版社，2013.

［13］ Ghavami S，Shojaei S，Yeganeh B，et al. Autophagy and apoptosis dysfunction in neurodegenerative disorders［J］．Progress in Neurobiol，2014，112：24-49.

［14］ 高爱社．病理生理学［M］．西安：第四军医大学出版社，2013.

［15］ 王卫，王方岩，陈维亚，等．病理生理学［M］．杭州：浙江大学出版社，2015.

［16］ 张根葆．病理生理学（第2版）［M］．合肥：中国科学技术大学出版社，

2017.

［17］陈思锋，钱睿哲 . 病理生理学 ［M］. 上海：复旦大学出版社，2015.

［18］ Hammer GD，Mcphee SJ. Pathophysiology of Disease：An Introduction to Clinical Medicine. 7th ed［M］. New York：Lange Medical Books，2014.

［19］孟凡星，高维娟 . 轻松学习病理生理学（第 2 版）［M］. 北京：北京大学医学出版社，2015.